Manual Prático

DOENÇAS DA BOCA

Segunda Edição

Michael A. O. Lewis
PhD, BDS, FDSRCPS(Glas), FDSRCS(Edin), FDSRCS(Eng),
FRCPath, FFGDP(UK)
Professor of Oral Medicine
Cardiff University
Cardiff, UK

Richard C. K. Jordan
DDS, MSc, PhD, FRCD(C), FRCPath, DiplABOMP, DiplABOM
Professor of Oral Pathology, Pathology and Radiation Oncology
University of California San Francisco
San Francisco, California, USA

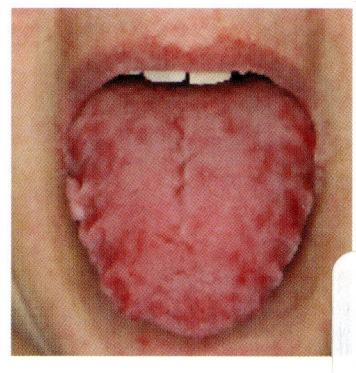

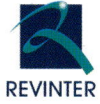

REVINTER

Doenças da Boca – Manual Prático, Segunda Edição
Copyright © 2014 by Livraria e Editora Revinter Ltda.

ISBN 978-85-372-0577-8

Todos os direitos reservados.
É expressamente proibida a reprodução deste livro, no seu todo ou em parte, por quaisquer meios, sem o consentimento, por escrito, da Editora.

Tradução e Revisão Técnica:
ANA JULIA PERROTTI-GARCIA
Cirurgiã-Dentista Formada pela Faculdade de Odontologia da Universidade de São Paulo
Especialização em Cirurgia e Traumatologia Bucomaxilofacial pela Universidade Metodista de São Paulo
Especialização em Tradução pela Faculdade de Filosofia, Letras e Ciências Humanas da USP (FFLCH-USP)
Tradutora Intérprete Graduada pelo UniFMU-SP
Mestrado em Linguística de Corpus pelo Programa de Estudos em Linguística Aplicada e Estudos da Linguagem (LAEL) da PUC-SP
Doutoranda em Tradução pelo Departamento de Letras Modernas da Faculdade de Filosofia, Letras e Ciências Humanas da USP (DLM-FFLCH-USP)
Professora Universitária em Cursos de Tradução e Letras, em Nível de Graduação (FMUSP), Pós-Graduação (UNIBERO-Anhanguera e UNINOVE) e Extensão (COGEAE – PUC-SP)

CIP-BRASIL. CATALOGAÇÃO NA PUBLICAÇÃO
SINDICATO NACIONAL DOS EDITORES DE LIVROS, RJ

L653d
2. ed.
Lewis, Michael A. O.
   Doenças da boca: manual prático/Michael A. O. Lewis, Richard C. K. Jordan ; tradução Anna Julia Perrotti-Garcia. - 2. ed. - Rio de Janeiro: Revinter, 2014.
   il.

   Tradução de: A colour handbook - oral medicine

   Inclui índice
   ISBN 978-85-372-0577-8

   1. Boca - Doenças - Diagnóstico. 2. Boca - Doenças - Prevenção. 3. Saúde bucal. I. Jordan, Richard C. K. II. Título.

13-06422   CDD: 616.31
                                                              CDU: 616.31

Nota: A medicina é uma ciência em constante evolução. À medida que novas pesquisas e experiências ampliam nossos conhecimentos, são necessárias mudanças no tratamento clínico e medicamentoso. Os autores e o editor fizeram verificações junto a fontes que, se acredita, sejam confiáveis, em seus esforços para proporcionar informações acuradas e, em geral, de acordo com os padrões aceitos no momento da publicação. No entanto, em vista da possibilidade de erro humano ou mudanças nas ciências médicas, nem os autores e o editor, nem qualquer outra parte envolvida na preparação ou publicação deste livro garantem que as instruções aqui contidas são, em todos os aspectos, precisas ou completas, e rejeitam toda a responsabilidade por qualquer erro ou omissão ou pelos resultados obtidos com o uso das prescrições aqui expressas. Incentivamos os leitores a confirmar as nossas indicações com outras fontes. Por exemplo e em particular, recomendamos que verifiquem as bulas em cada medicamento que planejam administrar para terem a certeza de que as informações contidas nesta obra são precisas e de que não tenham sido feitas mudanças na dose recomendada ou nas contraindicações à administração. Esta recomendação é de particular importância em conjunto com medicações novas ou usadas com pouca frequência.

Título original:
A Colour Handbook – Oral Medicine, Second Edition
Copyright © by Manson Publishing Ltd

Livraria e Editora Revinter Ltda.
Rua do Matoso, 170 – Tijuca
20270-135 – Rio de Janeiro – RJ
Tel.: (21) 2563-9700 – Fax: (21) 2563-9701
livraria@revinter.com.br – www.revinter.com.br

SUMÁRIO

Prefácio (Primeira edição) . . 5
Prefácio (Segunda edição) . . 5
Agradecimentos 6
Abreviaturas 7

CAPÍTULO 1
Introdução 9
Uma abordagem diagnóstica
   com base em sintomas 10
História 10
Exame clínico 10
Estruturas normais 12
Exame especial da
   doença bucofacial 13
Exame das glândulas salivares . 17
Técnicas de imagenologia . . . 19

CAPÍTULO 2
Ulceração 23
Abordagem geral 24
Ulceração traumática 24
Estomatite aftosa recorrente . . 26
Doença de Behçet 28
Neutropenia cíclica 29
Carcinoma de células
   escamosas 30
Sialometaplasia necrosante . . . 32
Tuberculose 33
Sífilis 34
Ulceração associada ao vírus de
   Epstein–Barr 36
Osteonecrose maxilar relacionada
   aos bifosfonatos 37
Gengivite ulcerativa necrosante
   aguda 38
Líquen plano erosivo 39
Reação liquenoide 40
Doença do enxerto contra
   hospedeiro 41
Mucosite induzida por
   radioterapia 42
Osteorradionecrose 43

CAPÍTULO 3
Bolhas 45
Abordagem geral 46
Gengivoestomatite herpética
   primária 46
Infecção recorrente por
   herpes simples 48
Varicela e herpes-zóster 50

Doença de mão, pé e boca . . . 52
Herpangina 53
Epidermólise bolhosa 53
Mucocele 54
Angina bolhosa hemorrágica . . 55
Eritema multiforme 56
Penfigoide de mucosas 58
Pênfigo 60
Doença linear de IgA 62
Dermatite herpetiforme 63

CAPÍTULO 4
Placas brancas 65
Abordagem geral 66
Líquen plano 66
Reação liquenoide 70
Lúpus eritematoso 72
Queimaduras químicas 73
Candidose pseudomembranosa
   (sapinho, candidíase) 74
Candidose crônica hiperplásica
   (leucoplasia por *Candida*) . 76
Nevo branco esponjoso 78
Disqueratose congênita 79
Queratose por atrito 80
Leucoplasia 82
Estomatite nicotínica
   (queratose do fumante) . . . 85
Carcinoma de
   células escamosas 86
Enxerto de pele 87
Leucoplasia pilosa 88
Pioestomatite vegetante 89
Fibrose submucosa 90
Coristoma cartilaginoso 91

CAPÍTULO 5
Eritema 93
Abordagem geral 94
Mucosite por radioterapia . . . 95
Líquen plano 96
Reação de hipersensibilidade de
   contato 98
Candidose eritematosa aguda
   (candidíase) 98
Candidose eritematosa crônica
   (candidíase) 100
Glossite mediana rômbica
   (glossite mediana superficial,
   atrofia papilar central) . . . 102
Queilite angular 103

Língua geográfica
   (glossite migratória
   benigna, eritema *migrans*,
   estomatite *migrans*) 104
Anemia por
   deficiência de ferro 106
Anemia perniciosa 107
Deficiência de
   ácido fólico (folato) 108
Eritroplasia 109
Carcinoma de
   células escamosas 110
Mononucleose infecciosa
   (febre glandular) 111

CAPÍTULO 6
Inchaço 113
Abordagem geral 114
Sialoadenite viral (caxumba) . 115
Sialoadenite bacteriana 116
Sialose (sialoadenose) 118
Mucocele e rânula 119
Adenoma pleomórfico de
   glândulas salivares 120
Carcinoma adenoide cístico . 121
Carcinoma de
   células escamosas 122
Acromegalia 125
Doença de Crohn 126
Granulomatose bucofacial . . 128
Doença de Paget (osteíte
   deformante) 130
Pólipo fibroepitelial
   (hiperplasia fibrosa focal,
   fibroma por irritação) . . . 132
Hiperplasia gengival
   induzida por drogas 133
Hiperplasia epitelial focal
   (doença de Heck) 134
Hiperplasia induzida por prótese
   (granuloma por prótese) . 135
Granuloma piogênico
   (epúlide gravídica) 136
Granuloma de células gigantes
   periféricas (epúlide de
   células gigantes) 137
Papiloma escamoso 138
Verrugas infecciosas
   (verruga vulgar,
   condilomas acuminados) . 139
Exostose óssea 140

Sialolitos (cálculos salivares) . 142
Piercing de língua 144
Linfoma 145
Lipoma 146

CAPÍTULO 7
Pigmentação (inclusive por sangramento) 147
Abordagem geral 148
Tatuagem por amálgama (argirose focal) 148
Hemangioma (nevo vascular) 150
Síndrome de Sturge–Weber . 152
Nevo melanocítico (nevo pigmentado) 153
Mácula melanótica 154
Melanoma maligno 155
Sarcoma de Kaposi 156
Telangiectasia hemorrágica hereditária (doença de Rendu–Osler–Weber) . . . 157
Pigmentação fisiológica 158
Doença de Addison 159
Hábito de mascar noz de bétele/*paan* 160
Síndrome de Peutz–Jegher . . 161
Língua negra pilosa 162
Pigmentação induzida por drogas 163
Melanose associada ao tabagismo 164
Trombocitopenia 165

CAPÍTULO 8
Dor bucofacial (inclusive transtornos sensitivos e motores) 167
Abordagem geral 168

Nevralgia do trigêmeo 170
Nevralgia glossofaríngea . . . 172
Nevralgia pós-herpética 173
Arterite de células gigantes . . 174
Síndrome da ardência bucal . 175
Dor facial atípica 177
Odontalgia atípica 178
Disfunção da articulação temporomandibular 178
Paralisia do nervo facial (paralisia de Bell) 180
Parestesia ou anestesia do nervo trigêmeo 181

CAPÍTULO 9
Boca seca, salivação excessiva, língua recoberta, halitose e alteração do paladar 183
Abordagem geral 184
Salivação excessiva (sialorreia) 184
Xerostomia (boca seca) 185
Síndrome de Sjögren 188
Síndrome CREST 190
Língua saburrosa 190
Halitose (mau hálito) 192
Alteração do paladar 193

Autoavaliação 195
Caso 1 196
Caso 2 196
Caso 3 197
Caso 4 197
Respostas do Caso 1 198
Respostas do Caso 2 198
Respostas do Caso 3 199
Respostas do Caso 4 199

Caso 5 200
Caso 6 200
Caso 7 201
Caso 8 201
Caso 9 201
Respostas do Caso 5 202
Respostas do Caso 6 202
Respostas do Caso 7 203
Respostas do Caso 8 203
Respostas do Caso 9 203
Caso 10 204
Caso 11 204
Caso 12 204
Caso 13 205
Caso 14 205
Respostas do Caso 10 206
Respostas do Caso 11 206
Respostas do Caso 12 206
Respostas do Caso 13 207
Respostas do Caso 14 207
Caso 15 208
Caso 16 208
Caso 17 208
Caso 18 209
Caso 19 209
Caso 20 209
Respostas do Caso 15 210
Respostas do Caso 16 210
Respostas do Caso 17 210
Respostas do Caso 18 211
Respostas do Caso 19 211
Respostas do Caso 20 211

Leituras adicionais 212

Índice remissivo 213

PREFÁCIO (PRIMEIRA EDIÇÃO)

O principal objetivo deste livro é fornecer ao clínico um texto bem ilustrado que possa ser usado primeiramente para auxiliar o diagnóstico dessas condições incluídas na especialidade de medicina bucal e, em segundo lugar, para fornecer um guia para o tratamento inicial. Estão disponíveis diversos textos excelentes, no formato de atlas ou como trabalhos de referência, os quais incluem de forma abrangente as doenças bucais. No entanto, estes livros podem ter um valor limitado no cenário clínico, já que o material é geralmente apresentado de acordo com a etiologia subjacente, seja infecção, neoplasia ou anomalia de desenvolvimento, em vez de estar classificado pelo sintoma relatado pelo paciente, de ulceração, eritema, mancha branca ou dor. Espera-se que o leitor perceba que a abordagem, baseada nos sintomas, empregada neste livro, terá um valor prático no diagnóstico clínico e no tratamento de pacientes com doenças bucais.

Michael A. O. Lewis
Richard C. K. Jordan

PREFÁCIO (SEGUNDA EDIÇÃO)

Ficamos absolutamente encantados com o sucesso da primeira edição deste manual. O formato de 'sinais e sintomas' utilizado para apresentar o material ficou extremamente popular entre os médicos e isto foi mantido na segunda edição. Sete anos se passaram desde o texto original e é inevitável que alguns desenvolvimentos tenham ocorrido durante este período, no que diz respeito ao diagnóstico e ao tratamento da doença bucal. Com base nesta premissa, acrescentamos informações relevantes sobre novas técnicas de diagnóstico, além de revermos completamente o texto, levando em conta os avanços nas abordagens terapêuticas para doenças bucofaciais. Além disso, muitos outros aperfeiçoamentos foram adicionados, como radiografias e imagens clínicas novas e melhoradas. Deste modo, esperamos que o livro forneça um recurso ainda mais valioso na prática clínica.

Michael A. O. Lewis
Richard C. K. Jordan

AGRADECIMENTOS

O Prof. Lewis é especialmente grato a Heather, por seu amor e compreensão, não só durante a escrita deste livro, mas também no passar dos anos, de muitos outros compromissos profissionais. Além disso, um reconhecimento especial ao Prof. Derrick Chisholm, Prof. de Cirurgia Dental da University of Dundee, por sua contínua orientação e amizade durante um período de 30 anos.

O Prof. Jordan agradece o apoio e a paciência de sua esposa, Yoon, e de suas três filhas, Amy, Rachel e Sara. Ele também é muito grato ao Dr. Joseph Regezi, da University of California San Francisco, pelas discussões valiosas, os conselhos e a amizade. Um reconhecimento especial vai também para o Dr. John Greenspan, da University of California, San Francisco, e ao Dr. James Main, da University of Toronto, por seus muitos anos de ensino, orientação e amizade.

Ambos os autores gostariam, ainda, de agradecer a ajuda do Prof. Bill Binnie, da Baylor College of Dentistry, Dallas, pelos seus comentários sobre o esboço inicial da primeira edição deste livro. Um agradecimento especial também vai para Jill Northcott, Editor de Comissionamento da Manson Publishing, pela sua paciência durante a preparação e o envio do material para este livro.

As imagens foram gentilmente cedidas pela Dra. Barbara Chadwick, Prof. Graham Ogden, Sr. Will McLaughlin, Sr. Mike Cassidy, Prof. Phil Lamey, Sr. Mike Fardy, Sr. Andrew Cronin, Sr. Nick Drage e Sr. Chris Greenall.

ABREVIATURAS

ABH	angina bolhosa hemorrágica	HLA	antígeno leucocitário humano
ACTH	hormônio adrenocorticotrófico	HPV	papilomavírus humano
AGAs	anticorpos antigliadina	HSV	vírus herpes simples
AIDS	síndrome da imunodeficiência adquirida	Ig	imunoglobulina
AINEs	drogas anti-inflamatórias não esteroidais	IRM	imagem por ressonância magnética
APGS	adenoma pleomórfico de glândulas salivares	KSHV	herpes-vírus associado ao sarcoma de Kaposi
ATM	articulação temporomandibular	LED	lúpus eritematoso discoide
AZT	azidotimidina	LES	lúpus eritematoso sistêmico
BCG	bacilo de Calmette–Guérin	MVD	descompressão microvascular
BMS	síndrome da queimação bucal	OMS	Organização Mundial da Saúde
BRONJ	osteonecrose dos maxilares relacionada aos bifosfonatos	PCR	proteína C reativa
		PET	tomografia por emissão de pósitrons
CBC	hemograma completo	PFH	provas de função hepática
CCE	carcinoma de células escamosas	PM	penfigoide de mucosas
CREST	calcinose subcutânea, fenômeno de Raynaud, disfunção esofágica, esclerodactilia e telangiectasia	PUVA	psoraleno e ultravioleta A
		RAST	teste radioalergoabsorvente
		RPA	reagina plasmática rápida
DECH	doença do enxerto contra hospedeiro	SAB	síndrome de ardência bucal
DNA	ácido desoxirribonucleico	SSRI	inibidor de recaptação de serotina
EAR	estomatite aftosa recorrente	TC	tomografia computadorizada
EAR-Mai	estomatite aftosa recorrente maior	TCFC	tomografia computadorizada de feixe de cone
EAR-Men	estomatite aftosa recorrente menor		
EBV	vírus Epstein–Barr	TENS	estimulação nervosa elétrica transcutânea
ECA	enzima conversora da angiotensina	TMO	transplante de medula óssea
EMA	anticorpos antiendomísio	TPHA	hemaglutinação do *Treponema pallidum*
FDG	2-deoxi-2-(^{18}F)fluoro-D-glicose	TPI	trombocitopenia idiopática
FIGlu	ácido formiminoglutâmico	tTG-IgA	antitransglutaminase tecidual IgA
FTA-ABS	absorção dos anticorpos treponêmicos fluorescentes	UH	ulceração herpetiforme
		VCM	volume corpuscular médio
GUNA	gengivite ulcerativa necrosante aguda	VDRL	*Venereal Diseases Reference Laboratory*
HAD	ansiedade e depressão hospitalar	VHS	velocidade de hemossedimentação
HHV	herpes-vírus humano	VZV	vírus varicela-zóster
HIV	vírus da imunodeficiência humana		

CAPÍTULO 1

Introdução

- Uma abordagem diagnóstica com base em sintomas
- História
- Exame clínico
- Estruturas normais
- Exame especial da doença bucofacial
- Exame das glândulas salivares
- Técnicas de imagenologia

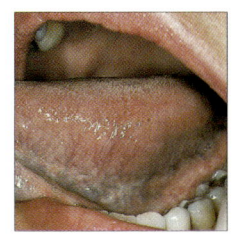

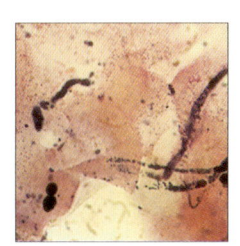

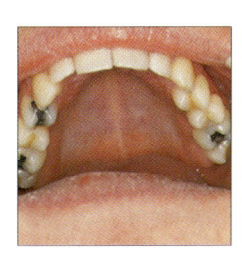

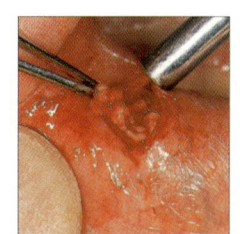

Uma abordagem diagnóstica com base em sintomas

Uma avaliação médica de um paciente apresentando-se com sinal ou sintoma bucal de doença pode ser entendida de maneira semelhante à atuação de um detetive, tentando resolver um crime. Em algumas ocasiões, a solução é simples, com base em uma história curta, obtida do paciente e do exame da lesão. Em outras ocasiões, o diagnóstico pode ser mais enganoso e requerer a análise de uma história mais complicada e um exame clínico mais aprofundado. Além disso, exames especiais, em especial a avaliação hematológica, amostras microbiológicas e biópsia tecidual, são de valor inestimável para estabelecer o diagnóstico definitivo.

O material apresentado neste livro foi agrupado com base no principal sinal clínico ou sintoma obtido da história e do exame clínico.

História

Um diagnóstico só pode ser alcançado após a coleta de uma história detalhada da queixa do paciente. Além disso, é necessário obter uma história médica e odontológica completa. Informações específicas relacionadas à queixa bucofacial devem incluir detalhes da localização, início e fatores de alívio e agravação. Questionamentos adicionais dependem muitas vezes dos sinais clínicos observados, mas geralmente incluirão os seguintes:

- Primeiro episódio ou problema recorrente? Se recorrente, quantas lesões e sua duração?
- Dor presente? Se doloroso, natureza, gravidade, cronologia e duração?

Exame clínico

Não há nenhuma maneira "certa" ou "errada" para examinar os tecidos bucofaciais. No entanto, é essencial assegurar que todas as áreas e estruturas sejam avaliadas de forma organizada e sistemática. As precauções universais devem ser seguidas durante todo o exame, incluindo o uso de luvas.

EXAME EXTRABUCAL

O exame clínico começa logo que o paciente apresenta-se na clínica. Informações sobre a marcha e a presença de qualquer deficiência física tornam-se evidentes quando o paciente senta-se na cadeira de exame. No contexto da doença bucofacial, o paciente deve ser examinado, buscando a presença de assimetria facial evidente e aparência geral da pele.

Os lábios devem ser examinados buscando-se evidências de eritema e crostas, principalmente nos ângulos. Qualquer inchaço nos lábios deve ser palpado. A glândula parótida deve ser palpada, juntamente com os linfonodos cervicais e do pescoço. As glândulas salivares submandibulares e sublinguais devem ser palpadas utilizando-se uma técnica bimanual (**1**). Pode ser necessário avaliar a função de cada um dos nervos cranianos.

EXAME INTRABUCAL

Uma boa fonte de luz e um espelho clínico são necessários para o exame das estruturas intrabucais. Inicialmente, deve ser feita uma avaliação global, embora seja provável que uma análise mais detalhada das áreas será necessária mais tarde, dependendo dos sinais e sintomas. A mucosa deve ter aparência úmida e rosa. Uma saliva transparente deve estar presente no assoalho da boca.

Os dentes devem ser examinados, buscando-se evidências de cáries macroscópicas, descoloração e presença de placa ou cálculo. Devem ser observadas as relações entre os dentes ou as restaurações e as anormalidades da mucosa. Toda a mucosa bucal deve ser examinada, incluindo o dorso e as margens laterais da língua, a mucosa vestibular e labial, o palato duro e mole e o assoalho da boca (**2-8**).

Exame clínico 11

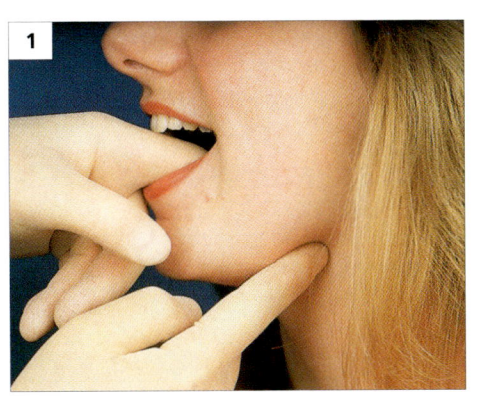

1 Palpação bimanual da glândula submandibular esquerda.

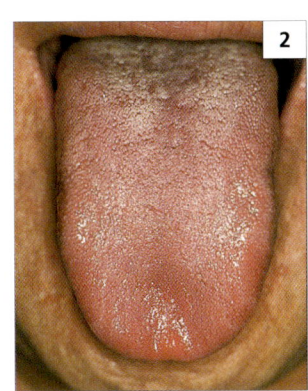

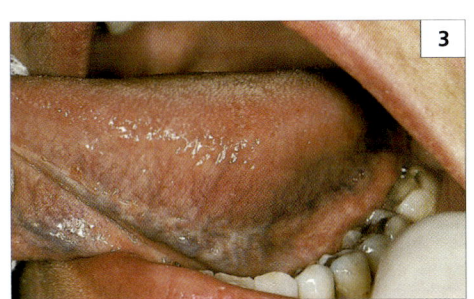

2 Dorso da língua.

3 Margem lateral esquerda da língua.

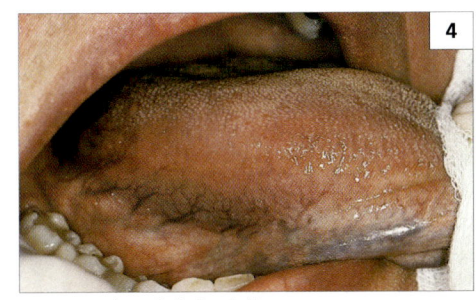

4 Margem lateral direita da língua.

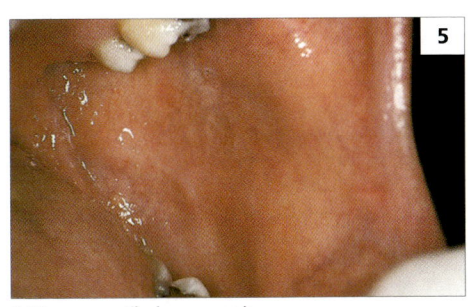

5 Mucosa vestibular esquerda.

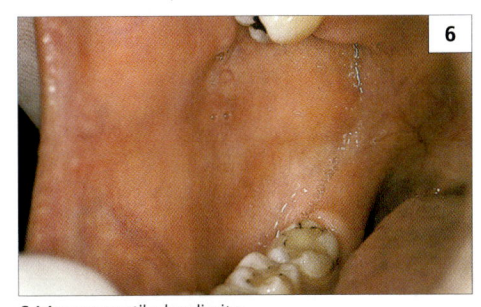

6 Mucosa vestibular direita.

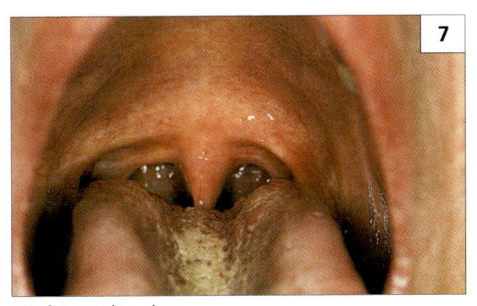

7 Palato mole e duro.

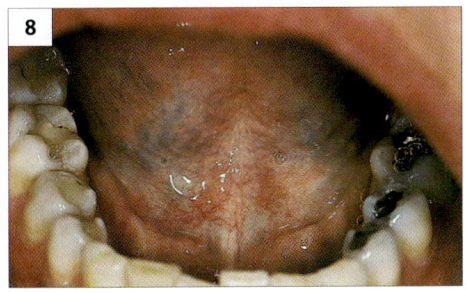

8 Assoalho da boca.

Estruturas normais

Algumas estruturas normais dentro da boca, às vezes, são confundidas com condições patológicas. Exemplos disso são as papilas circunvaladas (**9**) e as papilas foliadas (**10**) da língua, a língua fissurada (**11**), as varizes linguais (**12, 13**) e as glândulas sebáceas ectópicas (**14**).

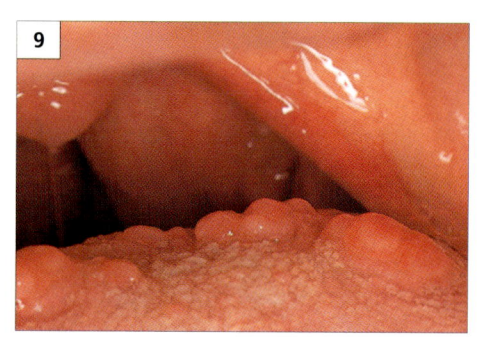

9 Papilas circunvaladas na junção dos 2/3 anteriores e do terço posterior da língua.

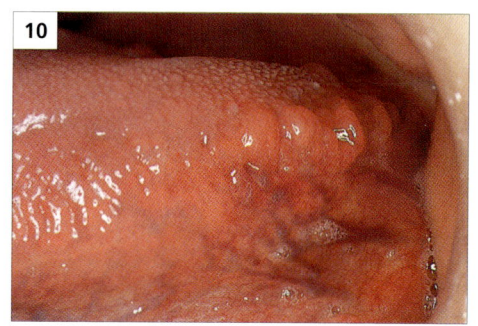

10 Papilas foliadas na margem lateral posterior da língua.

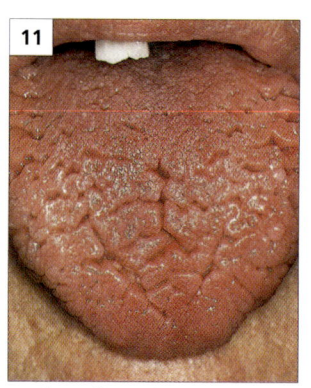

11 Língua fissurada.

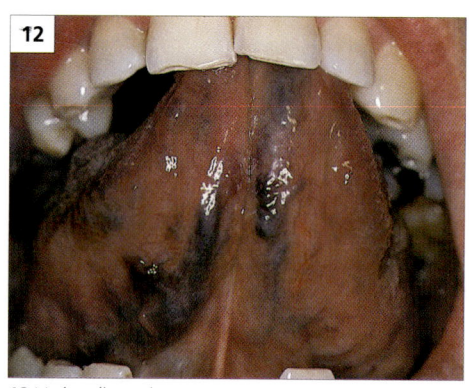

12 Varizes linguais.

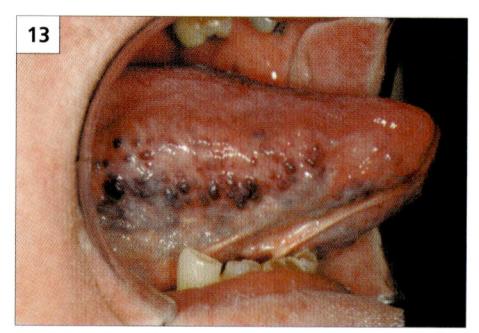

13 Varizes linguais.

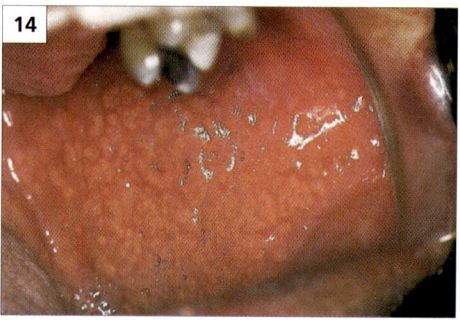

14 Glândulas sebáceas ectópicas.

Exame especial da doença bucofacial

Os exames especiais que são empregados em estomatologia podem ser agrupados em quatro subdivisões principais: hematológicos, microbiológicos, biópsia tecidual e exames das glândulas salivares.

AVALIAÇÃO HEMATOLÓGICA

A gama de exames hematológicos disponíveis para auxiliar no diagnóstico de doença bucofacial é grande. Detalhes dos exames específicos necessários para cada condição apresentada neste livro serão dados dentro do texto principal.

EXAME MICROBIOLÓGICO

Esfregaço

Um esfregaço pode ser obtido por espalhamento de material raspado de uma lesão sobre uma lâmina de vidro para microscópio e examinando-se a presença de bactérias ou fungos usando coloração do Gram (**15**).

Swab simples

Um *swab* microbiológico simples pode ser usado para detectar a presença de bactérias (**16**), fungos, vírus herpes simples (HSV) ou vírus varicela-zóster (VZV). O material coletado dos *swabs* deve ser enviado para o laboratório imediatamente. Os *swabs* virais devem ser colocados em um meio de transporte (**17**).

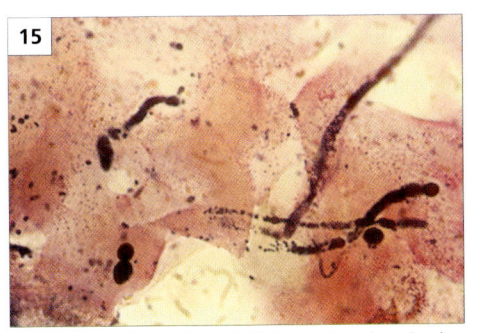

15 Esfregaço da comissura labial, corado pelo método de Gram, mostrando células epiteliais, hifas de *Candida* e esporos (azul).

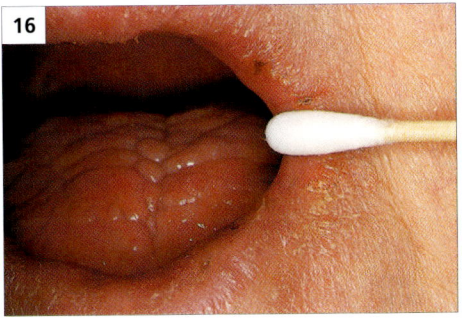

16 *Swab* da comissura labial.

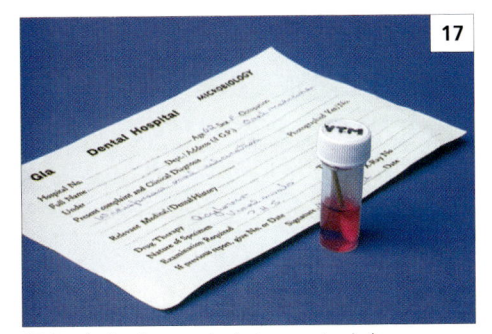

17 *Swab* simples e meio de transporte viral.

Cultura de microrganismos

Uma cultura de microrganismos pode ser usada para determinar a colonização bacteriana ou fúngica da mucosa ou superfície de uma prótese total (dentadura) ou outros dispositivos intrabucais. Um quadrado de espuma é mantido sobre o sítio da lesão por 30 segundos, antes da sua colocação em um meio de cultura na clínica. Esse método é sítio-específico e fornece uma avaliação semiquantitativa da colonização (**18**).

Enxágue bucal concentrado

A técnica de enxágue bucal concentrado consiste em 10 mL de solução salina tamponada com fosfato que são mantidos na boca por 1 minuto, antes da coleta (**19**). Este método fornece uma avaliação semiquantitativa da microbiota bucal geral.

BIÓPSIA TECIDUAL

Uma biópsia tecidual pode ser realizada sob anestesia local, sendo situada imediatamente adjacente ao tecido lesional (**20**). Uma elipse de tecido que inclui a periferia da lesão é obtida usando-se duas incisões (**21-27**). Alternativamente, uma biópsia com *punch* dermatológico de 5 mm pode ser usada para obter um bloco de tecido adequado para exame histopatológico. O material biopsiado deve ser mantido em papel de filtro, para evitar que a amostra sofra torção ou ondulação quando colocada em formalina. O tecido para estudos de imunofluorescência deve ser enviado para o laboratório ainda fresco, mantido no gelo ou em meio de Michel.

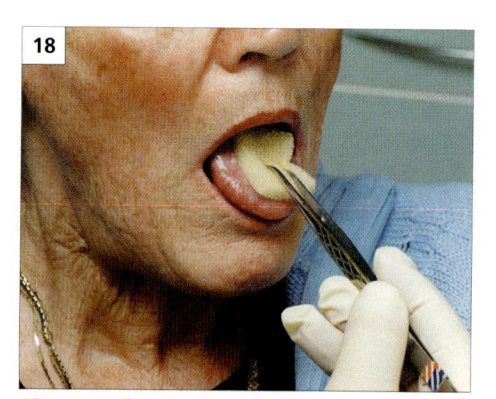

18 Amostra de material para cultura sendo retirado do dorso da língua.

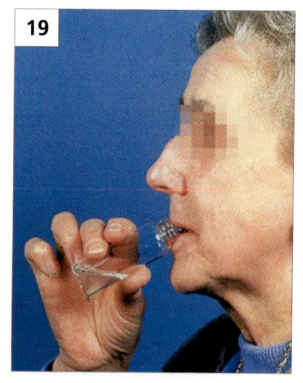

19 Método de coleta de amostras da microbiota bucal por enxaguatório bucal concentrado.

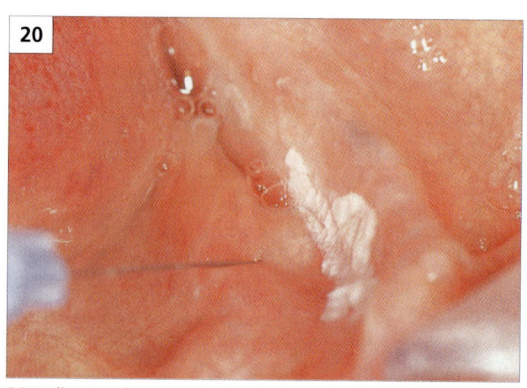

20 Aplicação de anestesia local adjacente à lesão.

Exame especial da doença bucofacial **15**

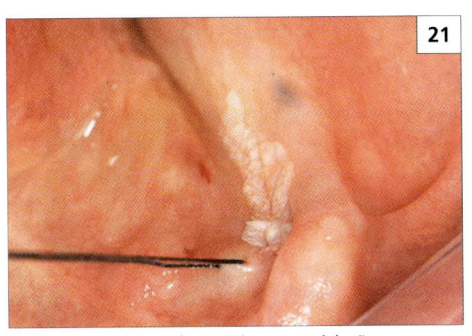

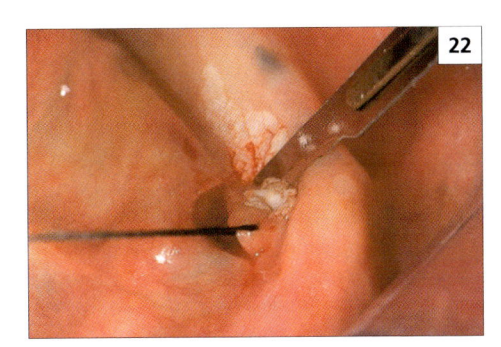

21 Sutura posicionada anteriormente à lesão.

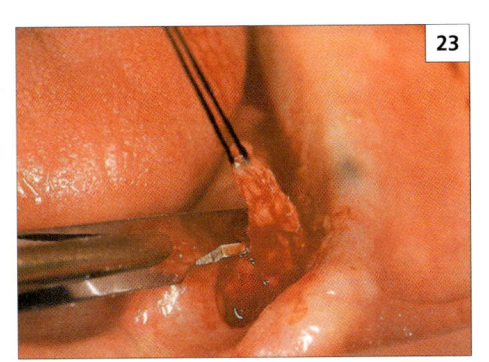

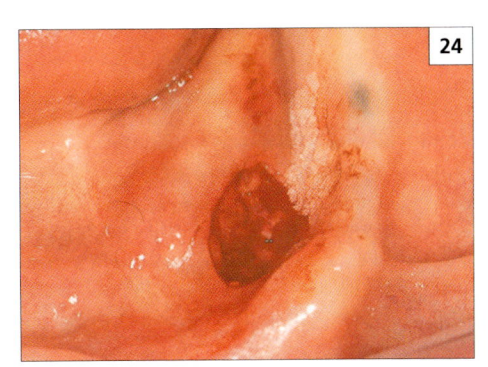

22, 23 Uma elipse de tecido é obtida usando-se duas incisões.

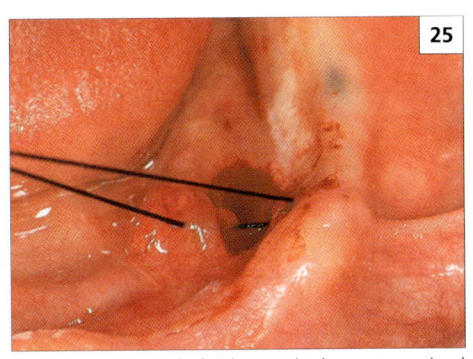

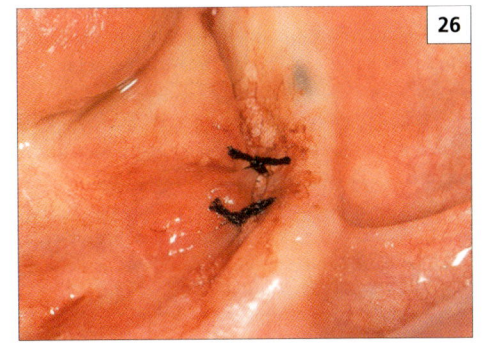

24-26 Fechamento da ferida usando duas suturas simples.

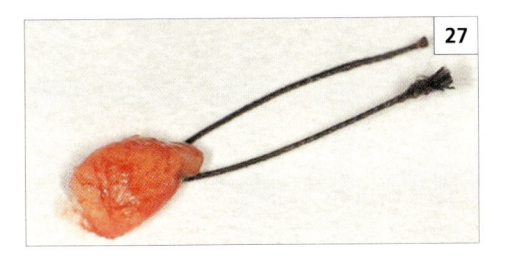

27 Tecido apoiado em papel filtro antes da colocação em solução salina formolada.

Citologia esfoliativa e biópsia com escova

A citologia esfoliativa é um método de coleta de amostras que envolve o exame das células obtidas da superfície das lesões mucosas por uma espátula, espalhando-as sobre uma lâmina de vidro para microscópio. A biópsia com escova é um tipo similar de exame, mas emprega a aplicação de uma escova (**28**) sobre a lesão, para coletar uma amostra que inclua não só as células superficiais, mas também as da camada basal. Estas técnicas foram desenvolvidas como um método de monitoramento de displasia epitelial e detecção de carcinoma de células escamosas (CCE). Atualmente, ambos os métodos são problemáticos, sendo necessária uma validação adicional de sua utilidade. No entanto, se tal exame revelar algum achado sugestivo de células atípicas, a biópsia será obrigatória.

28 Citoescova.

Coloração de tecidos com vitalidade

O cloreto de tolônio (azul de toluidina), um corante nuclear que vem sendo usado na detecção de carcinoma do colo do útero da mulher, também foi aplicado na boca, como um enxaguatório bucal. Embora as áreas anormais da mucosa tendam a ficar coradas de azul (**29**), infelizmente, as estruturas normais também podem-se pigmentar. No entanto, uma ampla avaliação do uso de cloreto de tolônio não tem apoiado a técnica como um método preciso para a detecção de displasia ou carcinoma bucal e seu papel é, portanto, questionável. O método pode ter um papel como um exame adjuvante para ajudar a selecionar o local da biópsia em um paciente com lesões mucosas disseminadas.

Kits comerciais que avaliam a reflectância ou fluorescência da mucosa bucal, que se encontra alterada na presença de alterações celulares, estão agora disponíveis. Contudo, até o momento, nenhuma dessas técnicas foi considerada suficientemente sensível e específica para substituir a necessidade de biópsia de qualquer área da mucosa anormal.

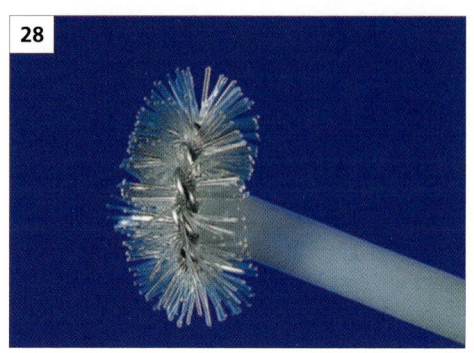

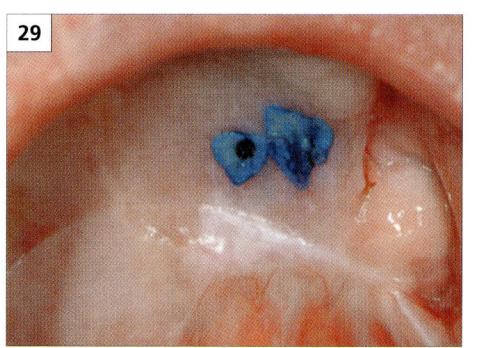

29 Mucosa palatina corada de azul após a aplicação tópica de cloreto de tolônio.

Exame das glândulas salivares

TAXAS DE FLUXO SALIVAR

O fluxo de saliva mista pode ser medido pela simples coleta de saliva em repouso ou após a estimulação, fazendo-se o paciente mascar cera, por exemplo. O fluxo da glândula parótida pode ser avaliado usando um coletor de Carlson-Crittenden (**30, 31**). A estimulação da glândula parótida pode ser conseguida pela colocação de 1 mL de ácido cítrico a 10% sobre o dorso da língua.

SIALOGRAFIA

A sialografia envolve a infusão de um corante radiopaco, geralmente a base de iodo, em uma glândula salivar, através do ducto submandibular ou parotídeo (**32**). As radiografias irão mostrar a presença de qualquer anormalidade estrutural dentro da glândula.

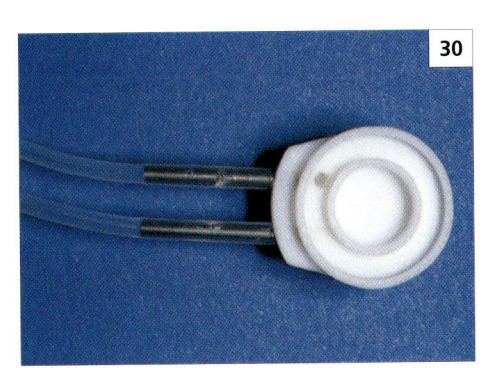

30 Coletor de Carlson-Crittenden.

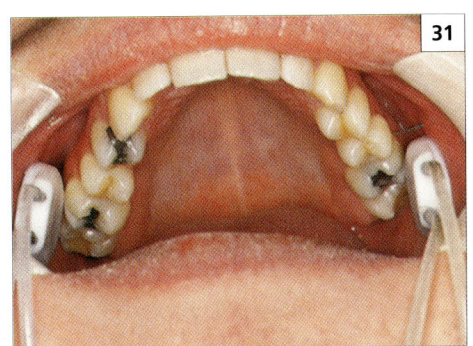

31 Coletor de Carlson-Crittenden colocado sobre cada papila parotídea.

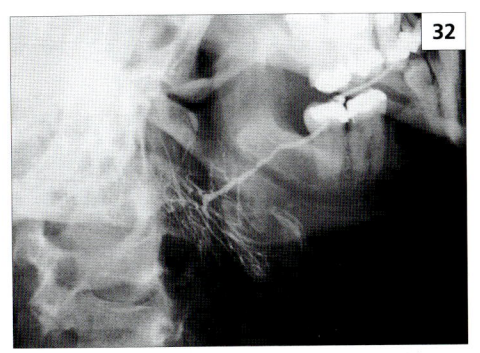

32 Sialograma lateral oblíquo da glândula parótida direita, mostrando a glândula e a arquitetura normal do ducto.

CINTILOGRAFIA

A cintilografia envolve a injeção intravenosa de um isótopo radioativo, geralmente de tecnécio (^{99m}TC), na forma de pertecnetato. A captação do isótopo na região da cabeça e do pescoço é, então, medida usando-se uma gama câmera para visualizar o tecido salivar funcional (33).

BIÓPSIA DE GLÂNDULAS LABIAIS

A biópsia de glândulas labiais deve envolver a recuperação de cinco ou mais lóbulos do tecido da glândula (34). As glândulas menores devem ser coletadas de uma área do lábio inferior com mucosa de revestimento aparentemente normal, uma vez que alterações inflamatórias em tecidos superficiais podem resultar em alterações inespecíficas secundárias nas glândulas salivares.

TESTE LACRIMAL DE SCHIRMER

O fluxo lacrimal pode ser medido através da realização de um teste lacrimal de Schirmer, que envolve a colocação de uma tira de papel filtro sob a pálpebra inferior, por 5 minutos (35). A umectação do papel inferior a 5 mm é indicativa da produção lacrimal reduzida.

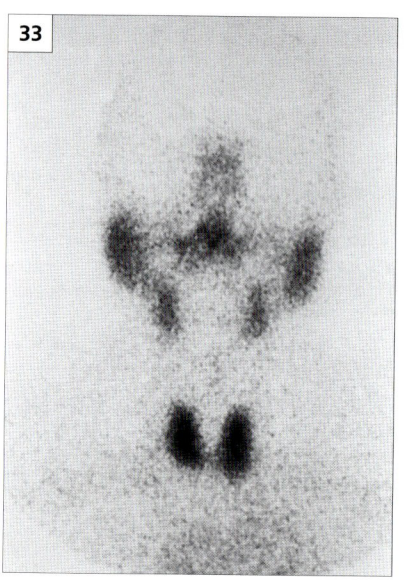

33 Cintilografia apresentando captação normal de tecnécio nas glândulas tireoides e tecidos salivares.

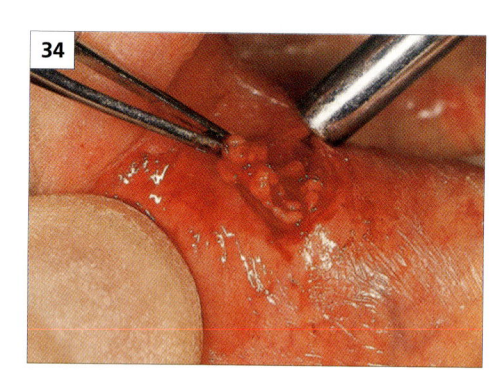

34 Biópsia das glândulas labiais.

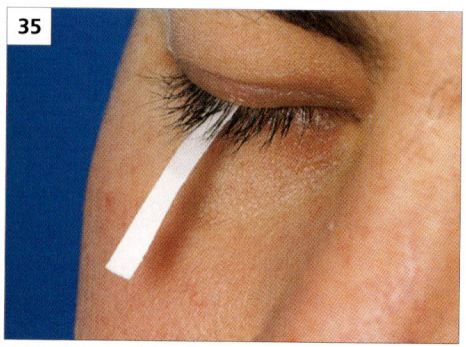

35 Teste lacrimal de Schirmer (do fluxo lacrimal).

Técnicas de imagenologia

Nos últimos anos, desenvolveram-se vários métodos de imagem dos tecidos bucofaciais. As imagens produzidas por estas novas técnicas melhoraram muito o diagnóstico e o manejo de uma série de condições bucais.

ULTRASSOM

O ultrassom é um método seguro, não invasivo e relativamente barato de realizar imagens dinamicamente, de estruturas anatômicas e patológicas. Este método de imagem não radioativo baseia-se na gravação de ondas acústicas de alta frequência que são refletidas de volta do paciente. Por meio de faixas de frequências diferentes, podem ser avaliados objetos de diferentes profundidades e consistências de tecido. Algumas aplicações para a ultrassonografia incluem a avaliação de lesões císticas, de exames de imagem de tumores de glândulas salivares e a tireoide (36), determinação de forma, tamanho e características dos linfonodos e a avaliação de calcificações, como sialolitos e flebólitos. A ultrassonografia também é um método particularmente indicado para auxiliar e guiar a biópsia por aspiração com agulha fina (37).

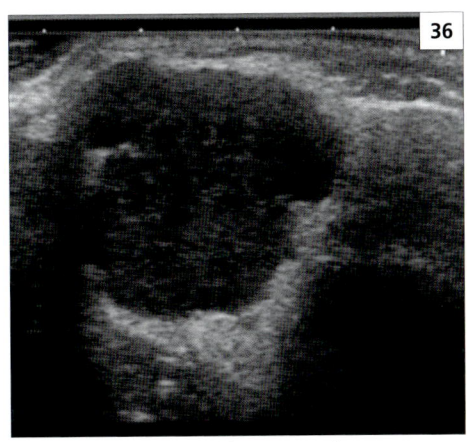

36 Imagem ultrassonográfica mostrando um tumor na glândula salivar parótida.

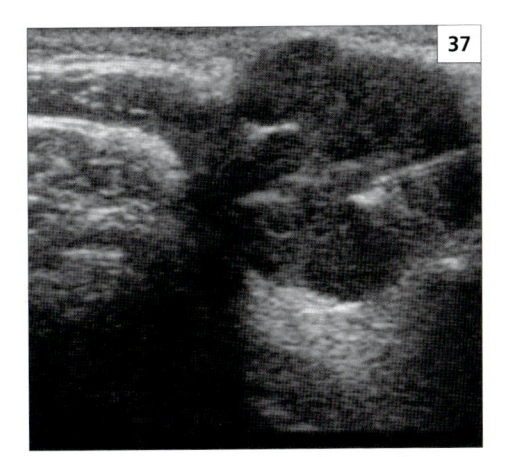

37 Ultrassom sendo usado para guiar a punção por aspiração com agulha fina de um tumor na glândula salivar parótida.

TOMOGRAFIA COMPUTADORIZADA

A tomografia computadorizada (TC) usa algoritmos de computador para montar várias imagens radiográficas em imagens seriadas do corpo, a fim de visualizar com precisão as estruturas anatômicas e patológicas (**38**). A TC é particularmente adequada para examinar a relação entre tumores e tecidos adjacentes e para avaliar estruturas vitais, como osso, vasculatura, gordura e músculos. Um avanço recente foi a utilização da TC para criar modelos tridimensionais plásticos para ajudar na reconstrução cirúrgica. As desvantagens dos exames de imagem por TC incluem o custo, os artefatos de material de alta densidade, como restaurações dentárias, e a dose relativamente alta de radiação que é administrada. A TC com feixe cônico (TCFC) é um avanço recente que utiliza um feixe de raios X em forma de cone que gira e faz a varredura da área de interesse. Comparada com a TC convencional, a dose de radiação administrada é significativamente mais baixa usando uma TCFC (redução de até 100 vezes). Além disso, a TCFC pode ter uma melhor resolução espacial, quando comparada com a TC convencional e produz menos artefatos ao fazer imagens das restaurações dentárias (**39, 40**).

TOMOGRAFIA POR EMISSÃO DE PÓSITRONS

A tomografia por emissão de pósitrons (PET) baseia-se no princípio de que uma molécula de glicose ligada a um elemento radioativo, normalmente 2-deoxi-2-(^{18}F)fluoro-D-glicose (FDG), vai ser absorvida preferencialmente por células metabolicamente ativas, como as células malignas (**41**). O decaimento radioativo resultante da FDG é detectado pelo *scanner* de PET e, quando combinado com a imagem por TC, permite sua localização anatômica. O exame por PET tem muitas indicações, incluindo a avaliação de pacientes com uma metástase nodal, mas sem lesão primária clinicamente evidente, e a detecção de metástases distantes para vários tipos de câncer. Para pacientes com câncer de cabeça e pescoço, outras indicações incluem a avaliação de um paciente com um achado radiográfico suspeito, mas inespecífico, a avaliação da recorrência em um paciente sintomático e o estadiamento de um paciente com doença avançada.

IMAGENOLOGIA POR RESSONÂNCIA MAGNÉTICA

O exame de imagem por ressonância magnética (IRM) também permite a visualização de estruturas anatômicas (**42**) e de tumores. A RM usa magnetos potentes para primeiramente alinhar e depois liberar átomos de hidrogênio de células cuja deflexão será detectada por *scanners*. Programas de computador montam essas imagens geradas em fatias do corpo, que podem ser revistas. O gadolínio injetado é usado para realçar as áreas de maior vascularização e inflamação. Comparada com a TC, a IRM oferece uma melhor resolução de tecidos moles, menos distorção de materiais de alta densidade, como as restaurações dentárias, e não utiliza radiação. A ressonância magnética é a modalidade de imagem preferencial para pacientes com câncer bucal, em razão da sua excelente resolução nos tecidos moles. O uso de magnetos potentes para realizar a RM significa que os pacientes com estruturas metálicas implantadas, como marca-passos, clipes de aneurisma e implantes cocleares e outros metais como estilhaços, não podem ser submetidos ao exame, pois esses objetos podem mover-se dentro do corpo do paciente no momento da realização da imagem. Artefatos de movimento também são um problema, porque os tempos de captação de imagem são significativamente mais longos do que os da TC. Por fim, por causa do espaço confinado no interior do dispositivo de exame, os pacientes que sofrem de claustrofobia podem não tolerar a IRM.

Técnicas de imagenologia

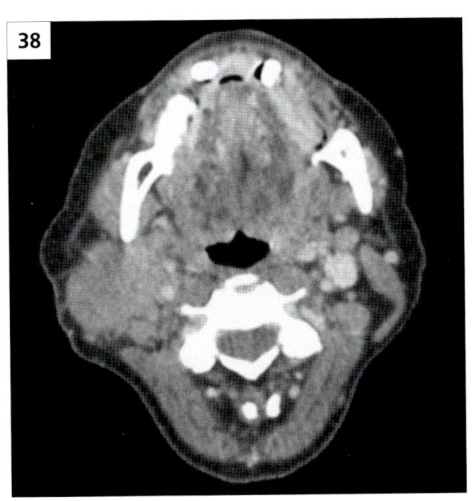

38 TC mostrando uma massa maligna de tecidos moles no ângulo direito da mandíbula.

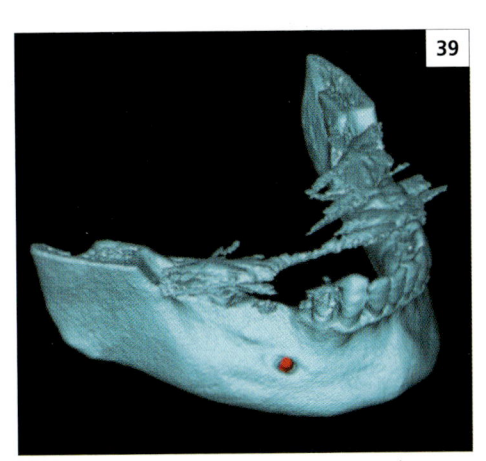

39 TC com feixe cônico mostrando a posição do forame mentoniano direito na mandíbula. (© Materialise Dental NV.)

40 TC com feixe cônico mostrando o canal dentário inferior perto do bordo inferior da mandíbula. (© Materialise Dental NV.)

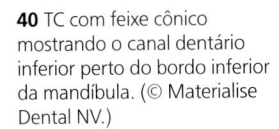

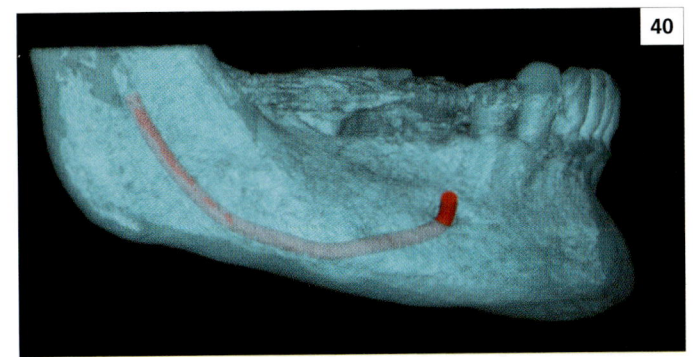

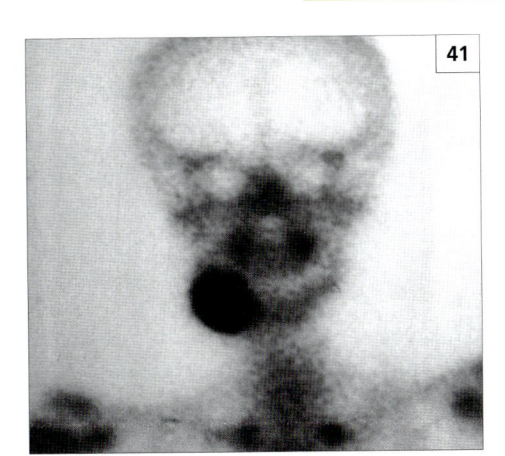

41 Imagenologia com PET mostrando um tumor no corpo da mandíbula do lado direito. (© Materialise Dental NV.)

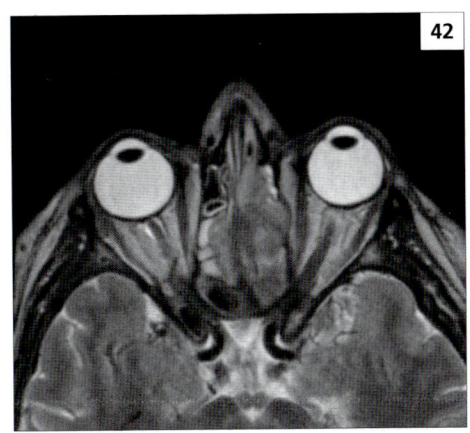

42 Imagenologia por IRM mostrando uma massa maligna no seio etmoidal esquerdo, penetrando na órbita esquerda.

CAPÍTULO 2

Ulceração

- Abordagem geral
- Ulceração traumática
- Estomatite aftosa recorrente
- Doença de Behçet
- Neutropenia cíclica
- Carcinoma de células escamosas
- Sialometaplasia necrosante
- Tuberculose
- Sífilis
- Ulceração associada ao vírus de Epstein-Barr
- Osteonecrose maxilar relacionada aos bifosfonatos
- Gengivite ulcerativa necrosante aguda
- Líquen plano erosivo
- Reação liquenoide
- Doença do enxerto contra hospedeiro
- Mucosite induzida por radioterapia
- Osteorradionecrose

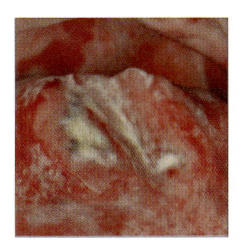

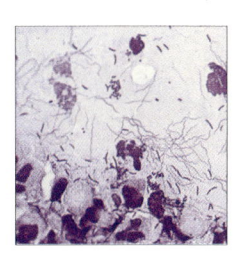

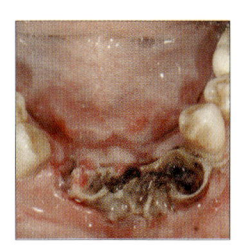

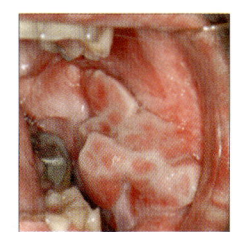

Abordagem geral

- A ulceração da mucosa bucal pode ser decorrente de trauma, infecção, doença relacionada à imunidade ou neoplasia *(Tabela 1)*. Os distúrbios vesicobolhosos com formação de bolhas frequentemente também se apresentam como ulceração após a ruptura das lesões iniciais (Capítulo 3).
- As úlceras bucais são invariavelmente dolorosas, embora uma exceção importante seja o CCE, que pode ser indolor, principalmente quando a tumoração é pequena.
- A ulceração pode representar uma neoplasia e, portanto, deve ser feita uma biópsia se houver qualquer suspeita de lesão maligna ou existir incerteza com relação ao diagnóstico alternativo.
- Em virtude da boa vascularização dos tecidos bucais, a maioria das úlceras na boca se repara relativamente rápido. Portanto, qualquer úlcera que persista mais de 14 dias deve ser considerada neoplásica até prova em contrário.

Tabela 1 Padrões de ulceração e diagnóstico diferencial

Pequeno número de ou únicas úlceras independentes
- Ulceração traumática
- Estomatite aftosa recorrente menor ou maior
- Neutropenia cíclica
- Doença de Behçet
- Carcinoma de células escamosas
- Sialometaplasia necrosante
- Tuberculose
- Sífilis
- Ulceração associada a vírus de Epstein-Barr
- Osteonecrose dos maxilares relacionada aos bifosfonatos

Úlceras independentes múltiplas
- Estomatite aftosa herpetiforme recorrente
- Doença de Behçet
- Gengivite ulcerativa necrosante aguda

Ulcerações difusas múltiplas
- Líquen plano erosivo
- Reação liquenoides
- Doença do enxerto contra hospedeiro
- Mucosite induzida por radioterapia
- Osteorradionecrose

Ulceração traumática

ETIOLOGIA E ETIOPATOGENIA

As causas traumáticas de ulceração bucal podem ser de natureza física ou química. A lesão física da mucosa bucal pode ser causada por superfícies cortantes no interior da cavidade bucal, como os componentes de próteses, aparelhos ortodônticos, restaurações dentárias ou cúspides dentais proeminentes. Além disso, alguns pacientes sofrem ulceração resultante de uma irritação por mordiscar as bochechas. A ulceração bucal que ocorre durante as convulsões é um achado bem reconhecido em pacientes epilépticos mal controlados. A irritação da mucosa bucal por substâncias químicas pode produzir ulceração; uma causa comum é a colocação de comprimidos de ácido acetilsalicílico ou remédios cáusticos para dor de dente sobre a mucosa adjacente aos dentes doloridos ou sob as próteses. Ocasionalmente, também ocorrem situações problemáticas quando um paciente com problemas psicológicos deliberadamente pode causar ulceração em sua boca (úlceras factícias, estomatite *artefacta*).

CARACTERÍSTICAS CLÍNICAS

Ulceração traumática que se apresenta caracteristicamente como uma úlcera profunda localizada, única (**43, 44, 45**) com, como seria esperado pela lesão física, um contorno irregular.

Por outro lado, a irritação por substâncias químicas pode apresentar-se como uma área superficial disseminada de erosão, frequentemente com uma escoriação de exsudato fibrinoso (**46**).

DIAGNÓSTICO

A causa de uma lesão traumática frequentemente fica evidente pela história ou ao exame clínico. As úlceras factícias geralmente são mais difíceis de diagnosticar, pois o paciente pode colaborar menos ao fornecer a história, é preciso, portanto, ter um alto índice de suspeita para estabelecer o diagnóstico. Uma biópsia é geralmente necessária para estabelecer o diagnóstico e excluir a presença de infecção ou neoplasia.

MANEJO

Se existe a suspeita de uma ulceração traumática e é possível eliminar a causa, por exemplo, ao alisar a superfície de um dente ou reparar uma prótese ou restauração, e se a boca puder ser mantida limpa, a reparação ocorrerá em 7-10 dias. Se a lesão for principalmente dolorosa, pode ser útil usar bicarbonato de sódio em água ou líquido para bochechos antissépticos, como clorexidina ou benzidamina. A coleta de material para biópsia, para excluir a presença de neoplasias como carcinoma, linfoma ou tumor de glândulas salivares, deve ser feita de qualquer úlcera que não se repare após 2 semanas da remoção da causa suspeita. Caso haja suspeita de que um paciente esteja deliberadamente se autoinduzindo uma úlcera, ele deve ser confrontado com tal diagnóstico, embora seja bastante raro o paciente admitir, sendo que os problemas psicológicos subjacentes devem ser explorados com a ajuda dos especialistas adequados.

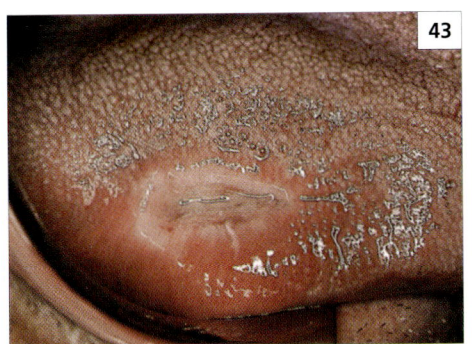

43 Úlcera na margem lateral da língua, induzida por trauma do bordo de uma restauração fraturada, no primeiro molar inferior.

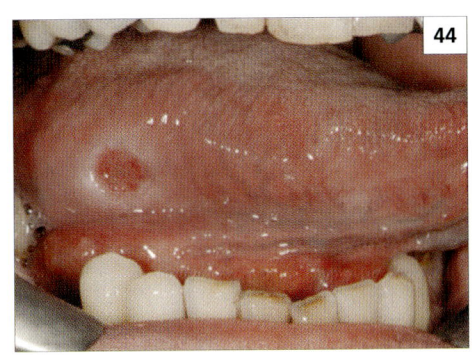

44 Úlcera traumática na margem lateral direita da língua.

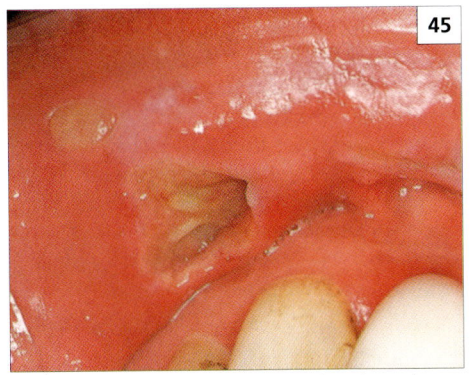

45 Úlcera irregular que foi autoinduzida pelo paciente.

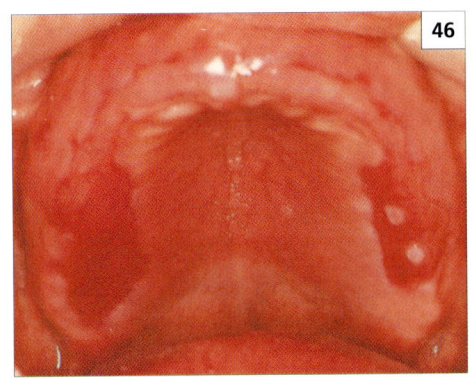

46 Ulceração difusa do palato, em razão da colocação de gel de ácido salicílico pelo paciente na superfície de assentamento de sua prótese total superior.

Estomatite aftosa recorrente

ETIOLOGIA E ETIOPATOGENIA

Na Europa Ocidental e na América do Norte, a estomatite aftosa recorrente (EAR) é a alteração mucosa mais frequentemente observada, afetando aproximadamente 15-20% da população em algum momento de suas vidas. Embora muitas teorias etiológicas tenham sido propostas para a EAR, nenhum fator etiológico único foi identificado. A deficiência hematológica envolvendo níveis reduzidos de ferro, ácido fólico ou vitamina B_{12} tem sido encontrada em uma minoria dos pacientes com EAR e sua correção leva à resolução dos sintomas. Outros fatores predisponentes implicados incluem o estresse psicológico, a hipersensibilidade aos alimentos, a cessação do tabagismo e as lesões penetrantes. Contudo, na maioria dos pacientes com essa lesão é difícil identificar a causa definitiva de sua EAR.

CARACTERÍSTICAS CLÍNICAS

Clinicamente, a EAR pode ser dividida em três subtipos: menor, maior e herpetiforme. Os três subtipos compartilham frequente características de apresentação comuns de úlceras regulares, redondas ou ovais, dolorosas com um halo eritematoso com recorrência regular.

A grande maioria dos pacientes com EAR sofre das formas menores (EAR-Men), caracterizada por úlceras rasas únicas ou em pequeno número que tem aproximadamente 5 mm de diâmetro ou menos (**47, 48**). A EAR-Men afeta sítios não queratinizados no interior da boca, como a mucosa labial, mucosa vestibular ou o assoalho da boca. A mucosa queratinizada raramente é envolvida e, portanto, a EAR-Men geralmente não é observada no palato duro ou na gengiva inserida. As úlceras da EAR-Men tipicamente se reparam em 10-14 dias, sem formação de cicatriz, se mantidas limpas.

A estomatite aftosa recorrente maior (EAR- Mai) ocorre em aproximadamente 10% dos pacientes com EAR e, como o nome indica, as características clínicas são mais graves do que as encontradas na forma menor. As úlceras, tipicamente 1-3 cm de diâmetro (**49**), ocorrem ou isoladamente ou em grupos de 2 ou 3 por vez, e geralmente duram 4-6 semanas. Qualquer sítio bucal pode ser afetado, inclusive os tecidos queratinizados. O exame clínico pode revelar a formação de cicatriz da mucosa nos sítios de lesões prévias, decorrente de gravidade e natureza prolongada da EAR- Mai.

A EAR herpetiforme, também conhecida como ulceração herpetiforme (UH), apresenta-se com úlceras similares às da EAR-Men, mas nesta forma o número de úlceras está aumentado e frequentemente envolve até 50 lesões separadas (**50**). O termo 'herpetiforme' é usado, já que a apresentação clínica da EAR herpetiforme pode assemelhar-se à gengivoestomatite herpética primária, mas no momento atual considera-se que os membros do grupo de herpes-vírus não estejam envolvidos nesta e nem em nenhuma das outras duas formas de EAR.

DIAGNÓSTICO

O diagnóstico de EAR é relativamente simples devido à aparência clínica característica das úlceras e a natureza recorrente dos sintomas. Pode ser preciso realizar uma biópsia em alguns pacientes com EAR-Mai, pois uma lesão solitária pode assemelhar-se a uma neoplasia ou infecção fúngica profunda.

MANEJO

Uma ampla gama de tratamentos foi recomendada para o manejo sintomático da EAR. Contudo, além de fornecer tratamento para reduzir a dor e ajudar na reparação das lesões, pode ser útil na identificação dos fatores predisponentes. Todos os pacientes com EAR devem ser aconselhados a evitar os alimentos contendo conservantes à base de benzoato (E210–219), batatas fritas, salgadinhos e chocolate, uma vez que muitos dos pacientes que têm essas lesões relacionam esses alimentos ao desencadeamento das úlceras. Todas as relações com as doenças gastrointestinais, menstruação e estresse devem ser pesquisadas. A presença de deficiência hematológica deve ser excluída, principalmente se o paciente tiver sintomas gastrointestinais, perda sanguínea menstrual intensa ou dieta vegetariana. A pesquisa hematológica deve incluir um hemograma completo e a avaliação dos níveis de vitamina B_{12}, folato sanguíneo total corrigido e ferritina. Além disso, a presença de doença celíaca pode ser detectada no sangue procurando-se os anticorpos antigliadina (AGAs) e anticorpos antitransglutaminase tecidual – imunoglobulina A (tTG-IgA), embora esses exames estejam sendo gradualmente substituídos por exames mais sensíveis para anticorpos antiendomísio (EMA) IgA. Os pacientes também podem relacionar o desenvolvimento de ulceração aos períodos de estresse psicológico.

Muitos pacientes conseguem um alívio sintomático ao utilizarem um líquido para bochechos (bicarbonato de sódio em água, clorexidina ou benzidamina) ou pela aplicação tópica de preparações contendo corticosteroides (hidrocortisona, triancinolona, fluocinolona, beclometasona, betametasona). O *spray* nasal de fluticasona usado como duas aplicações diariamente, 2 vezes ao dia, diretamente sobre as úlceras, quando presentes, é especialmente útil. Um líquido para bochechos à base de doxiciclina (cápsulas de 100 mg fragmentadas em água e usadas como colutório por 2 minutos, 3 vezes ao dia, por 2 semanas) também foi considerado útil.

Os fármacos imunomoduladores sistêmicos e outros agentes como a prednisolona (prednisona), levamisol, inibidores da monoamino-oxidase, talidomida ou dapsona podem controlar a EAR com sucesso, mas seu uso deve ser considerado com cautela e são melhor prescritos em unidades especializadas para pacientes que não respondem à terapia tópica.

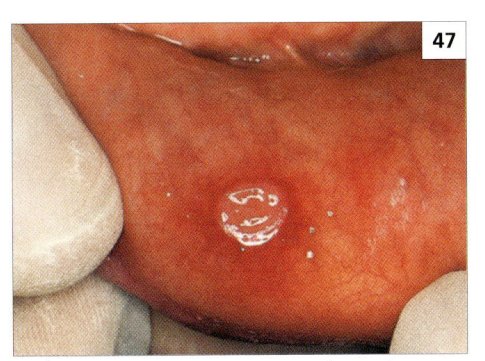

47 Úlcera pequena redonda (EAR-Men) que afeta a mucosa labial.

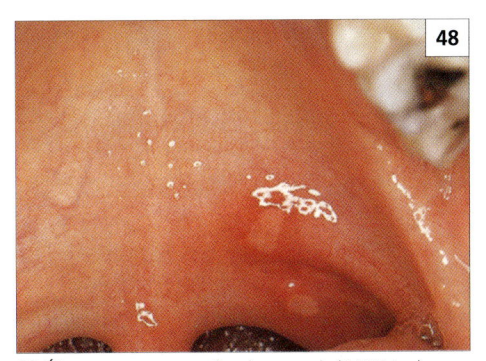

48 Úlceras pequenas redondas e ovais (EAR-Men), afetando o palato mole.

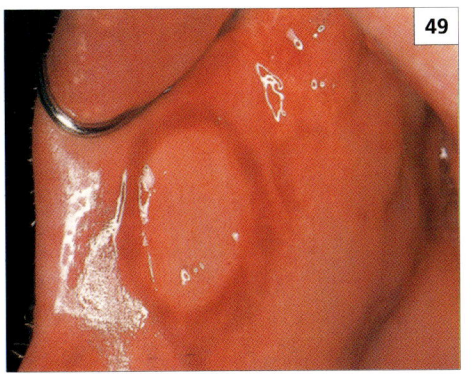

49 Úlcera grande e redonda (EAR-Mai) na mucosa vestibular.

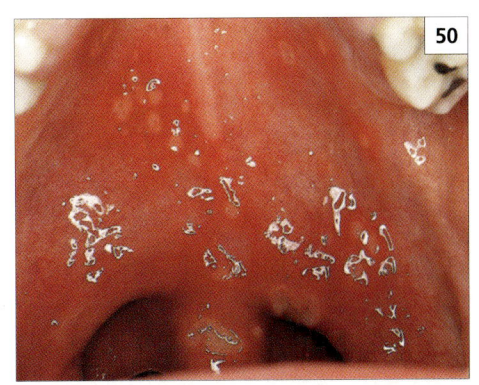

50 Úlceras pequenas redondas e ovais (UH), afetando o palato mole.

Doença de Behçet

ETIOLOGIA E ETIOPATOGENIA

A etiologia da doença de Behçet continua sem ser esclarecida, mas sabe-se que envolve aspectos do sistema imune. Existe uma forte associação entre a doença de Behçet e o haplotipo HLA B51.

CARACTERÍSTICAS CLÍNICAS

A doença de Behçet é uma condição multissistêmica com uma variedade de manifestações, inclusive ulceração bucal e genital, artrite, uveíte, doença cardiovascular, tromboflebite, erupções cutâneas e doença neurológica. Essa condição geralmente inicia-se na 3ª década de vida, sendo um pouco mais frequente em homens do que em mulheres. A doença de Behçet é mais frequente em certos países do Mediterrâneo e em alguns países da Ásia, principalmente no Japão. As lesões bucais consistem de ulceração que podem ser de qualquer uma das três formas de EAR (**51, 52**).

DIAGNÓSTICO

A ulceração bucal recorrente é uma característica essencial da doença de Behçet, mas diversos outros critérios precisam ser preenchidos para estabelecer o diagnóstico. A tipagem do HLA pode ser valiosa.

MANEJO

As lesões bucais devem ter um manejo sintomático, assim como na EAR. As manifestações sistêmicas são tratadas pelos médicos dos pacientes.

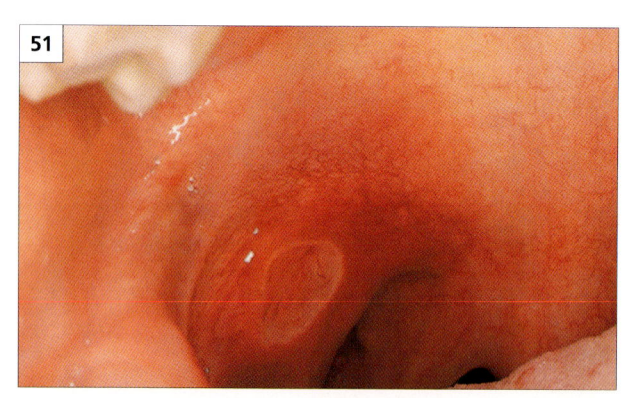

51 Uma úlcera da estomatite aftosa recorrente maior no palato de um paciente com doença de Behçet.

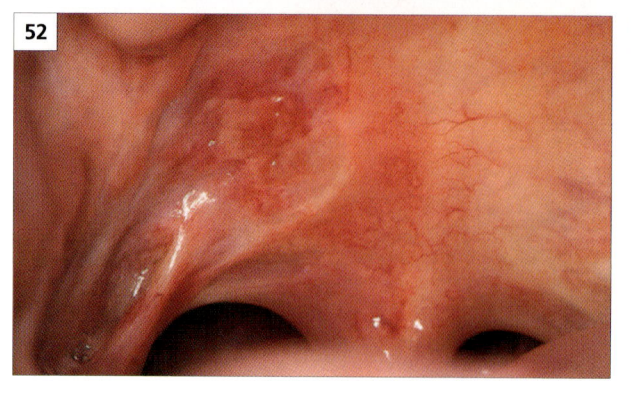

52 Cicatriz após a resolução da estomatite aftosa recorrente maior.

Neutropenia cíclica

ETIOLOGIA E ETIOPATOGENIA

A neutropenia é definida como uma redução absoluta nos neutrófilos circulantes. A neutropenia prolongada ou persistente está associada a leucemia, algumas discrasias sanguíneas, muitos fármacos e irradiação ou quimioterapia. A neutropenia cíclica é um transtorno raro, em que existe uma depressão cíclica e grave dos neutrófilos do sangue e da medula óssea. Cerca de 1/3 dos casos é de natureza hereditária autossômica dominante e os demais surgem espontaneamente. Estudos sugerem que a forma hereditária é resultante de uma mutação no código genético para a elastase dos neutrófilos.

CARACTERÍSTICAS CLÍNICAS

Durante os episódios de neutropenia ocorre febre, mal-estar, linfadenopatia cervical, infecções e úlceras bucais. A ulceração bucal é comum nas superfícies não queratinizadas e pode-se manifestar como lesões únicas (**53, 54**) ou múltiplas isoladas. Os pacientes também têm tendência a desenvolver doença periodontal.

DIAGNÓSTICO

O diagnóstico é estabelecido a partir do exame diferencial do sangue periférico, que mostra uma redução nos neutrófilos circulantes durante os episódios de ulceração bucal.

MANEJO

Não existe um tratamento específico para esta condição. Exames clínicos podem ser necessários para excluir outras causas de neutropenia. Durante os episódios de neutropenia, podem ser administrados antibióticos para prevenir o desenvolvimento de infecção bucal. Uma higiene bucal detalhada é necessária para minimizar o desenvolvimento de doença periodontal.

53, 54 Estomatite aftosa menor na neutropenia cíclica.

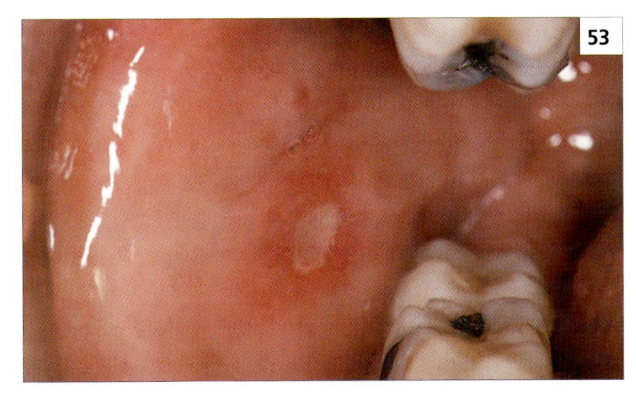

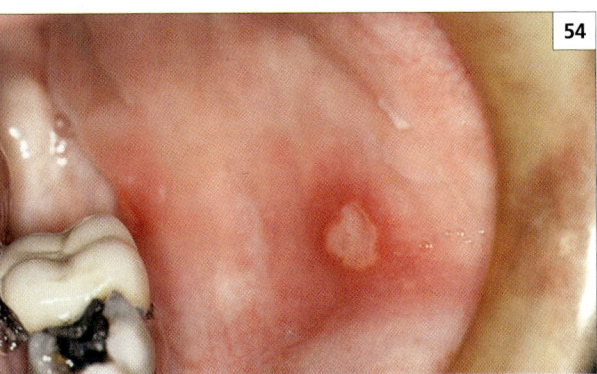

Carcinoma de células escamosas

ETIOLOGIA E ETIOPATOGENIA

A vasta maioria das condições malignas intrabucais é de casos de CCE. Diversos fatores etiológicos foram propostos para o CCE, mas no momento atual acredita-se que os dois mais importantes sejam o tabaco e o álcool. O fumo de tabaco na forma de cigarros, charutos ou cachimbos é responsável pela maior porcentagem de tabaco consumido e existe uma relação direta entre a quantidade de tabaco usado e o risco de desenvolver CCE bucal. Embora alguns autores tenham sugerido que o tabaco sem fumaça também esteja associado a CCE bucal, esta relação continua sendo fraca e controvertida. Por outro lado, mascar *"pan soupari"* (tabaco, noz de areca e cal hidratada) é a principal causa de câncer de boca no subcontinente indiano.

O consumo excessivo de bebidas alcoólicas está associado a um aumento da probabilidade de ocorrência de CCE bucal. É interessante observar que existe um efeito sinérgico adverso entre o tabaco e o álcool, com um grande aumento no risco de CCE se um paciente tem ambos os hábitos, ao invés de apenas um. Outros fatores, como deficiência de ferro, vitamina A ou vitamina C, infecção por fungos e estresse, foram propostos como estando envolvidos no desenvolvimento de CCE bucal, mas suas contribuições e significados relativos são desconhecidos. Embora o trauma em si não pareça causar câncer, ele vem sendo implicado como um cofator na presença de outro fator. Mais recentemente, têm sido observadas evidências crescentes que dão apoio ao papel do papilomavírus humano (HPV), principalmente do tipo 16. O HPV tipo 16 foi implicado no desenvolvimento de cerca de 60% dos casos de CCE das tonsilas e da orofaringe. O envolvimento dos subtipos de HPV no desenvolvimento de CCE na cavidade bucal continua sendo limitado, diferentemente do que ocorre com os fatores de risco tradicionais estabelecidos. Contudo, os pacientes que desenvolvem CCE das tonsilas tendem a ser mais jovens, do sexo masculino, com uma menor probabilidade de exposição ao tabaco e ao álcool e com uma história determinante de práticas de sexo orogenital.

CARACTERÍSTICAS CLÍNICAS

A apresentação clínica da CCE pode variar muito indo desde pequenas placas eritematosas até um inchaço volumoso ou uma grande área de ulceração. O CCE dos lábios geralmente apresenta-se como uma úlcera indolor com as margens evertidas (**55**) e está associado à lesão dos tecidos pela exposição solar. A maioria dos casos de CCE na cavidade bucal desenvolve-se em uma mucosa previamente normal do ponto de vista clínico, embora alguns possam ser precedidos por uma leucoplasia ou uma eritroplasia (Capítulos 4, p. 82, e 5, p. 109). Aproximadamente 70% dos CCEs bucais se desenvolvem no assoalho da boca (**56**), língua (**57, 58**) ou região retromolar (**59**). Embora as gengivas raramente sejam afetadas, áreas de ulceração indolor nesses sítios devem ser consideradas como suspeitas (**60**). Infelizmente, CCE frequentemente é indolor em uma etapa inicial e, portanto, a maioria (60-70%) dos pacientes apresenta-se com lesões avançadas (estágios tardios) envolvendo a disseminação metastática para os linfonodos regionais.

DIAGNÓSTICO

Embora existam características presentes, como induração e margens evertidas, que podem ser sugestivas da presença de CCE bucal, a doença não pode ser diagnosticada clinicamente. A biópsia e o exame histológico do material da lesão são obrigatórios. O uso de citologia esfoliativa, corante tópico nuclear (cloreto de tolônio) e biópsia com escova são todos métodos sugeridos para a pesquisa de lesões mucosas suspeitas, mas a utilidade dessas técnicas é incerta e limitada, no momento atual.

MANEJO

Globalmente, a taxa de sobrevida em 5 anos por câncer de boca é de aproximadamente 40%, embora esses valores variem de acordo com a localização. O câncer de lábios tem as melhores taxas de sobrevida em 5 anos, de 90%, possivelmente em razão do aumento da probabilidade de detecção do tumor enquanto pequeno e a facilidade de tratamento. Por outro lado, o CCE do assoalho da boca tem o pior prognóstico, com uma taxa de sobrevida em 5 anos de cerca de 20%. O fator preditivo mais importante de evolução é o estágio de desenvolvimento da doença no momento da apresentação. A presença de tumor metastático nos linfonodos cervicais reduz em até 50% a taxa de sobrevida global de CCE bucal em qualquer sítio intrabucal. O CCE das tonsilas tende a ter um bom prognóstico comparado com CCE em outros sítios de cabeça e pescoço. Além disso, CCE da orofaringe associado ao HPV parece ser principalmente sensível à radioterapia e tem um prognóstico relativamente bom.

O tratamento do câncer de boca consiste primariamente de cirurgia, radioterapia ou uma combinação de ambas as abordagens. Alguns pacientes também podem receber quimioterapia antes (neoadjuvante), durante (concomitante) ou depois (terapia adjuvante) do tratamento com radioterapia. O desenvolvimento da cirurgia microvascular e o uso de retalhos livres na reconstrução tem melhorado drasticamente a qualidade de vida dos pacientes com CCE. Infelizmente, apesar dos avanços nas técnicas cirúrgicas, a taxa de sobrevida pós-operatória dos pacientes mudou muito pouco nos últimos 80 anos, em decorrência do óbito por novas lesões primárias ou metástases.

Todos os pacientes com uma história de CCE devem ser mantidos sob reavaliação a longo prazo para detectar qualquer recorrência de tumor ou o desenvolvimento de outras lesões primárias. Obviamente, os pacientes devem receber apoio para eliminarem seus hábitos de uso de tabaco ou do consumo de bebidas alcoólicas. Uma vez que os resultados são influenciados pela detecção precoce, todos os profissionais da saúde devem realizar regularmente exames da mucosa bucal de seus pacientes. Os cirurgiões dentistas estão em uma posição ideal para realizar esse exame e representam uma categoria de profissionais-chave, que poderiam possivelmente melhorar a detecção precoce do câncer de boca. Qualquer área da mucosa que seja suspeita, como uma área persistente de ulceração, leucoplasia ou eritroplasia, deve ser biopsiada. Esta biópsia pode ser realizada nas instalações de prática odontológica geral, mas nos casos de envolvimento mucoso disseminado, pode ser mais sensato encaminhar o paciente para uma clínica especializada.

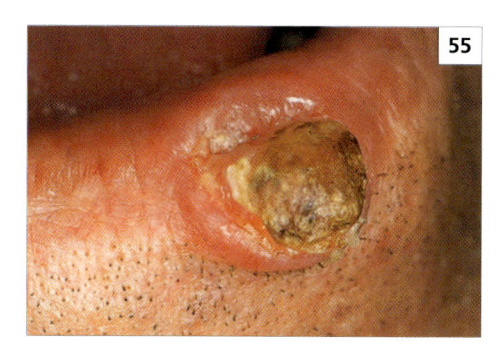

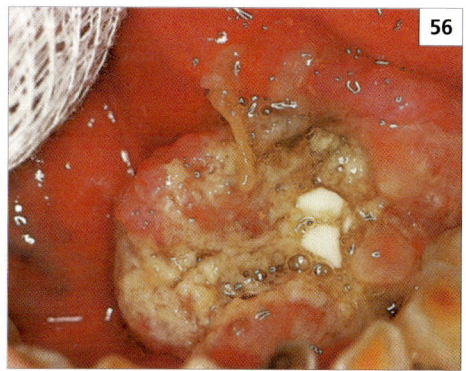

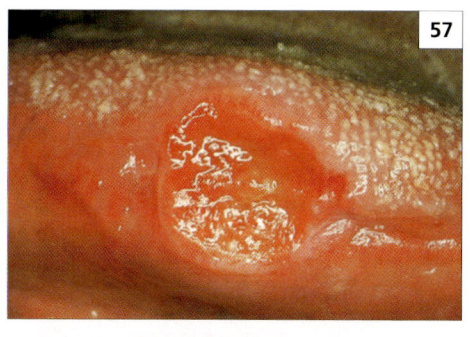

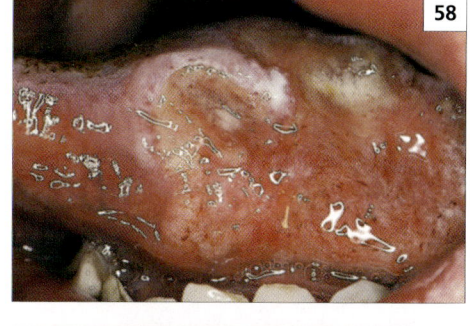

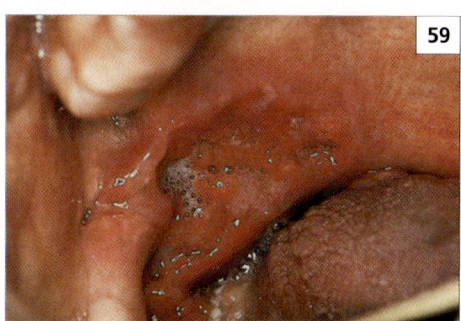

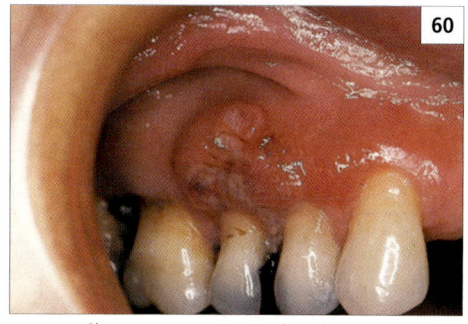

55–60 Carcinoma de células escamosas apresentando-se como uma úlcera com margens endurecidas e evertidas no lábio e em uma variedade de sítios intrabucais.

Sialometaplasia necrosante

ETIOLOGIA E ETIOPATOGENIA

Esta é uma condição salivar benigna que ocorre quase exclusivamente no palato duro, embora outros sítios onde estejam localizadas glândulas salivares menores possam ser afetados. A condição é causada por isquemia local secundária à alteração da irrigação sanguínea local, que por sua vez leva ao infarto das glândulas salivares. Acredita-se que o trauma local decorrente de lesões ou por manipulação cirúrgica seja o fator etiológico mais importante.

CARACTERÍSTICAS CLÍNICAS

A sialometaplasia necrosante é caracterizada pelo desenvolvimento do edema indolor com eritema escuro no palato duro, o qual se ulcera (**61, 62**). É interessante observar que frequentemente existe uma anestesia associada na área afetada. A apresentação clínica pode lembrar o CCE (**63**), embora este último seja relativamente raro no palato duro. Uma lesão solitária é usual, mas casos bilaterais ocasionalmente têm sido relatados.

DIAGNÓSTICO

Uma biópsia é necessária para estabelecer o diagnóstico. A interpretação feita por um especialista é essencial, já que os casos de sialometaplasia necrosante têm sido erroneamente diagnosticados histopatologicamente como CCE.

MANEJO

A condição é benigna e autolimitada. Um líquido antisséptico para bochechos ou *spray* deve ser usado para tratar a ulceração. A reparação irá ocorrer em 6-10 semanas. A recorrência não é comum e não existe comprometimento funcional.

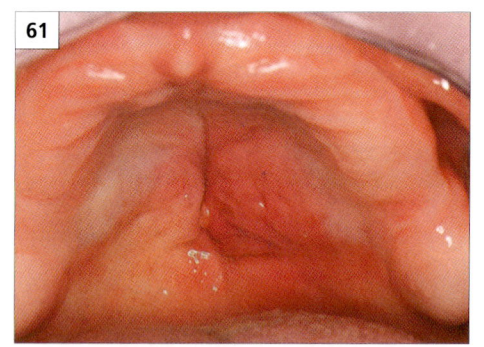

61 A sialometaplasia necrosante apresenta-se inicialmente como um inchaço.

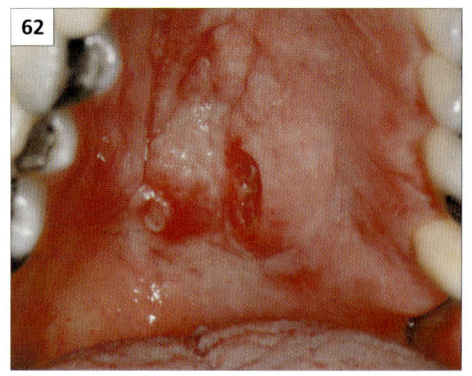

62 A sialometaplasia necrosante apresenta-se como um inchaço com ulceração central.

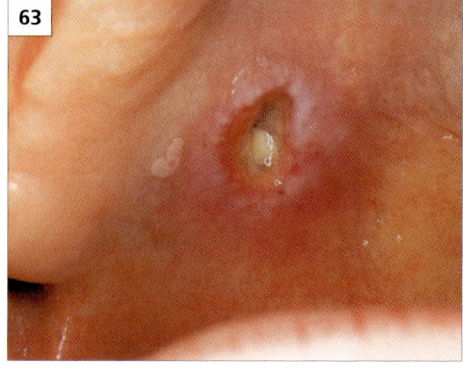

63 Ulceração na sialometaplasia necrosante.

Tuberculose

ETIOLOGIA E ETIOPATOGENIA

A tuberculose é uma das doenças infecciosas mais prevalentes no mundo, principalmente nos países em desenvolvimento. Embora a tuberculose seja considerada relativamente rara nos países ocidentais, ela vem sendo relatada cada vez mais frequentemente nos últimos anos em decorrência dos padrões de migração dos países em desenvolvimento para os desenvolvidos e pela disseminação do vírus da imunodeficiência humana (HIV). A infecção é disseminada por gotículas de escarro contendo o bacilo ácidorresistente, *Mycobacterium tuberculosis*, de pacientes com tuberculose pulmonar ativa. Em alguns pacientes, a infecção também produz lesões dentro da cavidade bucal.

CARACTERÍSTICAS CLÍNICAS

As características clínicas clássicas da tuberculose são escarro tingido de sangue, sudorese noturna, febre e perda de peso. Dentro da cavidade bucal, a apresentação característica é de uma úlcera na superfície dorsal da língua, mas as lesões podem afetar qualquer sítio (**64**). As úlceras são irregulares com bordas evertidas e podem lembrar uma infecção fúngica profunda ou o CCE.

DIAGNÓSTICO

A biópsia mucosa deve ser realizada para demonstrar a presença de inflamação granulomatosa característica com granulomas bem formados, células gigantes de Langhans e necrose. As colorações de Ziehl–Neelsen ou Fite podem ser usadas para detectar os bacilos da tuberculose. A cultura microbiológica de material clínico suspeito também pode ser útil para estabelecer o diagnóstico de tuberculose. É importante informar ao microbiologista que a tuberculose é um diagnóstico suspeito, pois são necessários meios especiais (Lowenstein-Jensen's) e um período de incubação prolongado (2-3 meses) para recuperar o microrganismo. Os métodos microbiológicos moleculares estão sendo cada vez mais usados para estabelecer o diagnóstico. Uma reação de Mantoux (tuberculina) cutânea será positiva como um resultado de infecção prévia em pacientes que não tenham recebido previamente imunização com o Bacilo de Calmette-Guérin (BCG). A infecção prévia pode ocasionalmente ser observada como áreas incidentais de radiopacidades nas radiografias, em decorrência da calcificação no interior dos linfonodos (**65**).

MANEJO

O tratamento localizado não é necessário, pois as lesões bucais se resolverão quando a quimioterapia sistêmica com rifampina (rifampicina), isoniazida ou etambutol for administrada. Tipicamente, as combinações desses fármacos são usadas por 9 meses a 2 anos de tratamento. É preocupante observar que estão sendo encontradas cepas de *M. tuberculosis* resistentes a muitos dos fármacos usados tradicionalmente para tratar essa infecção. No futuro pode tornar-se difícil tratar essa condição.

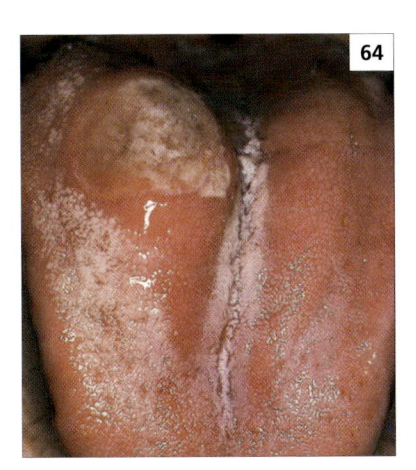

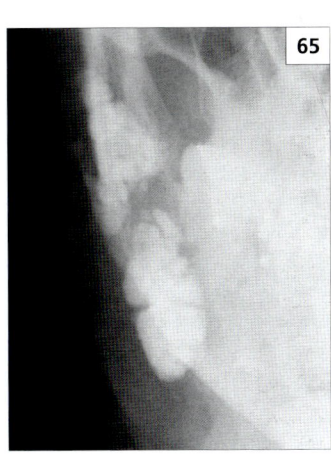

64 Úlcera tuberculosa na língua.

65 Radiografia mostrando uma massa radiopaca decorrente de tuberculose nos linfonodos submandibulares.

Sífilis

ETIOLOGIA E ETIOPATOGENIA

A sífilis é causada pela espiroqueta *Treponema pallidum*. Embora a lesão primária desta doença transmitida sexualmente em geral ocorre nos genitais, também pode apresentar-se nos lábios ou na mucosa bucal como um resultado do contato bucogenital.

CARACTERÍSTICAS CLÍNICAS

A sífilis ocorre em três estágios: as formas primária, secundária e terciária. A lesão primária, cancro sifilítico, é caracterizada pelo desenvolvimento de um nódulo firme no sítio de inoculação, que se rompe após alguns dias, para deixar uma úlcera indolor com margens enduradas (**66**). Os linfonodos cervicais geralmente aumentam de tamanho e assumem uma consistência borrachoide. O cancro é altamente infeccioso e, portanto, deve ser examinado com cautela. As lesões da sífilis primária geralmente resolvem-se em 3-12 semanas, sem a formação de cicatriz.

A sífilis secundária aparece clinicamente cerca de 6 semanas ou mais após a infecção primária e é caracterizada por uma erupção macular ou papular, doença febril, mal-estar, cefaleia, linfadenopatia generalizada e dor de garganta. A mucosa bucal encontra-se envolvida em aproximadamente 1/3 dos pacientes. Desenvolve-se uma ulceração bucal (**67**), descrita como "úlceras em rastro de lesma". As lesões da sífilis secundária são infecciosas, mas resolve-se em 2-6 semanas.

Aproximadamente 30% dos pacientes com sífilis secundária não tratada desenvolvem a forma latente muitos anos depois da infecção inicial. Felizmente, as lesões da sífilis terciária agora são raramente observadas no ocidente, em razão do tratamento bem-sucedido dos estágios mais precoces. Duas lesões bucais são reconhecidas na forma terciária da sífilis: goma sifilítica no palato e leucoplasia afetando a superfície dorsal da língua.

Uma paciente grávida com sífilis primária ou secundária pode infectar o feto em desenvolvimento, resultando em anormalidades congênitas características (sífilis congênita). A infecção do vômer em desenvolvimento produz uma deformidade nasal conhecida como nariz em sela. As características da tríade de Hutchinson incluem ceratite intersticial, surdez e anormalidades dentárias consistindo de incisivos em barrilete ou em chave de fenda (**68**) e molares em amora (**69**).

DIAGNÓSTICO

O diagnóstico é assegurado se a microscopia de campo escuro de um esfregaço coletado de uma lesão primária ou secundária revelar numerosas espiroquetas com tamanho e formato típicos de *T. pallidum*. Contudo, a pesquisa sorológica (amostras coaguladas de 10 mL) é a maneira mais confiável de diagnosticar sífilis a partir do estágio tardio da infecção primária em diante, pois, de rotina, o *T. pallidum* não pode ser cultivado *in vitro*. A reagina plasmática rápida (RPR) e os testes do *Venereal Diseases Reference Laboratory* (VDRL), ambos amplamente usados para selecionar os doadores de sangue, são métodos de baixo custo e rápidos, mas não são totalmente específicos. Os testes confirmatórios, como a hemaglutinação do *T. pallidum* (TPHA) e a absorção dos anticorpos treponêmicos fluorescentes (FTA-ABS), são específicos, mas mais caros.

MANEJO

O tratamento mais efetivo em qualquer estágio da sífilis é a injeção intramuscular de penicilina procaína. O *T. pallidum* continua sendo sensível à penicilina, eritromicina e tetraciclinas. Os pacientes devem ser seguidos por pelo menos 2 anos e os exames sorológicos devem ser repetidos após esse período.

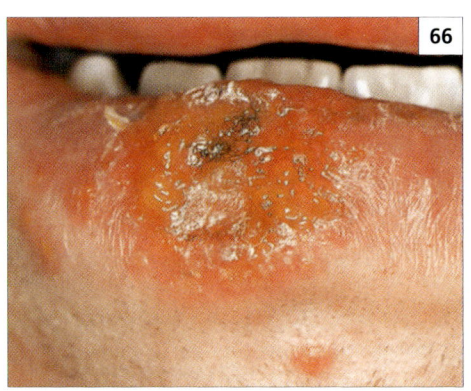

66 Lesão nodular ulcerada de sífilis primária.

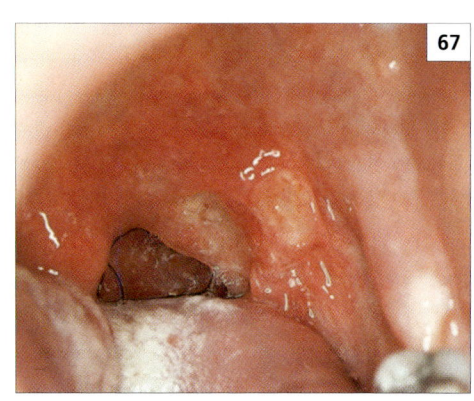

67 Ulceração da sífilis secundária.

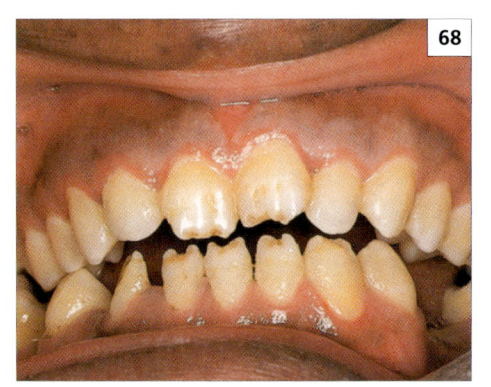

68 Deformidade coronária característica dos incisivos em razão da sífilis congênita (incisivos de Hutchinson).

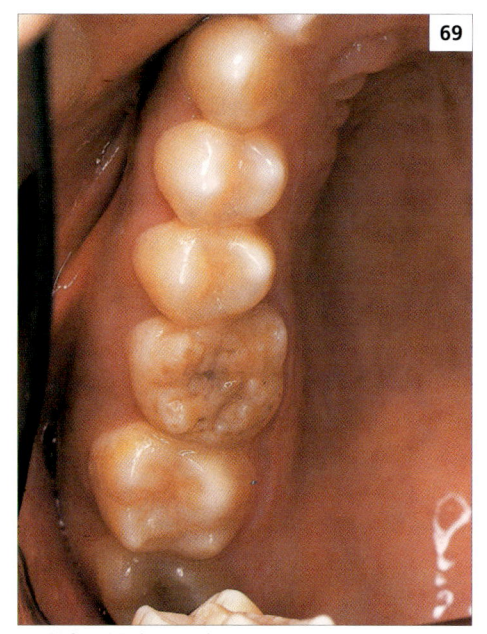

69 Deformidade hipoplásica do primeiro molar decorrente da sífilis congênita (molar de Moon, molar em amora).

Ulceração associada ao vírus de Epstein–Barr

ETIOLOGIA E ETIOPATOGENIA

A ulceração mucocutânea associada ao EBV é uma entidade patológica descrita recentemente, observada na pele ou na boca de pacientes com imunossupressão de diferentes origens como azatioprina, metotrexato ou ciclosporina (ciclosporin). Acredita-se que seja causada por uma falha localizada na vigilância imunológica.

CARACTERÍSTICAS CLÍNICAS

Intrabucalmente, a apresentação é tipificada por uma lesão mucosa isolada com necrose central (**70**).

DIAGNÓSTICO

O diagnóstico depende da observação microscópica de características similares a Hodgkin, envolvendo um infiltrado misto de células T e B, juntamente com uma hibridização *in situ* positiva para o RNA codificado para EBV.

MANEJO

As lesões não requerem nenhum tratamento específico além da aplicação tópica de antissépticos e elas tendem a resolver-se espontaneamente. A redução da terapia com imunossupressores pode ajudar a reduzir a recorrência, mas essa opção nem sempre é possível.

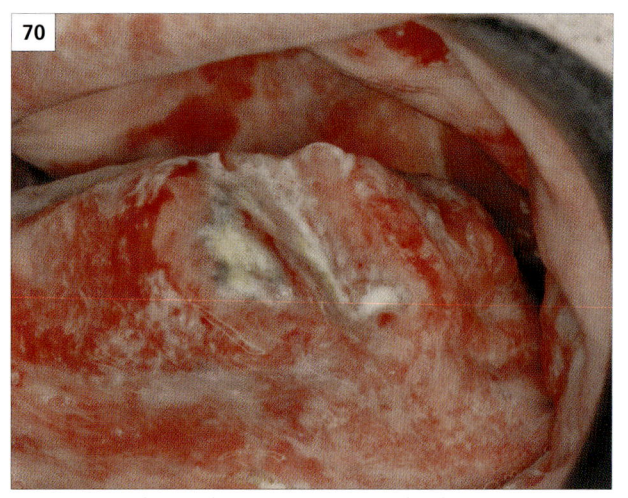

70 Ulceração pelo vírus de Epstein–Barr sobre o bordo lateral da língua em paciente imunodeprimido.

Osteonecrose maxilar relacionada aos bifosfonatos

ETIOLOGIA E ETIOPATOGENIA

Os bifosfonatos (também chamados de difosfonatos) são análogos sintéticos estáveis do pirofosfato, um produto de muitos processos celulares, inclusive do metabolismo ósseo. Como os pirofosfatos, os bifosfonatos têm uma afinidade pelos cristais de hidroxiapatita e quando administrados, são captados pelo osso. As drogas contendo bifosfonatos agem primariamente na inibição da reabsorção óssea mediada por osteoclastos e, assim, são usadas para tratar uma variedade de doenças em que um desequilíbrio do metabolismo ósseo resulta em reabsorção óssea excessiva, como no caso da osteoporose, doença de Paget e condições malignas que produzem metástases para o osso.

CARACTERÍSTICAS CLÍNICAS

A osteonecrose maxilar relacionada aos bifosfonatos (BRONJ, do termo em inglês) é definida como uma exposição óssea por mais de 8 semanas, sem evidências de lesão maligna local ou radioterapia prévia na área. Os fatores de risco incluem higiene bucal inadequada, doença periodontal, infecções dentoalveolares e próteses dentárias mal adaptadas. Mais frequentemente, a BRONJ tem sido precipitada por extração dentária ou por outras cirurgias dentoalveolares. O sintoma de apresentação é a dor e a exposição óssea, principalmente após uma extração dentária, é o sinal mais evidente (71, 72). À medida que a doença progride, podem-se desenvolver uma mobilidade e perda dentária, infecção, exsudação e formação de fístulas.

DIAGNÓSTICO

O diagnóstico é estabelecido pela história de consumo de certos fármacos e pelos achados clínicos. A biópsia da área afetada irá revelar tecidos necróticos e sequestros ósseos.

MANEJO

Assim como ocorre com a osteonecrose secundária à radioterapia, a prevenção é a estratégia terapêutica mais importante. Os pacientes devem ser avaliados por um dentista, que deve pesquisar a presença de cáries, doença periodontal, doença periapical e outras lesões maxilares. De maneira ideal, qualquer condição patológica, inclusive dentes impactados e infectados, deve ser tratada antes do início da terapia com bifosfonatos. Um esquema de higiene bucal detalhada também deve ser iniciado e mantido, juntamente com as consultas de reavaliação regulares. Não existem contraindicações para o tratamento odontológico regular continuado para pacientes recebendo qualquer esquema posológico com bifosfonatos. Uma vez que o diagnóstico de osteonecrose tenha sido realizado, o tratamento conservador é recomendado, incluindo uma abordagem atenta e detalhada da higiene bucal. A aplicação tópica de clorexidina na forma de líquido para bochechos ou *spray* é útil. É bastante útil fornecer um ciclo curto de antibioticoterapia sistêmica, como clindamicina, metronidazol ou associação de amoxicilina com clavulanato de potássio. Uma sequestrectomia conservadora do tecido necrótico provavelmente será benéfica em alguns casos. Tem sido relatado que a ressecção da área afetada é valiosa para eliminar esse problema, caso as medidas conservadoras fracassarem, principalmente para lesões maxilares. Outra abordagem terapêutica que pode ter possíveis benefícios é a utilização de oxigênio hiperbárico, embora ainda sejam necessários estudos de eficácia.

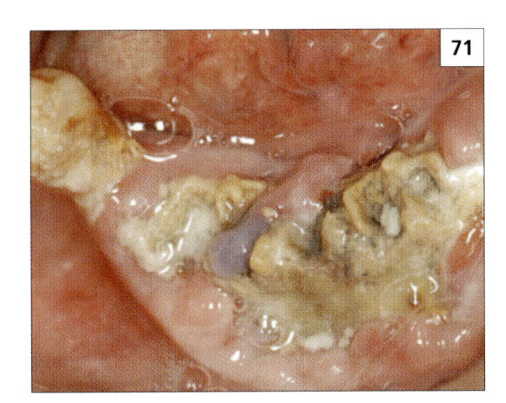

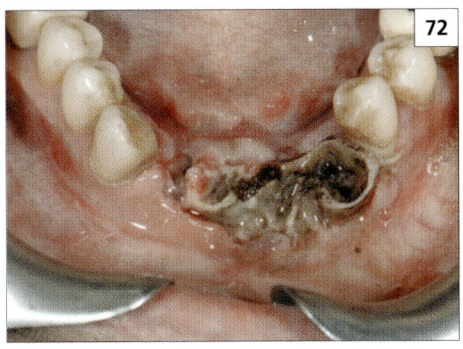

71, 72 Osteonecrose 2 semanas após a extração dos dentes anteriores inferiores.

Gengivite ulcerativa necrosante aguda

ETIOLOGIA E ETIOPATOGENIA

A etiologia da gengivite ulcerativa necrosante aguda (GUNA) não é totalmente compreendida, mas as bactérias anaeróbicas estritas, principalmente as espiroquetas e espécies de *Fusobacterium*, provavelmente estão envolvidas, já que grandes quantidades desses microrganismos podem ser demonstradas nessas lesões. Além disso, o consumo de derivados do tabaco e o estresse têm sido implicados como fatores predisponentes.

CARACTERÍSTICAS CLÍNICAS

A apresentação clássica de GUNA compreende o rápido desenvolvimento de uma ulceração dolorosa, afetando a margem gengival e as papilas interdentárias (73, 74) estando associada a uma halitose acentuada. A condição geralmente é disseminada, embora possa ser limitada a áreas localizadas, a região mandibular anterior é afetada mais frequentemente.

DIAGNÓSTICO

A história clínica e os sintomas frequentemente são suficientemente característicos para possibilitar o diagnóstico. Caso haja incerteza, a GUNA pode ser confirmada rapidamente por um exame microscópico de um esfregaço corado por Gram coletado de uma área de ulceração que irá revelar numerosas bactérias fusiformes, espiroquetas, de tamanho médio e células inflamatórias agudas (75).

MANEJO

O manejo inicial deve incluir uma limpeza mecânica detalhada e o debridamento dos dentes na área afetada. No passado, recomendava-se o uso de líquido para bochechos com peróxido de hidrogênio, tanto para promover uma limpeza mecânica como também para servir como agente oxidante, embora os benefícios de tal tratamento não sejam universalmente aceitos. A importância das medidas locais não pode ser superestimada, mas os sintomas irão melhorar rapidamente se o paciente também receber agentes antimicrobianos por via sistêmica. O metronidazol (200 mg a cada 8 horas) prescrito por 3 dias geralmente produz uma melhora drástica após 48 horas. A longo prazo, deve-se instituir uma terapia com medidas de higiene para prevenir que ocorram lesões gengivais adicionais.

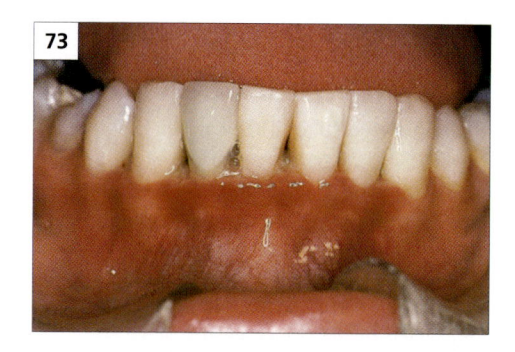

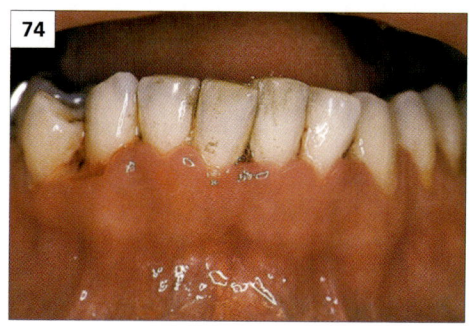

73, 74 Ulceração gengival e perda das papilas interdentais na região de incisivos inferiores.

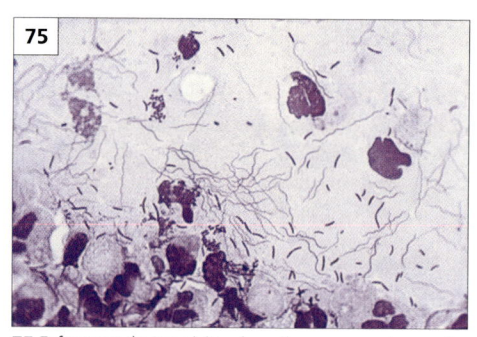

75 Esfregaço de gengivite ulcerativa necrosante aguda corado pelo método de Gram mostrando um grande número de bactérias fusiformes e espiroquetas.

Líquen plano erosivo

ETIOLOGIA E ETIOPATOGENIA

O líquen plano é um dos transtornos mucocutâneos mais prevalentes, afetando até 1-2% da população. A causa do líquen plano é desconhecida, embora a condição seja mediada imunologicamente e lembre, em muitos aspectos, uma reação de hipersensibilidade a um antígeno desconhecido. A destruição dos queratinócito basais, mediada por linfócitos T e a hiperqueratinização produz as lesões clínicas características.

CARACTERÍSTICAS CLÍNICAS

O líquen plano caracteristicamente apresenta-se como placas brancas ou estrias que podem afetar qualquer sítio bucal (ver Capítulo 4, p. 66). Contudo, a aparência clínica é variável, e a forma erosiva da condição pode produzir ulceração bucal (**76-78**).

DIAGNÓSTICO

O diagnóstico clínico de líquen plano bucal é auxiliado pela presença de lesões cutâneas. Caso a principal característica de apresentação seja a ulceração, exames adicionais provavelmente irão revelar áreas com placas brancas ou estrias em outros pontos da mucosa bucal. Os exames por imunofluorescência direta em uma biópsia com tecido fresco para detectar o acúmulo de fibrinogênio na região da membrana basal do tecido lesional frequentemente é útil para confirmar o diagnóstico.

MANEJO

A primeira linha terapêutica nos casos sintomáticos deve consistir de um líquido para bochechos com antisséptico, combinado com corticoterapia tópica na forma de comprimidos dispersíveis de prednisolona (5 mg) ou de fosfato sódico de betametasona (0,5 mg) deixados para dissolver sobre a área afetada 2-4 vezes ao dia. Foi observado que outras formas de apresentação para a terapia esteroide tópica, como *sprays*, líquido para bochechos, cremes e unguentos, são benéficas para alguns pacientes. Observou-se que a aplicação tópica de clobetasol 0,05% em creme ou unguento, 2 vezes ao dia, é uma medida terapêutica efetiva. Injeções intralesionais de triancinolona também foram tentadas, com taxas de sucesso variáveis. Um ciclo curto de corticoterapia sistêmica pode ser necessário para aliviar os sintomas agudos, nos casos envolvendo ulceração disseminada, eritema e dor. O líquido para bochechos contendo ciclosporina (ciclosporin) vem sendo usado com sucesso, mas seu custo é elevado. O uso tópico de pomada de tacrolimo 0,1 ou 0,03% é controvertido, decorrente da possível associação ao desenvolvimento de lesão maligna. Observou-se que o uso sistêmico de micofenolato é efetivo em alguns casos recalcitrantes (Capítulo 4, p. 68).

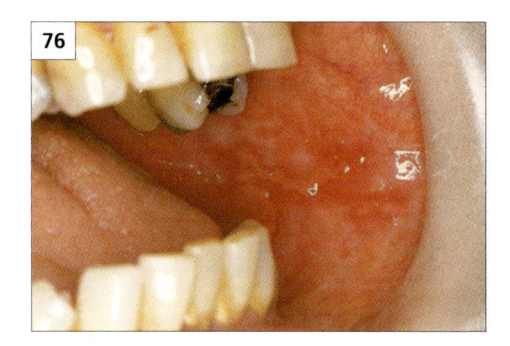

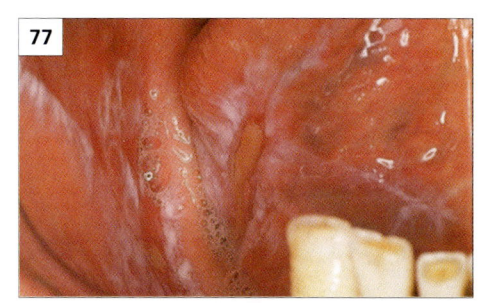

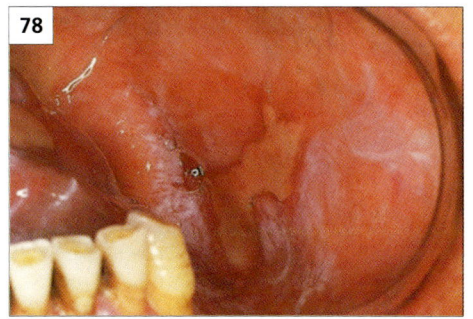

76–78 Líquen plano erosivo apresentando-se como ulceração na mucosa vestibular e assoalho da boca.

Reação liquenoide

ETIOLOGIA E ETIOPATOGENIA
As reações liquenoides são assim chamadas por causa de sua similaridade, tanto clinicamente quanto histologicamente, ao líquen plano. Contudo, existe uma hipersensibilidade associada a um material ou fármaco. Drogas sistêmicas, principalmente anti-hipertensivos, hipoglicemiantes e fármacos anti-inflamatórios não esteroidais (AINEs), frequentemente são implicados nas reações medicamentosas liquenoides. Nos últimos anos, uma reação liquenoide diferenciada tem sido descrita em associação a nicorandil, um fármaco usado no manejo de cardiopatia isquêmica.

CARACTERÍSTICAS CLÍNICAS
Embora a apresentação clínica das reações liquenoides seja caracteristicamente observada como placas brancas irregulares disseminadas (Capítulo 4, p. 70), ocasionalmente, a mucosa pode estar extensamente ulcerada (**79, 80**) com laceração (**81, 82**).

DIAGNÓSTICO
Se as lesões bucais se desenvolvem após algumas semanas da implementação da terapia farmacológica, então existe uma possibilidade de que haja uma relação entre ambas. Para um paciente que esteja recebendo medicações múltiplas, o estabelecimento do diagnóstico pode ser desafiador. As biópsias de mucosa podem não ser totalmente úteis para estabelecer o diagnóstico, uma vez que as reações liquenoides podem assemelhar-se histologicamente ao líquen plano. Os exames de imunofluorescência direta usando tecido fresco podem ser úteis em muitos casos, para a diferenciação das duas condições.

MANEJO
Caso o paciente esteja fazendo uso de uma medicação conhecida por estar associada com a ocorrência de lesões liquenoides, deve-se pensar na possibilidade de realizar uma modificação na terapia, para um fármaco não relacionado estruturalmente, com efeito terapêutico similar. A resolução das lesões mucosas geralmente ocorre após algumas semanas (Capítulo 4, p. 70).

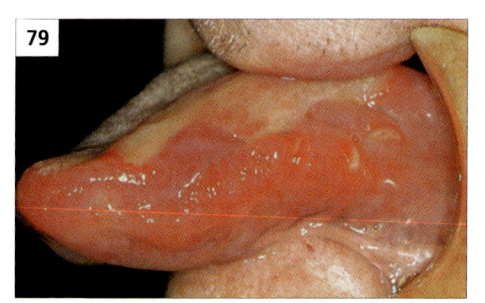

79 Ulceração causada por uma reação liquenoide a um medicamento anti-hipertensivo.

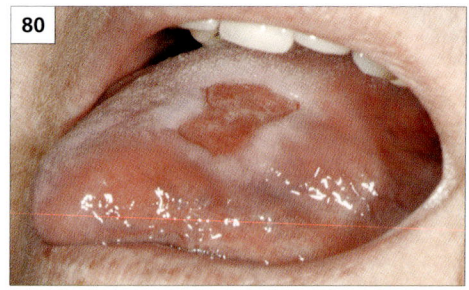

80 Ulceração induzida pela terapia com a droga nicorandil.

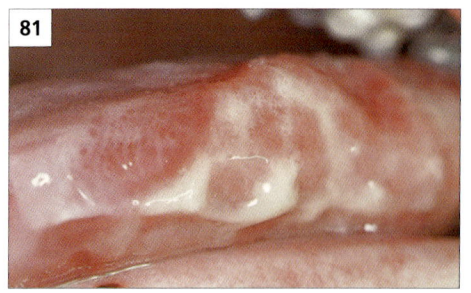

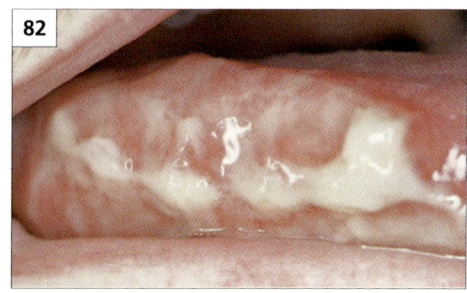

81, 82 Reação liquenoide na margem lateral da língua após quimioterapia sistêmica.

Doença do enxerto contra hospedeiro

ETIOLOGIA E ETIOPATOGENIA

A doença do enxerto contra hospedeiro (DECH) ocorre em pacientes que tenham recebido transplante alógeno de medula óssea (TMO). Esses pacientes tipicamente têm desenvolvido algumas formas importantes de anormalidade sanguínea ou de medula óssea, como leucemia, anemia aplástica ou lesão maligna amplamente disseminada. Essas condições são tratadas com radiação em altas doses e quimioterapia citotóxica, que resultam em destruição de células hematopoiéticas normais. Um doador de medula óssea compatível para o antígeno leucocitário humano (HLA) é então localizado e as células hematopoiéticas normais são transfundidas para o receptor. Caso a compatibilidade com o HLA não seja exata, os linfócitos enxertados terão por alvo as células do hospedeiro, resultando em DECH.

CARACTERÍSTICAS CLÍNICAS

A DECH se desenvolve nas formas aguda e crônica, com relação ao tempo de ocorrência. A DECH aguda ocorre nos primeiros 100 dias após um TMO alógeno. Aproximadamente 50% de todos os pacientes que recebem TMO irão desenvolver DECH aguda. As manifestações variam desde diversas erupções cutâneas e formação de bolhas, até os sintomas gastrointestinais, como vômitos, diarreia e disfunção hepática.

A DECH crônica ocorre mais de 100 dias após o TMO e mimetiza formas de doença autoimune. No interior da boca, existem lesões brancas reticuladas que lembram o líquen plano erosivo bucal (**83, 84**). Os pacientes também se queixam frequentemente de queimação da mucosa secundária à candidose (candidíase) e xerostomia.

DIAGNÓSTICO

O diagnóstico é desafiador, principalmente nos estágios crônicos da doença, que podem lembrar outras doenças, tanto clinicamente quanto microscopicamente. Uma história clínica de TMO juntamente com lesões bucais pode levar o clínico a suspeitar de DECH. Entretanto, o material da biópsia frequentemente é inespecífico ou podem lembrar o líquen plano ou a lúpus eritematoso.

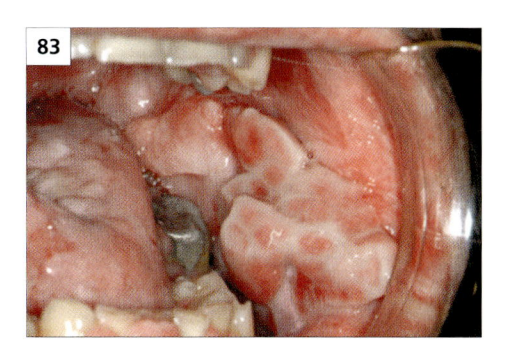

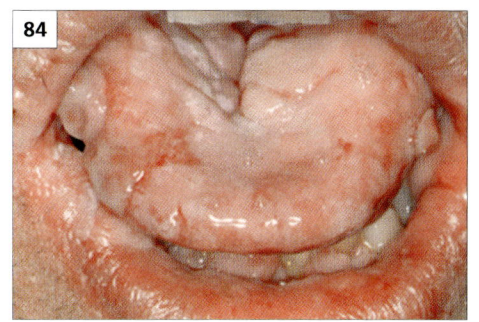

83, 84 Doença do enxerto contra hospedeiro apresentando-se como erosão difusa e inchaço da mucosa vestibular e da língua.

MANEJO

A estratégia de manejo mais importante é a prevenção. É importante que se faça uma harmonização cuidadosa do HLA do doador de TMO com o receptor. A modulação da resposta imune do receptor é necessária, usando-se drogas imunossupressoras, como a ciclosporina (ciclosporina). A terapia com psoraleno e luz ultravioleta A (PUVA) é útil para as lesões cutâneas. A suspeita de candidose (candidíase) precisa ser confirmada microbiologicamente e deve ser tratada adequadamente. A xerostomia é tratada sintomaticamente com substâncias de reposição salivar e a queimação pode ser aliviada usando-se agentes anestésicos tópicos.

Mucosite induzida por radioterapia

ETIOLOGIA E ETIOPATOGENIA

Os pacientes que recebem radioterapia para a cabeça e o pescoço como parte do tratamento de condições malignas invariavelmente desenvolvem uma ulceração ou erosão dolorosa e disseminada da mucosa bucal. A radioterapia compromete as células epiteliais mitóticas, levando a ruptura epitelial, atrofia, ulceração e inflamação. A superinfecção por *Candida* e por microrganismos estafilocócicos também pode desempenhar um papel relevante no desenvolvimento de mucosite induzida por radiação. A prática disseminada de adicionar outros fármacos à quimioterapia concomitante aumenta significativamente a frequência e a gravidade da mucosite.

CARACTERÍSTICAS CLÍNICAS

Os sintomas geralmente surgem 1-2 semanas após o início da radioterapia. Ocorre um eritema generalizado da mucosa, com áreas de ulceração rasa e exsudato fibrinoso (**85**). Outras características incluem dor, xerostomia e perda do paladar.

DIAGNÓSTICO

O diagnóstico geralmente é direto, em razão de uma história conhecida de radioterapia envolvendo os tecidos bucofaciais.

MANEJO

Quase todos os pacientes que recebem radioterapia irão desenvolver estomatite em graus variados de gravidade. Em geral, a condição irá melhorar, uma vez que a radioterapia tenha sido concluída. Durante o tratamento, é importante que o paciente mantenha a boca limpa usando um líquido para bochechos suave, como o bicarbonato de sódio diluído em água. Drogas antibióticas e líquidos antifúngicos para bochechos também são frequentemente usados, embora ainda não tenha sido esclarecido se esses fármacos fornecem benefícios quando comparados com líquidos para bochechos suaves. Ensaios clínicos estão sendo realizados para avaliar os benefícios protetores do uso de fator de crescimento recombinante humano (fator de crescimento de queratinócitos) nos tecidos mucosos de pacientes recebendo radioterapia.

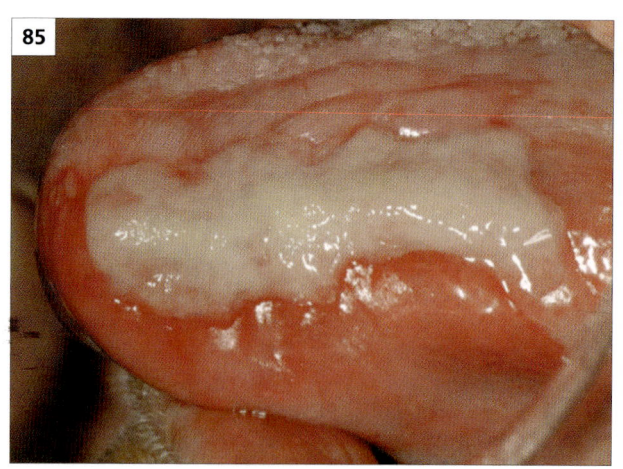

85 Mucosite após radioterapia adjuvante.

Osteorradionecrose

ETIOLOGIA E ETIOPATOGENIA

A radiação é administrada para os pacientes com muitos tipos de condições malignas. Quando o campo de tratamento engloba a mandíbula e a maxila, existe um potencial para osteorradionecrose. A radiação afeta a capacidade de reparação dos osteócitos, osteoblastos e células endoteliais após uma lesão. A extração de um dente, a doença periodontal e a infecção periapical são todos fatores que podem predispor o início de osteorradionecrose.

CARACTERÍSTICAS CLÍNICAS

A osteorradionecrose tipicamente começa após um trauma menor dos maxilares. Frequentemente existe uma ulceração e necrose de tecidos moles, formando áreas de exposição óssea. Pequenas áreas de necrose, tipicamente na mandíbula, tornam-se maiores e porções de osso necrosado são, então, perdidas (**86, 87**). O grau de osteorradionecrose geralmente é proporcional à quantidade de radiação administrada. A extração dentária traumática é um fator desencadeante comum para a osteorradionecrose. Outros fatores incluem higiene bucal insuficiente, nutrição inadequada e ingestão excessiva de álcool.

DIAGNÓSTICO

O diagnóstico é estabelecido pela história e pelo exame clínico. A biópsia da área afetada somente irá revelar tecidos necróticos e sequestros ósseos.

86, 87 Osteorradionecrose.

MANEJO

A estratégia de manejo mais importante de todas é a prevenção. Os pacientes que vão ser submetidos à radioterapia na região dos tecidos bucofaciais devem fazer uma avaliação odontológica antes do início do tratamento. Todos os dentes com restaurações grandes ou inadequadas, com infecção periapical ou com doença periodontal devem ser extraídos. Deve-se fazer moldeiras individualizadas, em borracha macia, para a aplicação de flúor tópico neutro todas as noites, geralmente pelo resto de suas vidas.

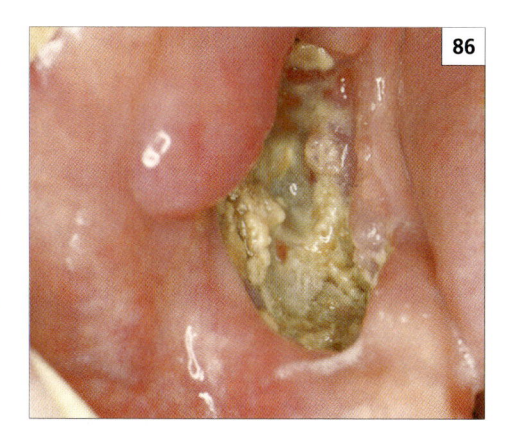

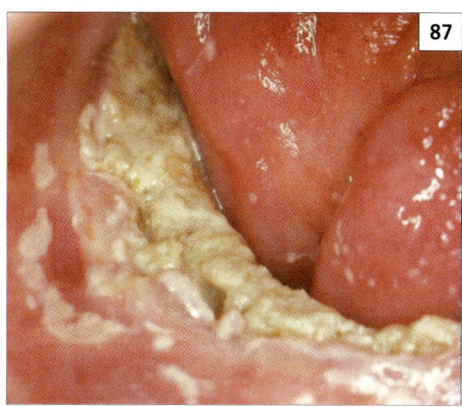

Qualquer extração dentária que seja necessária após a radioterapia deve ser feita de modo atraumático sob cobertura antibiótica. Uma vez que a osteorradionecrose se desenvolve, é extremamente difícil tratá-la, apesar da remoção do osso necroticoedo debridamento. É preciso administrar antibioticoterapia a longo prazo em altas doses. A terapia com oxigênio hiperbárico também pode ser útil para aumentar a oxigenação dos tecidos afetados.

CAPÍTULO 3

Bolhas

- Abordagem geral
- Gengivoestomatite herpética primária
- Infecção recorrente por herpes simples
- Varicela e herpes-zóster
- Doença de mão, pé e boca
- Herpangina
- Epidermólise bolhosa
- Mucocele
- Angina bolhosa hemorrágica
- Eritema multiforme
- Penfigoide de mucosas
- Pênfigo
- Doença linear de IgA
- Dermatite herpetiforme

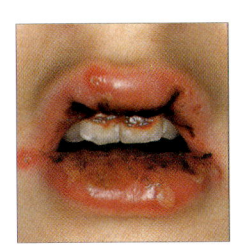

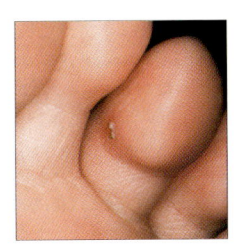

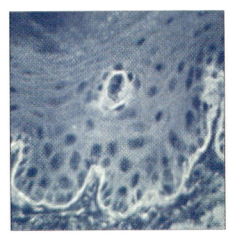

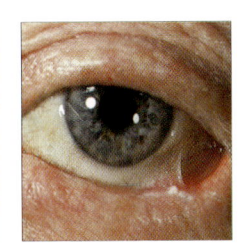

Abordagem geral

- A formação de bolhas da mucosa bucal pode ser em virtude de trauma, infecção ou doença relacionada à imunidade. Embora as alterações com formação de bolhas frequentemente afetem a mucosa bucal, é raro observar vesículas ou bolhas intactas, pois essas lesões rompem-se rapidamente, deixando uma área de erosão ou ulceração (Capítulo 2).
- As condições com formação de bolhas geralmente são dolorosas.
- O diagnóstico de doença com formação de bolhas invariavelmente requer o uso de exames com imunofluorescência do soro e dos materiais de biópsia. Uma exceção importante são as infecções herpéticas.

Embora as doenças com formação de bolhas possam desenvolver-se em qualquer idade, as condições podem ser divididas em lesões ocorrendo em indivíduos mais jovens e aquelas observadas mais frequentemente em pacientes adultos ou em idosos *(Tabela 2)*.

Tabela 2 Padrões de formação de bolhas e diagnóstico diferencial

Condições com formação de bolhas em crianças ou adultos jovens
- Gengivoestomatite herpética primária
- Infecção recorrente por herpes simples
- Varicela
- Doença da mão, pé e boca
- Herpangina
- Epidermólise bolhosa
- Mucocele

Condições com formação de bolhas em adultos ou idosos
- Herpes-zóster
- Epidermólise bolhosa (adquirida)
- Angina bolhosa hemorrágica
- Eritema multiforme
- Penfigoide de mucosa
- Pênfigo
- Doença de IgA linear
- Dermatite herpetiforme

Gengivoestomatite herpética primária

ETIOLOGIA E ETIOPATOGENIA

A gengivoestomatite herpética primária tem sido atribuída exclusivamente à infecção por HSV tipo I, embora agora seja reconhecido que o HSV tipo II, tradicionalmente associado ao herpes genital, pode ocasionalmente estar envolvido. Essa condição patológica é mais frequente na infecção viral da boca. O HSV se dissemina facilmente através da saliva, e a fonte de infecção pode ser um indivíduo que está disseminado vírus assintomaticamente na saliva ou sofrendo de uma infecção recorrente, como o herpes labial. O HSV infecta inicialmente as células epiteliais da mucosa bucal, para produzir bolhas intraepiteliais. Após a recuperação de uma infecção primária, os vírus ficam latentes nos tecidos neurais e em outros tecidos bucofaciais. O exame do *status* de anticorpos revelou que mais de 60% da população da Europa e da América do Norte tem evidências de infecção por HSV aos 16 anos de idade.

CARACTERÍSTICAS CLÍNICAS

A infecção primária frequentemente evolui despercebida ou é ignorada, como um episódio de nascimento de dentes durante a infância. Contudo, estima-se que aproximadamente 5% dos indivíduos que têm um primeiro contato com o vírus desenvolvem sintomas significativos. As bolhas da gengivoestomatite herpética primária rompem-se rapidamente, de modo a produzir lábios com crostas de sangue (**88, 89**) e ulceração bucal dolorosa disseminada (**90, 91**). Além disso, as gengivas ficam inchadas e eritematosas (**92**). A condição é associada à febre, cefaleia e linfadenopatia cervical.

DIAGNÓSTICO

Isolamento e cultura do HSV usando esfregaço viral constituem o método padrão de diagnóstico. A confirmação da infecção por HSV também pode ser feita sorologicamente pela demonstração de uma elevação de 4 vezes os títulos de anticorpos nas amostras agudas e em convalescentes. Ambos os métodos podem levar 10 dias para produzir os resultados. Estão disponíveis alguns *kits* para uso em consultório que podem detectar em poucos minutos, por imunofluorescência, a presença de HSV em um esfregaço da lesão, mas seu uso de rotina é limitado pelos custos. A biópsia raramente é necessária, mas se for realizada, revelará vesiculação e/ou ulceração, com células gigantes multinucleadas, representando queratinócitos infectados por vírus.

MANEJO

Os pacientes, e em pacientes pediátricos geralmente seus pais, devem ser assegurados sobre a origem da condição e devem ser orientados sobre a natureza infecciosa das lesões. Os pacientes devem ser instruídos a limitar o contato com os lábios e a boca, para reduzir o risco de disseminação da infecção para outros sítios. A terapia sintomática de suporte deve incluir um colutório à base de clorexidina, terapia analgésica, dieta com alimentos moles e ingestão de fluidos em quantidades adequadas. O uso de aciclovir, um agente antiviral com atividade contra o HSV, deve ser considerado nos casos graves. A posologia padrão é 200 mg de Aciclovir, seja em suspensão ou em comprimidos dissolvidos, 5 vezes ao dia por 5 dias. A dosagem deve ser reduzida pela metade em crianças abaixo de 2 anos de idade.

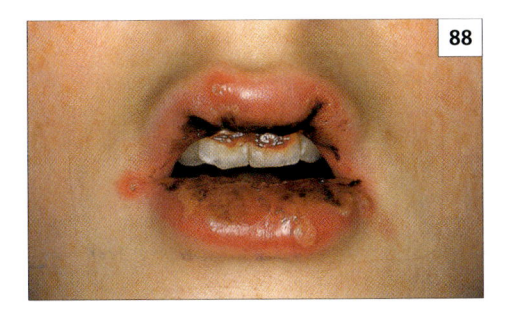

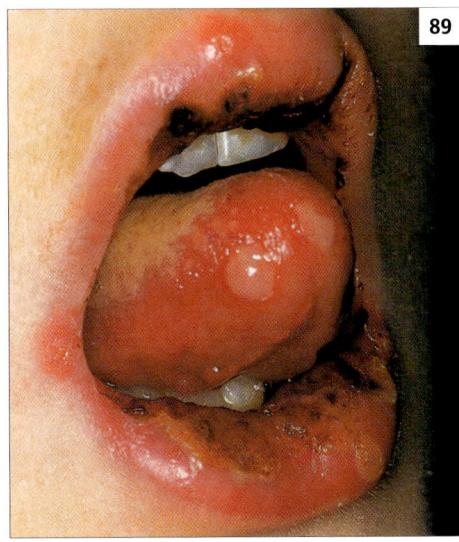

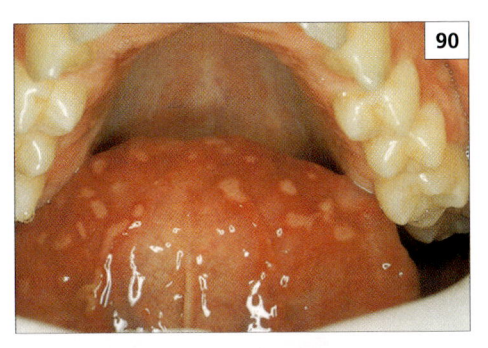

88–90 Vesículas, crostas sanguinolentas nos lábios e várias úlceras intrabucais características de infecção primária pelo vírus herpes simples.

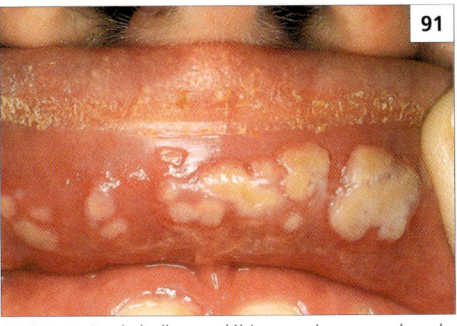

91 Formação de bolhas no lábio superior, causada pelo vírus herpes simples.

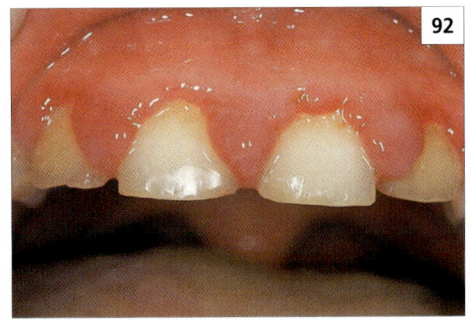

92 Aumento de volume das papilas interdentais e margem gengival, causado pelo vírus herpes simples.

Infecção recorrente por herpes simples

ETIOLOGIA E ETIOPATOGENIA

A infecção secundária por herpes simples é causada por reativação do HSV latente. Tradicionalmente, considera-se que o HSV migre do gânglio trigeminal para os tecidos periféricos. Embora isso seja possível, está cada vez mais claro que o HSV também se encontra situado mais localmente nos tecidos neurais e em outros tecidos. Até 40% dos indivíduos HSV positivos sofrem de infecções recorrentes. O desenvolvimento de doença recorrente está relacionado a uma perturbação da imunovigilância local ou com uma alteração nos mediadores inflamatórios locais que permitem a replicação do vírus.

CARACTERÍSTICAS CLÍNICAS

A reativação do HSV caracteristicamente produz herpes labial (ulceração, febre, bolhas). Os sintomas de herpes labial geralmente começam como um formigamento ou uma sensação de queimação (sinais prodrômicos) em uma região localizada dos lábios, no bordo do vermelhão. Contudo, aproximadamente 25% dos episódios de herpes labial não têm sinais prodrômicos e apresentam-se inicialmente como um conjunto de vesículas. Após 48 horas da ruptura das vesículas, sobrevém uma erosão que, subsequentemente, forma crostas que por fim irão reparar-se em 7-10 dias (**93-96**). Os fatores que predispõem o desenvolvimento de herpes labial em indivíduos susceptíveis incluem a luz do sol, trauma, estresse, febre, menstruação e imunossupressão.

A reativação do HSV também pode produzir ulceração intrabucal recorrente. Assim como ocorre com o herpes labial, o paciente com lesão intrabucal geralmente tem consciência das alterações cutâneas sensitivas prodrômicas. A mucosa do palato duro é o sítio mais frequentemente envolvido (**97, 98**), mas outras áreas, como o sulco vestibular inferior e as margens gengivais (**99**), também podem ser afetadas. Pode ser difícil determinar se a(s) lesão(ões) foram precipita-

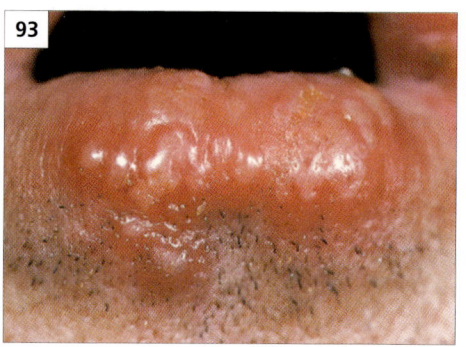

93 Vesículas do herpes labial.

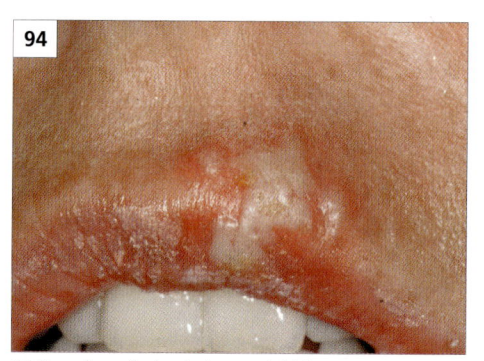

94 Fase de vesículas do herpes labial recorrente.

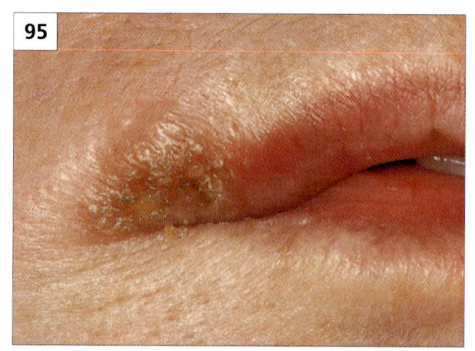

95 Formação de crostas em um herpes labial na fase de reparação.

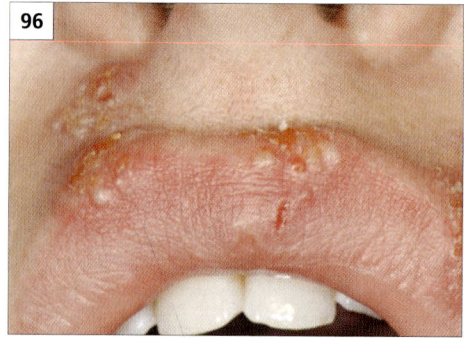

96 Fase de crostas de múltiplos herpes labiais recorrentes.

das por trauma nesses pacientes ou se eles abrigam cronicamente o HSV na saliva, que subsequentemente coloniza a mucosa afetada por traumatismos.

DIAGNÓSTICO

Analisada em conjunto com a história, a aparência clínica geralmente é diagnóstica. A confirmação da presença de HSV pode ser feita pelo isolamento de material do *swab* em uma cultura tecidual ou pelo uso de imunofluorescência em um esfregaço de uma lesão recente.

MANEJO

Em muitos casos, não está indicado nenhum tratamento ativo, mas o paciente deve ser orientado sobre a infectividade da lesão. O uso tópico de aciclovir, valaciclovir ou penciclovir, o mais precocemente possível, pode reduzir a duração da manifestação do herpes labial. O uso de um bloqueador solar labial também pode ser eficaz para reduzir a frequência das recorrências induzidas pela luz do sol. O uso de uma terapia antiviral sistêmica profilática (aciclovir, 200 mg, 3 vezes ao dia, valaciclovir, 500 mg, 2 vezes ao dia, ou fanciclovir 250 mg, 2 vezes ao dia) pode ser levado em consideração em indivíduos com episódios frequentes e graves de herpes labial.

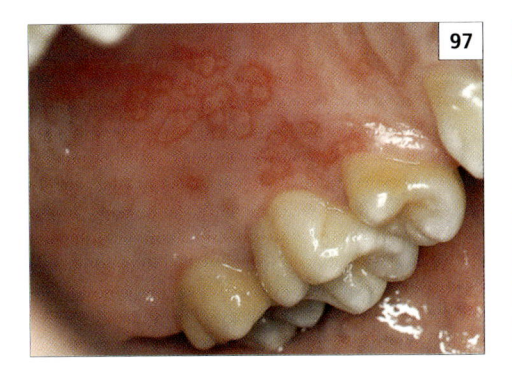

97, 98 Múltiplas úlceras no palato duro, um sítio frequente de infecção recorrente pelo vírus herpes simples.

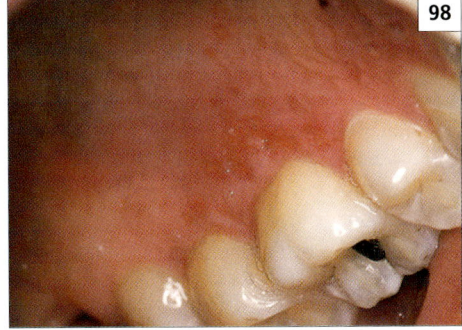

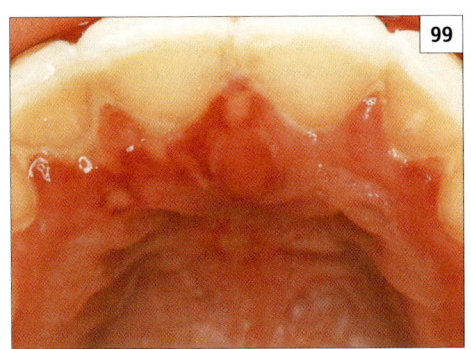

99 Ulceração da margem gengival decorrente de infecção herpética recorrente.

Varicela e herpes-zóster

ETIOLOGIA E ETIOPATOGENIA

A infecção primária com VZV produz varicela em crianças, enquanto a reativação do VZV latente em indivíduos mais velhos produz herpes-zóster ("cobreiro"). O VZV é altamente contagioso e acredita-se que sua transmissão seja predominantemente através da aspiração de gotículas contaminadas. Durante as 2 semanas do período de incubação da infecção primária, o vírus se prolifera no interior dos macrófagos, com uma viremia subsequente e a disseminação para a pele e para outros órgãos. O VZV progride ao longo da inervação sensitiva, para os gânglios, situando-se nesses sítios, na forma latente.

A reativação do VZV latente caracteristicamente ocorre após uma imunossupressão decorrente de lesões malignas, de administração de farmacoterapia ou de infecção por HIV. A radiação ou a cirurgia da medula espinal também pode desencadear uma infecção secundária.

CARACTERÍSTICAS CLÍNICAS

A varicela é caracterizada pelo aparecimento de erupção cutânea maculopapular. Tipicamente, as lesões surgem no tronco e se disseminam para a face e os membros. As lesões cutâneas podem ser precedidas ou acompanhadas por úlceras bucais pequenas (menos de 5 mm de diâmetro) no palato e na faringe.

A reativação do VZV no herpes-zóster produz dor intensa, que é seguida em 24 horas pelo surgimento de lesões vesicobolhosas (**100-102**). O nervo trigêmeo é afetado em cerca de 15% dos casos de herpes-zóster. A erupção de vesículas é caracteristicamente unilateral e limitada à mucosa e à pele de uma divisão do nervo trigêmeo. A infecção se repara com formação de cicatriz, mas alguns pacientes podem desenvolver uma pigmentação pós-inflamatória e deficiência sensitiva residual.

DIAGNÓSTICO

A apresentação clínica em geral é suficientemente característica para possibilitar um diagnóstico. A confirmação da presença de infecção pode ser feita pelo isolamento do vírus em uma cultura tecidual ou pelo uso de imunofluorescência em um esfregaço de uma lesão recente.

MANEJO

A varicela geralmente não requer tratamento, embora o repouso no leito e o isolamento do paciente são aconselhados durante a fase ativa da doença.

Embora o herpes-zóster seja autolimitado, a terapia antiviral deve ser considerada em casos que se apresentam nas primeiras 48 horas do início dos sintomas. No passado, o tratamento com aciclovir (um comprimido de 800 mg, 5 vezes ao dia, por 7-10 dias) era o tratamento de escolha. Contudo, o uso de valaciclovir (1 g, 3 vezes ao dia) ou fanciclovir (500 mg, 3 vezes ao dia) agora está sendo empregado em alguns países. A terapia deve ser instituída o mais precocemente possível no curso da doença, preferivelmente antes do desenvolvimento de vesículas. Aproximadamente 15% dos pacientes com infecção por herpes-zóster desenvolvem nevralgia pós-herpética e considera-se que a administração de uma terapia antiviral pode reduzir a probabilidade dessa complicação.

100, 101 Lesões unilaterais da infecção recorrente pelo vírus varicela-zóster.

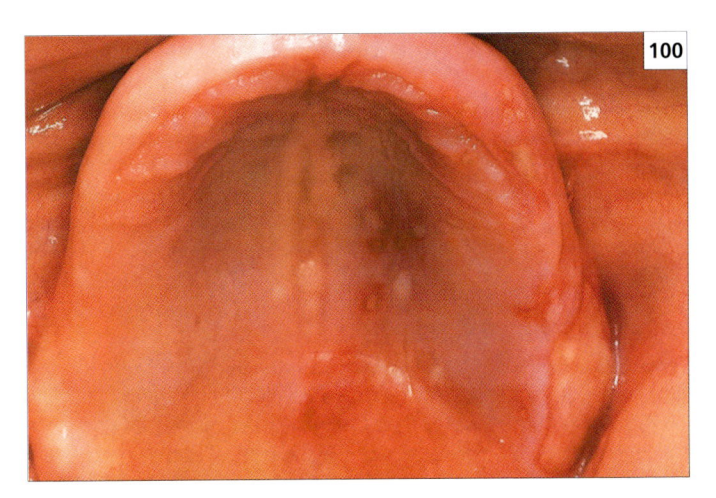

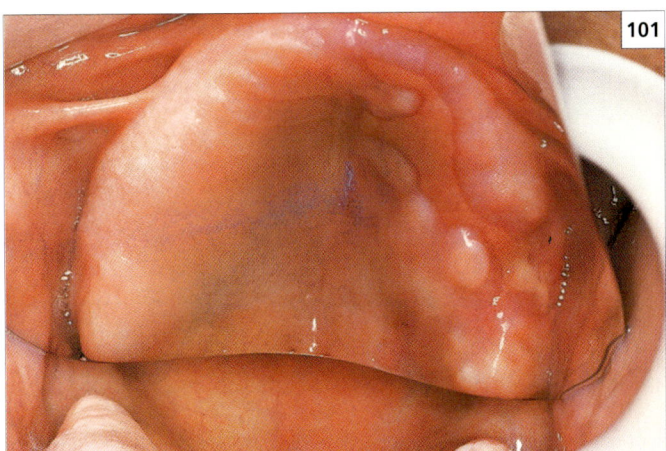

102 Erupção vesicular do herpes-zóster na pele.

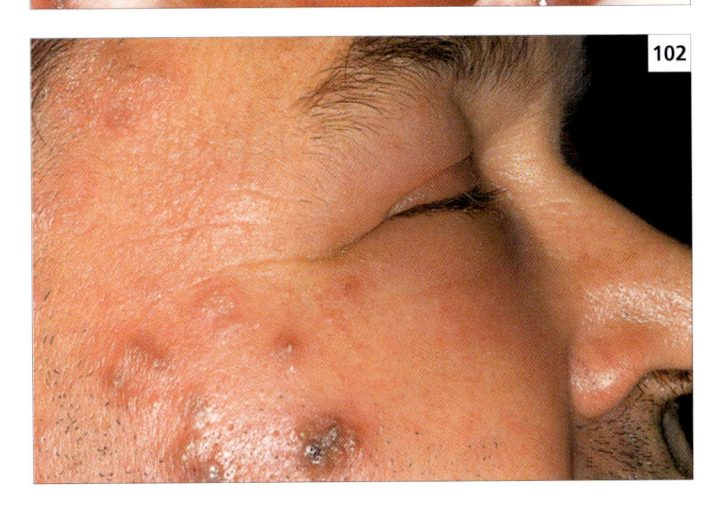

Doença de mão, pé e boca

ETIOLOGIA E ETIOPATOGENIA

Os vírus Coxsackie são subdivididos nos grupos A e B. Vários vírus Coxsackie podem produzir condições bucofaciais dolorosas. A doença de mão, pé e boca geralmente é causada pelo vírus Coxsackie tipo A16, mas também pode ser decorrente da infecção com os tipos A4, A5, A9 e A10.

CARACTERÍSTICAS CLÍNICAS

Assim como o nome da doença nos mostra, a distribuição característica das lesões envolve erupções maculares e vesiculares em mãos (**103**), pés (**104**) e mucosa da faringe, palato mole, sulco vestibular e língua (**105**). Os sinais e os sintomas geralmente são assintomáticos e se resolvem em 7-10 dias.

DIAGNÓSTICO

O diagnóstico é fundamentado nos achados clínicos e na história clínica. É importante diferenciar essa condição da gengivoestomatite herpética primária ou a infecção por VZV. Os sintomas relativamente leves, a distribuição cutânea e a disseminação epidêmica ajudam a diferenciar essa condição de outras manifestações semelhantes. A cultura dos vírus ou a detecção dos anticorpos circulantes pode ser empregada, para confirmar um diagnóstico clínico.

MANEJO

A natureza autolimitada da doença e a falta de terapia específica para o vírus limitam o tratamento da doença de mão, pé e boca para medidas sintomáticas. Um líquido para bochechos suave, como bicarbonato de sódio em água morna ou clorexidina, alivia o desconforto bucal. Os analgésicos também podem ser necessários para o alívio da dor.

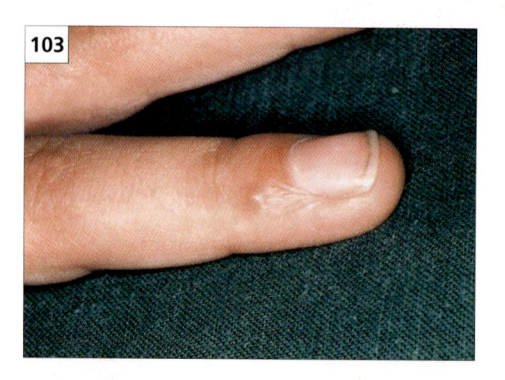

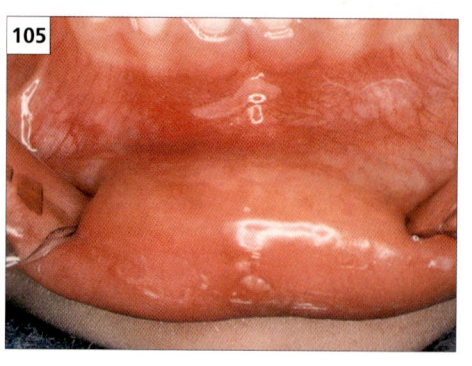

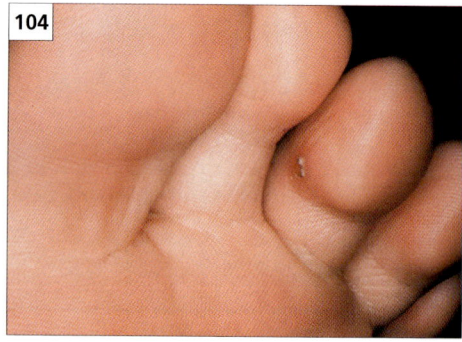

103–105 Erupções vesiculares da doença de mão, pé e boca.

Herpangina

ETIOLOGIA E ETIOPATOGENIA

A herpangina é causada por infecção com vírus Coxsackie tipo A1, A2, A3, A4, A5, A6, A8, A10, A16, A22 ou B3. A condição geralmente se dissemina pela saliva contaminada. A infecção geralmente é endêmica, com surtos ocorrendo no verão ou no início do outono. Ocorre mais frequentemente em crianças do que em pacientes adultos.

CARACTERÍSTICAS CLÍNICAS

Os pacientes se queixam de mal-estar, febre, disfagia e dor de garganta. Uma erupção vesicular desenvolve-se no palato mole, faringe e tonsilas (106). Uma faringite eritematosa difusa também é uma característica frequente. A evolução clínica é variável, mas espera-se que a resolução ocorra em 7-10 dias, mesmo na ausência de tratamento.

DIAGNÓSTICO

A aparência clínica geralmente é diagnóstica. A cultura para o vírus Coxsackie não está amplamente disponível e, portanto, o diagnóstico é fundamentado na demonstração de aumento dos níveis de anticorpos na fase de convalescença.

MANEJO

O tratamento envolve o repouso no leito e o uso de líquidos antissépticos para bochechos. Os pacientes devem ser encorajados a manter uma ingestão de fluidos adequada.

Epidermólise bolhosa

ETIOLOGIA E ETIOPATOGENIA

A epidermólise bolhosa inclui um grupo de condições bolhosas incomuns, que são herdadas por um padrão autossômico dominante ou recessivo.

CARACTERÍSTICAS CLÍNICAS

Todas as formas da doença são caracterizadas por fragilidade do epitélio da boca ou da pele, acompanhada de formação de bolhas (107). A gravidade da doença varia desde problemas menores, nas formas "simples" e "distrófica", até um envolvimento grave e o possível óbito pela forma "letal". O tecido cicatricial bucal e peribucal pode limitar os movimentos dos lábios, da língua e da boca.

DIAGNÓSTICO

O exame histopatológico raramente é realizado, mas se for feito, demonstra características de bolhas subepiteliais. Em uma forma da doença, existe uma lise real das células basais, e a microscopia eletrônica pode ajudar no diagnóstico.

MANEJO

Observou-se que a corticoterapia sistêmica pode limitar a formação de bolhas. A terapia com fenitoína tem um certo valor, provavelmente por exercer um efeito sobre a proliferação de fibroblastos. As lesões intrabucais podem se desenvolver após um trauma leve e, portanto, deve-se tomar muito cuidado durante a realização de qualquer tratamento dentário.

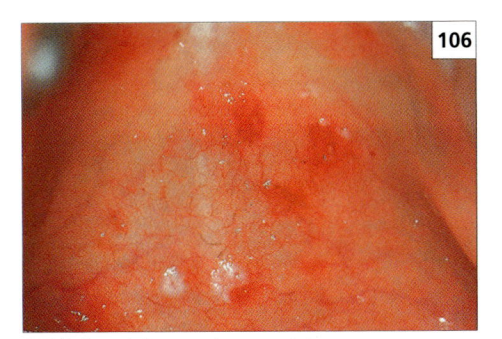

106 Bolhas de herpangina no palato.

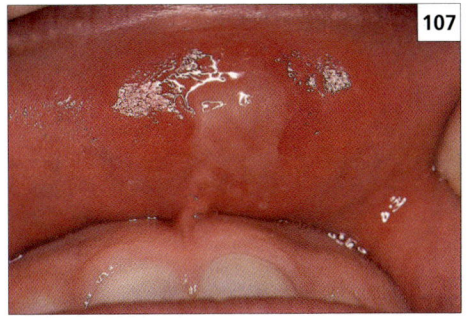

107 Formação de bolhas pela epidermólise bolhosa na mucosa labial superior.

Mucocele

ETIOLOGIA E ETIOPATOGENIA

Mucocele é um termo clínico que engloba tanto o fenômeno de extravasamento mucoso quanto um cisto de retenção de muco. O extravasamento mucoso resulta de uma segmentação traumática de um ducto de glândulas salivares, produzindo o acúmulo de saliva no tecido conectivo circundante, inflamação e um revestimento de tecido de granulação. Um cisto de retenção mucosa resulta da obstrução de fluxo salivar por um sialolito, cicatriz periductal ou tumor. Diferentemente do extravasamento mucoso, o muco em um cisto de retenção fica contido no interior do epitélio do ducto.

CARACTERÍSTICAS CLÍNICAS

A mucocele ocorre mais frequentemente nos lábios. Outros sítios intrabucais que contém glândulas salivares menores e tem maior tendência ao trauma também podem ser afetados, como a mucosa vestibular e a língua. Clinicamente, uma mucocele apresenta-se como um aumento de volume indolor, preenchido de líquido com uma coloração azulada e superfície lisa (**108-110**). O volume de aumento do inchaço pode variar de alguns milímetros até vários centímetros. Os cistos de retenção de muco desenvolvem-se menos frequentemente do que o fenômeno de extravasamento de muco.

DIAGNÓSTICO

O diagnóstico de mucocele é estabelecido pela história e pelo exame clínico. Por fim, quase todas as lesões requerem excisão cirúrgica e esse procedimento irá confirmar o diagnóstico. Além disso, a diferenciação entre a retenção de muco e o extravasamento mucoso somente pode ser feita com procedimentos histopatológicos.

MANEJO

O tratamento para ambos os tipos de mucocele é a excisão cirúrgica. A aspiração do muco não tem benefícios duradouros, já que a mucocele irá rapidamente voltar a ficar preenchida. A remoção das glândulas salivares menores associadas forma uma parte importante do tratamento, com o objetivo de prevenir a recorrência. A colocação de uma sutura com fio de seda no teto de um cisto de retenção de muco volumoso, principalmente um cisto originado no assoalho da cavidade bucal, pode ser útil para reduzir seu tamanho antes da excisão cirúrgica.

A crioterapia pode ser empregada em crianças, mas existe um alto risco de recorrência.

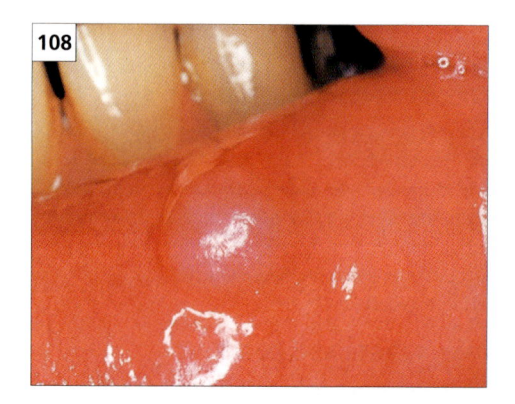

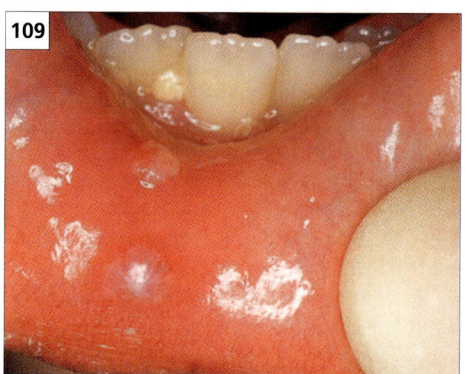

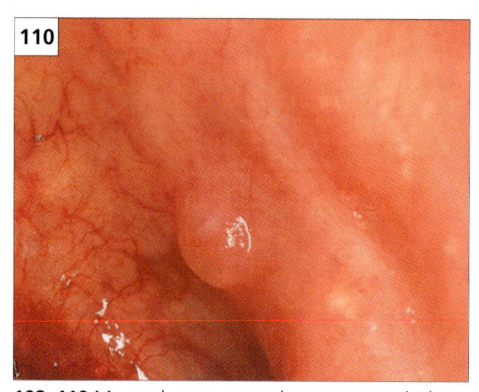

108–110 Mucocele apresentando-se como um inchaço flutuante localizado, no interior do lábio inferior e na região retromolar.

Angina bolhosa hemorrágica

ETIOLOGIA E ETIOPATOGENIA

A causa da angina bolhosa hemorrágica (ABH) é desconhecida, mas foi sugerido que essa condição de formação de bolhas representa uma forma leve e localizada de epidermólise bolhosa. Além disso, tem sido descrita uma associação entre o uso de inalatórios esteroidais e a ABH. Contudo, muitos pacientes que se apresentam com ABH não têm história de corticoterapia.

CARACTERÍSTICAS CLÍNICAS

A ABH é caracterizada pelo surgimento rápido de uma bolha solitária, preenchida por sangue (bolha hemorrágica) geralmente situada no palato mole (**111, 112**). Os pacientes podem-se queixar de rigidez aparente (angina) na área, imediatamente antes e durante a formação de inchaço. A lesão invariavelmente se desenvolve durante as refeições e pode ser bastante alarmante para o circunstâncias, o paciente frequentemente busca atendimento médico e odontológico imediato. Contudo, no momento da apresentação, a bolha geralmente extravasou de forma espontânea, deixando em seu lugar uma área de erosão com sangue na periferia (**113, 114**).

DIAGNÓSTICO

A história clínica e a aparência frequentemente são suficientes para possibilitar o diagnóstico, em um paciente que é saudável, segundo os demais parâmetros. É essencial excluir a presença de trombocitopenia e, portanto, deve ser feito um hemograma completo, para determinar a contagem de plaquetas.

MANEJO

Na ausência de qualquer deficiência plaquetária, o paciente deve ser orientado e deve receber a prescrição de líquido antisséptico para bochechos.

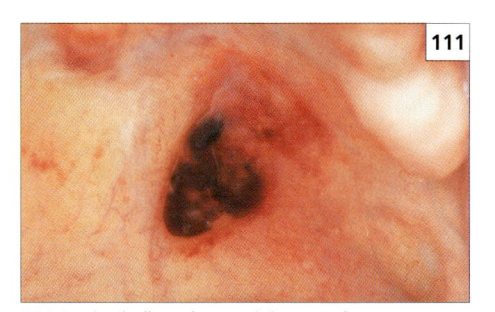

111 Angina bolhosa hemorrágica no palato.

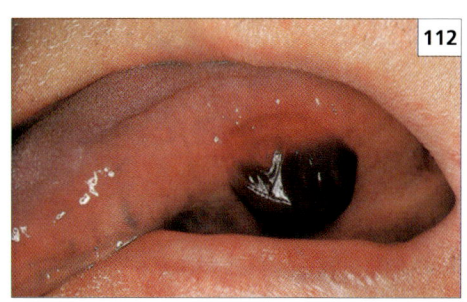

112 Angina bolhosa hemorrágica na língua.

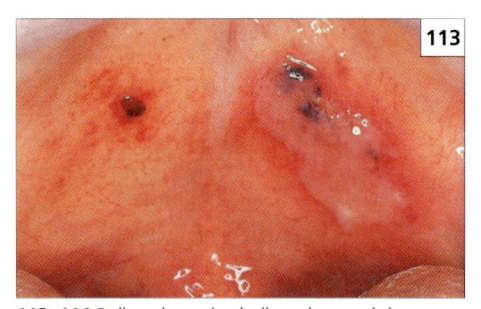

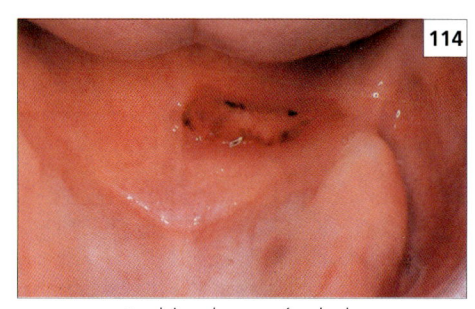

113, 114 Bolhas da angina bolhosa hemorrágica rompem-se precocemente, deixando um acúmulo de sangue na periferia da lesão.

Eritema multiforme

ETIOLOGIA E ETIOPATOGENIA

Esta condição inflamatória aguda agora é caracterizada por diversas lesões cutâneas, inclusive bolhas, pápulas e máculas. A causa não está totalmente compreendida, mas acredita-se que seja uma forma de reação de hipersensibilidade a um dos diversos antígenos potenciais, inclusive agentes infecciosos, como o vírus herpes simples ou as espécies de *Micoplasma*, e fármacos, especialmente drogas a base de sulfa, fenitoína, barbitúricos, penicilina e alopurinol.

CARACTERÍSTICAS CLÍNICAS

As lesões bucofaciais do eritema multiforme consistem de lábios com crostas sanguinolentas (**115, 116**) e ulceração bucal dolorosa disseminada (**117-120**). O envolvimento cutâneo classicamente se apresenta como anéis concêntricos de eritema, as assim chamadas "lesões em alvo" (**121-123**). A mucosa bucal, ocular e genital pode ser afetada, seja isoladamente ou em associação à pele. O paciente frequentemente tem linfadenopatia e, em geral, queixa-se de mal-estar. O termo "síndrome de Stevens–Johnson" vem sendo usado para descrever os casos graves, com sítios múltiplos de envolvimento, inclusive a pele, a região genital e as conjuntivas. Os sintomas do eritema multiforme geralmente se resolvem espontaneamente em 10-14 dias. Contudo, os pacientes frequentemente apresentam duas a três recorrências de menor gravidade, nos 2 a 3 anos após o episódio inicial.

DIAGNÓSTICO

O diagnóstico de eritema multiforme é geralmente feito com facilidade, em razão da natureza típica da apresentação clínica, principalmente quando as lesões em alvo estão presentes. A presença de crostas nos bordos do vermelhão dos lábios é especialmente útil como sinal clínico. A gengivoestomatite herpética primária é um diagnóstico diferencial importante a ser considerado quando o envolvimento é limitado à mucosa bucal.

MANEJO

Não existe um tratamento específico para o eritema multiforme. Não existe uma associação à terapia farmacológica recente, então a terapia deve ser suspensa. Considera-se útil a prescrição de líquido antisséptico para bochechos e, nos casos graves, um curso curto de corticoterapia sistêmica. Prednisolona (prednisona) oral deve ser administrada em uma dose em torno da região de 40 mg ao dia, por 3-4 dias, sendo reduzida gradualmente durante os 7-10 dias seguintes. A hospitalização pode ser necessária para assegurar uma hidratação adequada. É importante obter a opinião de um oftalmologista, para os pacientes com envolvimento ocular, pois a cegueira é um problema potencial. Os pacientes com doença recorrente devem ser submetidos a um teste alérgico para excluir a possibilidade de hipersensibilidade aos alimentos, principalmente aos conservantes a base de benzoato (E210-E219). Detectou-se que a administração prolongada de aciclovir (200 mg, 2 vezes ao dia) previne o eritema multiforme recorrente em pacientes em que a atividade do herpes seja considerada um fator predisponente.

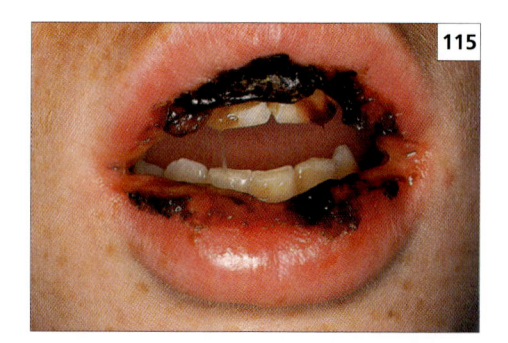

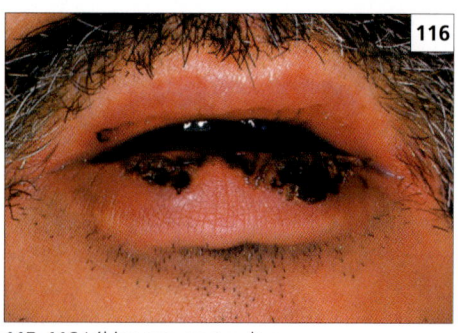

115, 116 Lábios com crostas de sangue.

Eritema multiforme

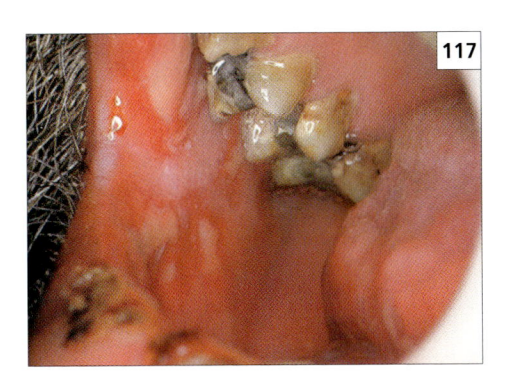

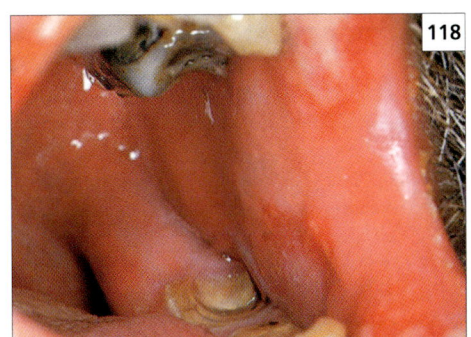

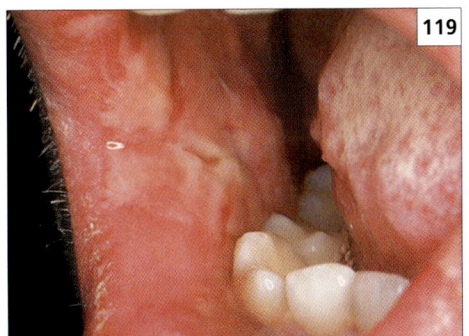

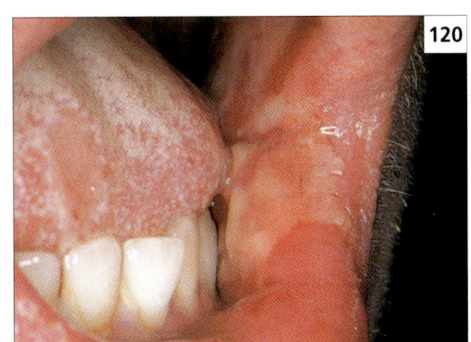

117–120 Erosões mucosas generalizadas do eritema multiforme.

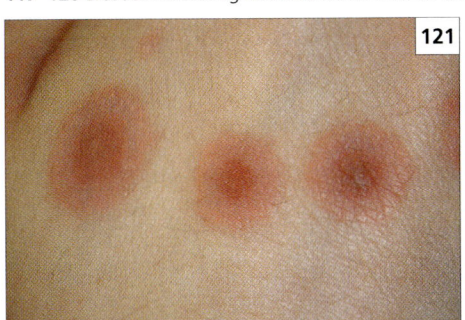

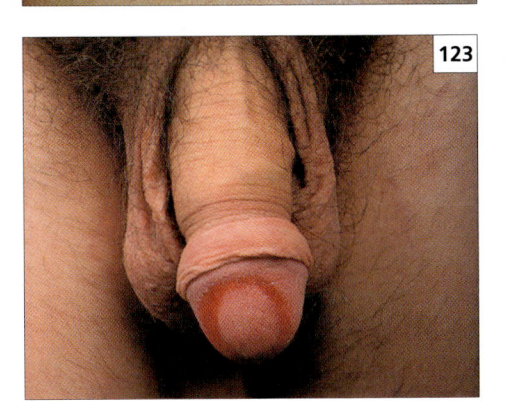

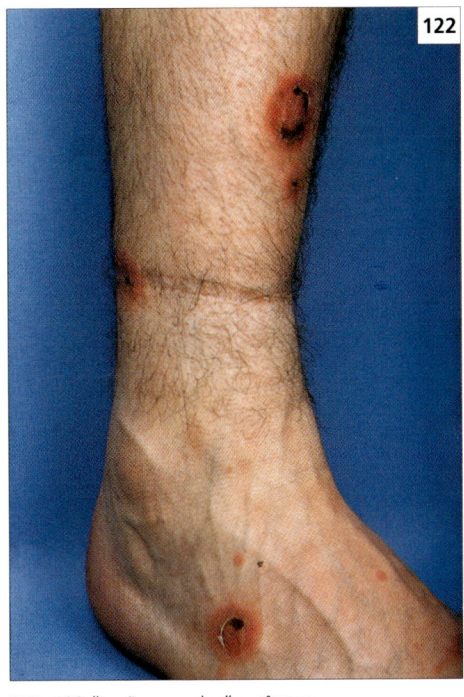

121–123 "Lesões em alvo" cutâneas.

Penfigoide de mucosas

ETIOLOGIA E ETIOPATOGENIA

O penfigoide de mucosas (PM), uma doença vesicobolhosa autoimune, pode afetar a mucosa bucal. A imunoglobulina G e os componentes do complemento são depositados ao longo da zona basal, produzindo a destruição dos hemidesmossomos e a separação entre o epitélio e os tecidos conectivos. Acredita-se que os alvos antigênicos sejam a laminina 5 e um antígeno do penfigoide bolhoso de 180 kDa.

CARACTERÍSTICAS CLÍNICAS

O PM é caracterizado pela formação de bolhas subepiteliais. Essencialmente, existem duas formas de penfigoide que são diferenciadas clinicamente pelo sítio de envolvimento. No penfigoide bolhoso, o envolvimento da mucosa é raro, e as lesões cutâneas predominam, por sua vez, no PM, o envolvimento cutâneo, também, é raro. A apresentação bucal é variável, mas é frequentemente observado como áreas de ulceração mucosa dolorosa ou gengivite descamativa (**124-127**). Vesículas e bolhas, que podem ser preenchidas por sangue, são raramente observadas na boca, em virtude de sua ruptura precoce (**128**). O paciente provavelmente descreverá sua condição como uma "descamação do revestimento da boca".

DIAGNÓSTICO

A amostra de tecido biopsiada, enviada para análise histopatológica deve ser examinada, procurando-se evidências de um afastamento da submucosa (**129**). Um material de biópsia separado deve ser enviado em meio de Michel ou em embalagem com gelo, para os exames de imunofluorescência direta, revelando uma deposição linear de IgG e C3 ao longo da membrana basal (**130**). A imunofluorescência indireta, usando o soro do paciente, frequentemente é negativa e, portanto, de valor adicional questionável, caso seja realizada uma imunofluorescência direta mais sensível e específica. As tentativas de demonstrar o sinal de Nikolsky (afastamento entre a mucosa e o tecido conectivo, sob pressão) devem ser evitadas, em virtude do risco de produzir mais lesões.

MANEJO

A corticoterapia forma a base do tratamento do penfigoide, embora exista uma resposta individual à administração sistêmica ou tópica. A maioria dos pacientes com PM responderá a um curso inicial de prednisolona (prednisona) sistêmica, seguido por uma terapia tópica de manutenção. Contudo, em alguns casos, pode ser necessário manter o uso de esteroides sistêmicos por via oral, com a adição de azatioprina. A dapsona também é considerada eficaz nos casos de PM que não respondem aos esteroides. Além disso, pode ser útil o uso tópico de ciclosporina, na forma de líquido para bochechos, ou de pasta de tacrolimo.

A opinião de um oftalmologista é necessária, uma vez que a condição está associada ao desenvolvimento de formação de cicatriz na conjuntiva (**131, 132**).

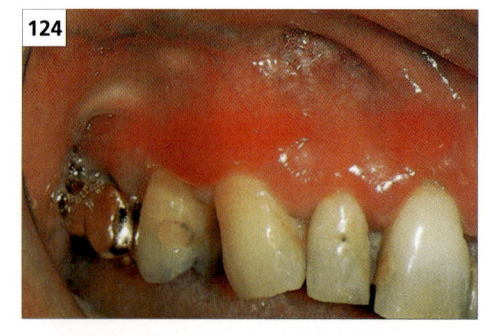

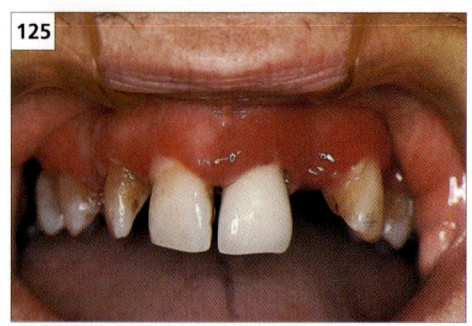

124, 125 Envolvimento gengival no penfigoide de mucosa.

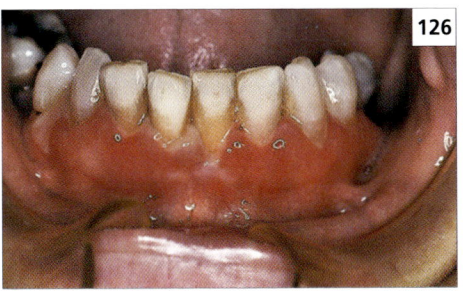

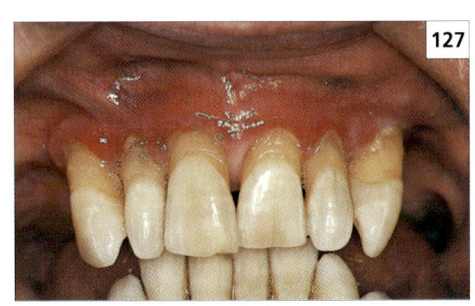

Penfigoide de mucosas

126, 127 Penfigoide de mucosa produzindo lesões em toda a espessura da gengiva inserida.

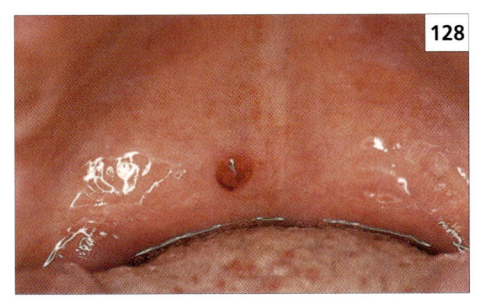

128 Vesícula cheia de sangue, característica do penfigoide de mucosa.

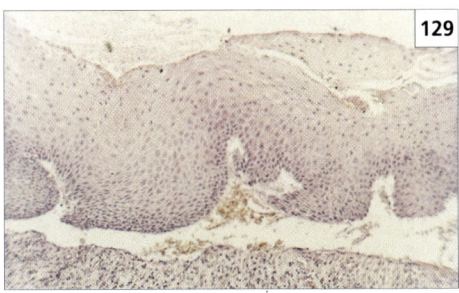

129 Coloração H&E de uma biópsia da mucosa bucal, mostrando um afastamento subepitelial.

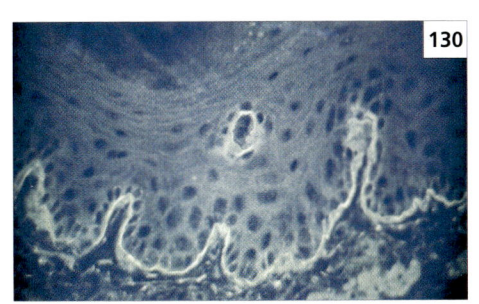

130 Imunofluorescência direta revelando a deposição linear de IgG ao longo da membrana basal.

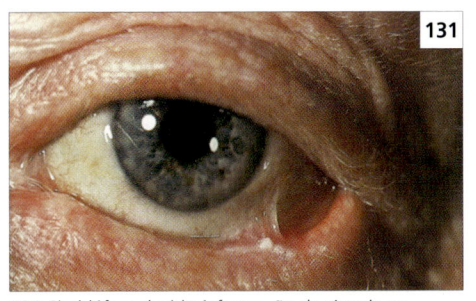

131 Simbléfaro devido à formação de cicatriz na conjuntiva de um paciente com penfigoide de mucosa. Ambos os olhos foram afetados de forma similar.

132 Simbléfaro causando fechamento do olho e perda da visão.

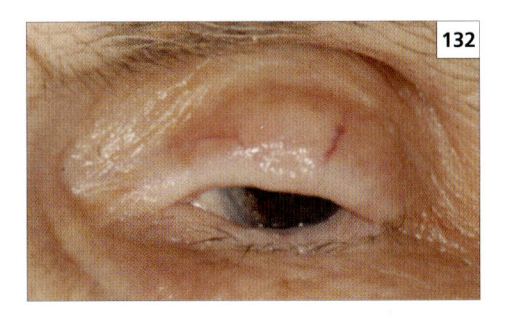

Pênfigo

ETIOLOGIA E ETIOPATOGENIA

O pênfigo compreende um grupo de distúrbios vesico-bolhosos autoimunes caracterizado por envolvimento de pele, boca e outros sítios mucosos. As formas de pênfigo podem ser diferenciadas com base no nível de envolvimento intraepitelial. O pênfigo vulgar e o pênfigo vegetante, as duas formas que podem produzir lesões bucais, afetam toda a extensão do epitélio, enquanto o pênfigo foliáceo e o pênfigo eritematoso ocorrem nos estratos superiores de células espinhosas/camada espinhosa. São produzidas Igs circulantes contra um componente proteico dos desmossomos da pele e das mucosas. No pênfigo vulgar, o antígeno alvo é a desmogleína 3. O anticorpo que se une a esses sítios ativa o complemento e o ativador do plasminogênio, levando à acantólise, à formação de células de Tzanck e ao desenvolvimento de vesículas.

O pênfigo paraneoplásico é uma forma grave de pênfigo que está associado a uma neoplasia subjacente, mais frequentemente um linfoma não Hodgkin, leucemia linfocítica crônica ou timoma. Ocorre uma intensa formação de bolhas na mucosa bucal e o prognóstico é ruim, decorrente da resposta inadequada ao tratamento e da probabilidade de óbito pelo tumor subjacente.

CARACTERÍSTICAS CLÍNICAS

As manifestações bucais do pênfigo são inespecíficas, com áreas de erosão em diversos sítios mucosos (133-136). Os sítios não queratinizados parecem ser afetados mais frequentemente, e as vesículas raramente são observadas, devido a sua ruptura precoce (137). As lesões cutâneas podem estar presentes ou ausentes. O pênfigo vulgar geralmente é uma doença de indivíduos mais velhos, sendo as mulheres mais afetadas do que os homens. A mucosa bucal é envolvida inicialmente em cerca de 50% dos casos de pênfigo vulgar, e de fato o envolvimento bucal pode preceder o envolvimento de outras áreas. A maioria dos casos é de pênfigo vulgar, já que o pênfigo vegetante é extremamente raro.

DIAGNÓSTICO

As tentativas de demonstrar o sinal de Nikolsky (afastamento entre a mucosa e o tecido conectivo, sob pressão) devem ser evitadas, decorrente do risco de produzir mais lesões. O diagnóstico é melhor confirmado por biópsia de uma bolha intacta ou recém-rompida. O tecido fixado em formalina deve ser enviado para o exame histopatológico de rotina e o tecido fresco deve ser enviado para imunofluorescência direta. O exame patológico de rotina irá mostrar um afastamento intraepitelial (138). A imunofluorescência direta irá revelar deposição intercelular de IgG (139). Uma amostra de sangue deve ser enviada para imunofluorescência indireta, que pode revelar a presença de autoanticorpos circulantes. Os títulos de anticorpos circulantes são importantes, pois refletem o grau de atividade da doença e podem ser usados para monitorar a eficácia da terapia.

MANEJO

Como esta doença é potencialmente fatal, é importante confirmar a suspeita clínica de sua existência. Se diagnosticada, é melhor planejar uma internação hospitalar imediata, para permitir que a terapia farmacológica seja iniciada e monitorada. O pênfigo vulgar pode envolver rapidamente grandes áreas de pele; a perda de proteínas e o desequilíbrio de eletrólitos associado a essa condição são os responsáveis pela mortalidade. A terapia farmacológica de primeira escolha é a prednisolona (prednisona) por via sistêmica, administrada com doses iniciais de 1 mg/kg por dia. A pressão arterial precisa ser monitorada cuidadosamente nessas etapas precoces e as drogas anti-hipertensivas podem ser necessárias. Assim que o controle é atingido, a dose de esteroides sistêmicos pode ser reduzida para um nível de manutenção. A terapia adjuvante com azatioprina e ciclofosfamida tem um papel importante no manejo do caso, uma vez que essas drogas permitem a redução das doses de esteroides. Como o pênfigo é uma doença que perdura por toda a vida do paciente, a terapia não pode ser suspensa. Ocasionalmente, as complicações da corticoterapia em longo prazo, como as cataratas e as úlceras duodenais, podem-se desenvolver e precisam de avaliação e tratamento adequados.

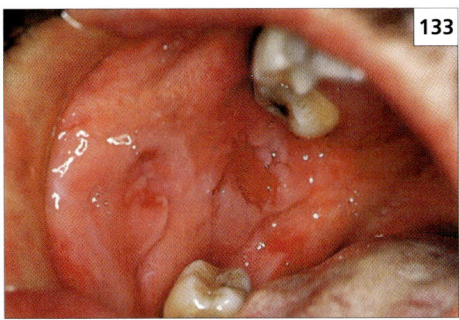

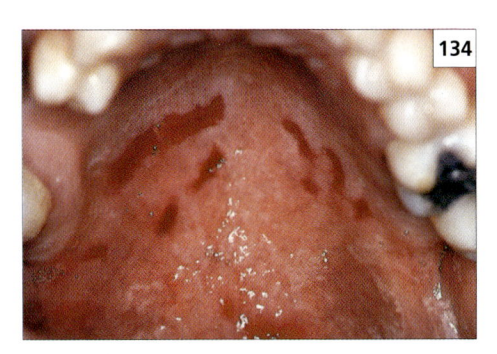

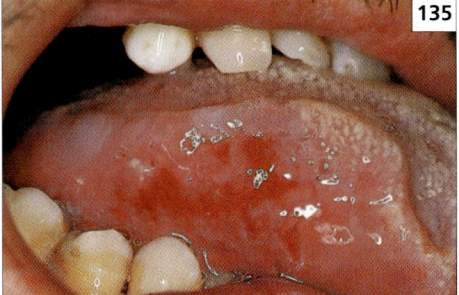

133–135 Erosões extensas de pênfigo vulgar.

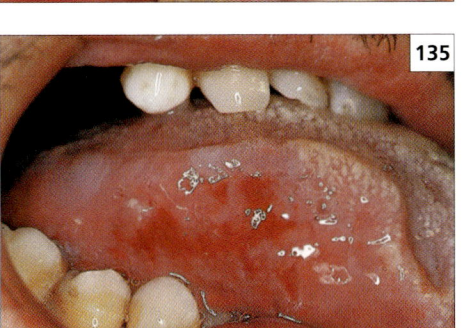

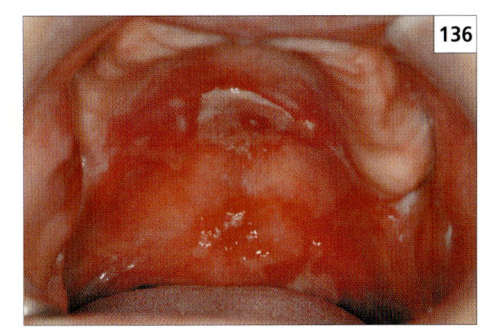

136 Extensas erosões da mucosa com ruptura de bolhas na linha mediana do palato, decorrentes do pênfigo.

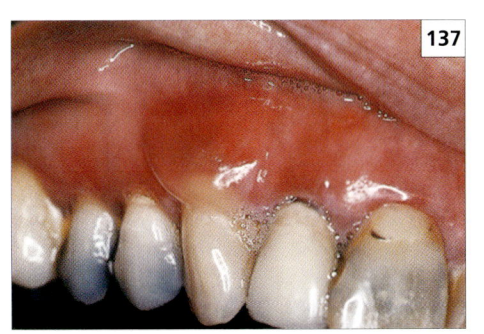

137 Bolhas do pênfigo.

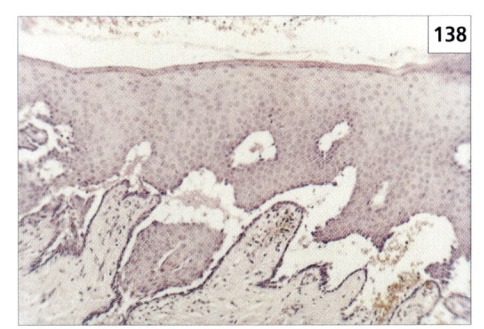

138 Coloração H&E de uma biópsia da mucosa mostrando uma separação intraepitelial.

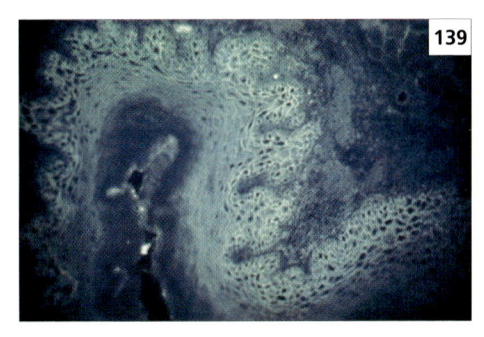

139 Imunofluorescência direta revelando a deposição intercelular de IgG.

Doença linear de IgA

ETIOLOGIA E ETIOPATOGENIA

A etiologia dessa condição é desconhecida, mas ela compartilha uma série de similaridades com o penfigoide de mucosas. Também já foi proposto que ela seja uma variante da dermatite herpetiforme, sem uma associação à enteropatia sensível ao glúten e que não responde à terapia com dapsona.

CARACTERÍSTICAS CLÍNICAS

A doença produz ulceração bucal inespecífica persistente, e as bolhas raramente estão presentes (**140**). As lesões cutâneas também ocorrem principalmente em cotovelos, nádegas e couro cabeludo.

DIAGNÓSTICO

A pesquisa com avaliação histopatológica de rotina revela achados inespecíficos e, portanto, o diagnóstico é feito pela demonstração de deposição linear de IgA ao longo da membrana basal, usando imunofluorescência direta.

MANEJO

A corticoterapia sistêmica produz a resolução clínica das lesões bucais e cutâneas. Observou-se que o micofenolato de mofetila também é efetivo no controle dessa condição.

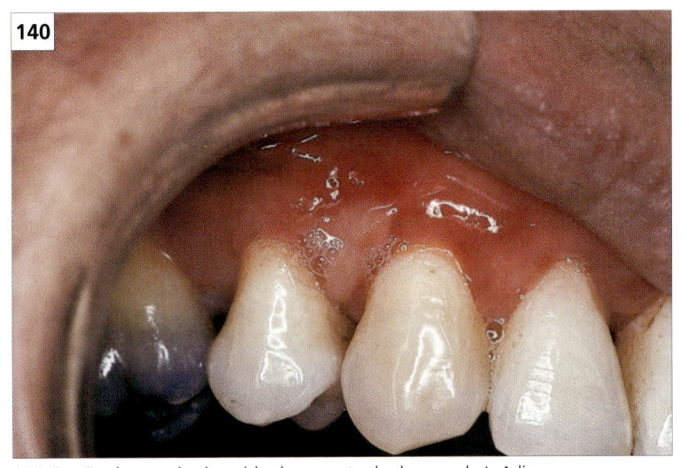

140 Erosão da gengiva inserida decorrente da doença de IgA linear.

Dermatite herpetiforme

ETIOLOGIA E ETIOPATOGENIA

Essa condição tem uma relação com a doença celíaca e envolve a hipersensibilidade à fração alfa-gliadina do trigo (sensibilidade ao glúten).

CARACTERÍSTICAS CLÍNICAS

A dermatite herpetiforme é uma doença crônica rara, caracterizada pelo desenvolvimento de grupos de bolhas na pele ou na mucosa bucal, que podem ser precedidas por placas eritematosas (**141, 142**). As lesões são excessivamente pruriginosas. Como é possível observar pelo nome da lesão, existe uma semelhança clínica às lesões herpéticas, mas a condição não é causada pelo HSV.

As lesões bucais ocasionalmente são a primeira manifestação da condição.

DIAGNÓSTICO

As características histológicas são inespecíficas, mas a imunofluorescência direta irá revelar uma deposição granular da IgA ao longo da região da membrana basal.

MANEJO

O tratamento é com base no uso de dapsona ou de sulfapiridina (não disponível nos EUA). A eliminação do glúten da dieta é uma parte essencial do manejo.

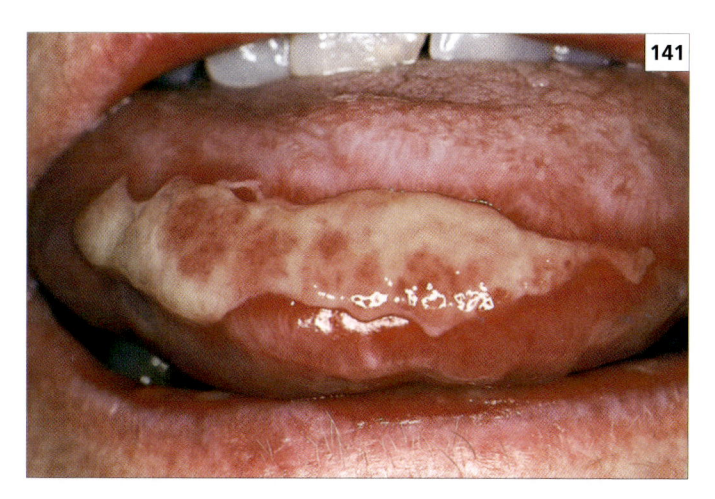

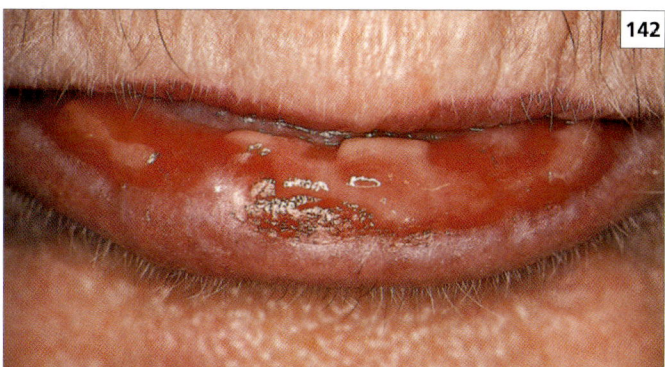

141, 142 Erosões extensas na ponta da língua e do lábio inferior de um paciente com dermatite herpetiforme.

CAPÍTULO 4

Placas brancas

- Abordagem geral
- Líquen plano
- Reação liquenoide
- Lúpus eritematoso
- Queimaduras químicas
- Candidose pseudomembranosa (sapinho, candidíase)
- Candidose crônica hiperplásica (leucoplasia por *Candida*)
- Nevo branco esponjoso
- Disqueratose congênita
- Queratose por atrito
- Leucoplasia
- Estomatite nicotínica (queratose do fumante)
- Carcinoma de células escamosas
- Enxerto de pele
- Leucoplasia pilosa
- Pioestomatite vegetante
- Fibrose submucosa
- Coristoma cartilaginoso

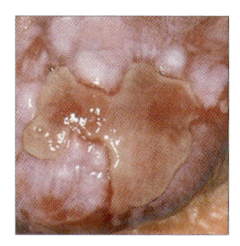

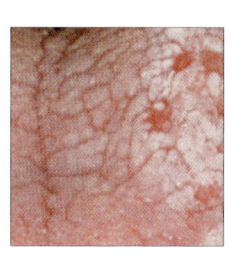

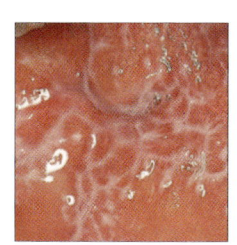

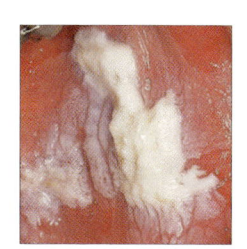

Abordagem geral

- Pode ocorrer o desenvolvimento de placas brancas na mucosa bucal devido a traumas, infecções, doenças relacionadas à imunidade ou neoplasias.
- As placas brancas geralmente são indolores, embora possa ocorrer desconforto em razão da erosão ou da ulceração, principalmente no líquen plano.
- Algumas placas brancas são pré-malignas e, portanto, a biópsia deveria ser realizada rotineiramente, exceto se não houver dúvida de um diagnóstico alternativo.
- As placas brancas podem ser localizadas ou disseminadas por toda a boca. As placas brancas localizadas sugerem uma etiologia traumática ou neoplásica, enquanto um comprometimento disseminado sugere uma condição sistêmica, imunológica ou hereditária.

As placas brancas podem ser divididas entre as que são indolores e aquelas que podem ser dolorosas *(Tabela 3)*.

Líquen plano

ETIOLOGIA E PATOGÊNESE

O líquen plano é um dos transtornos mucocutâneos que ocorrem mais frequentemente. A causa do líquen plano não é conhecida, embora seja imunologicamente mediada e lembre, de diversas maneiras, uma reação de hipersensibilidade. A destruição mediada por linfócitos T dos queratinócitos basais e a hiperqueratinização produzem as lesões clínicas características.

ASPECTOS CLÍNICOS

O líquen plano manifesta-se como placas ou estrias brancas que podem acometer qualquer sítio bucal, geralmente com uma distribuição simétrica e bilateral.
A aparência clínica é variável e pelo menos seis formas têm sido descritas: reticular (**143-148**); papular; placoide (**149**); atrófica (**150, 151**); erosiva (**152, 153**); e bolhosa (rara). Contudo, uma separação clara entre os diferentes tipos frequentemente é difícil, e o exame da mucosa de um determinado paciente pode revelar

Tabela 3 Padrões de placas brancas e diagnóstico diferencial

Placas brancas frequentemente associadas a dor
- Líquen plano
- Reação liquenoide
- Lúpus eritematoso
- Queimadura química

Placas brancas raramente associadas a dor
- Candidose (candidíase) pseumomembranosa
- Candidose (candidíase) hiperplásica crônica
- Nevo esponjoso branco
- Disqueratose congênita
- Queratose por atrito
- Leucoplasia
- Estomatite nicotínica (queratose dos fumantes)
- Carcinoma de células escamosas
- Enxerto de pele
- Leucoplasia pilosa
- Pioestomatite vegetante
- Fibrose submucosa
- Coristoma cartilaginoso

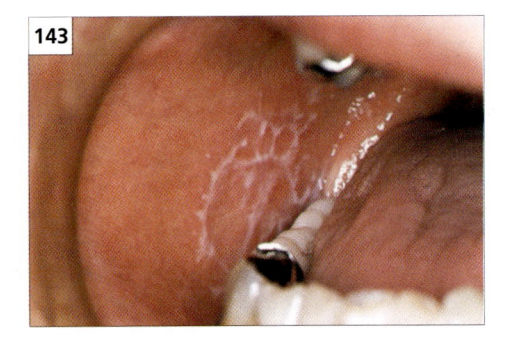

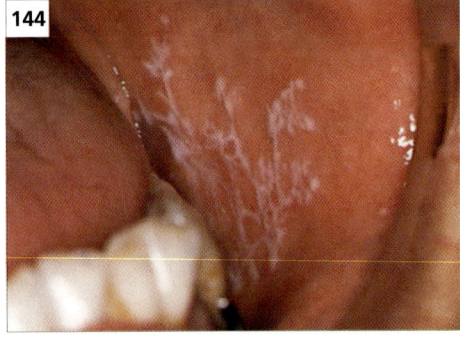

143, 144 Líquen plano simétrico reticular em ambas as mucosas vestibulares.

Líquen plano 67

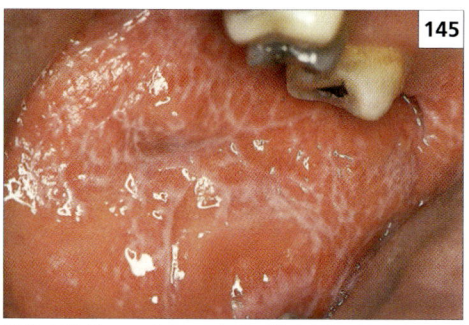

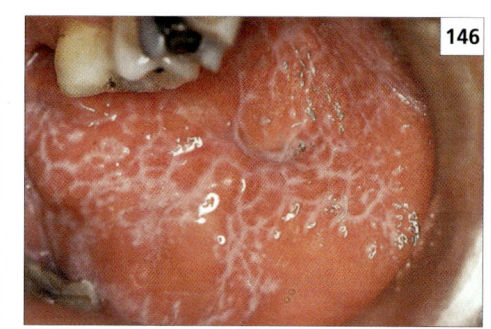

145, 146 Líquen plano reticular bilateral e simétrico.

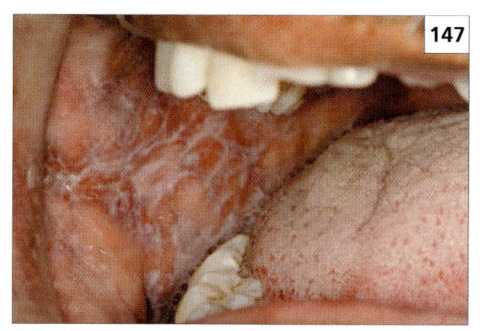

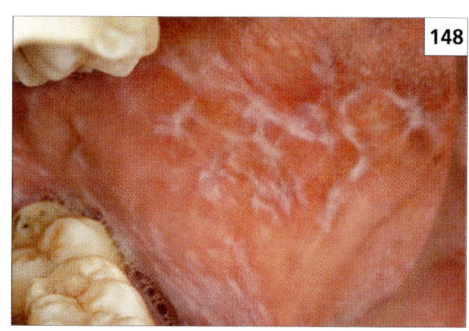

147, 148 Líquen plano reticular na mucosa vestibular direita (**147**) e esquerda (**148**) do mesmo paciente.

149 Líquen plano placoide no dorso da língua.

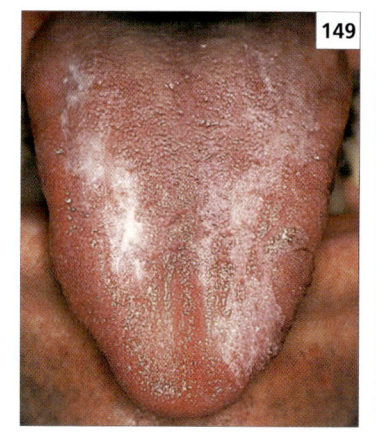

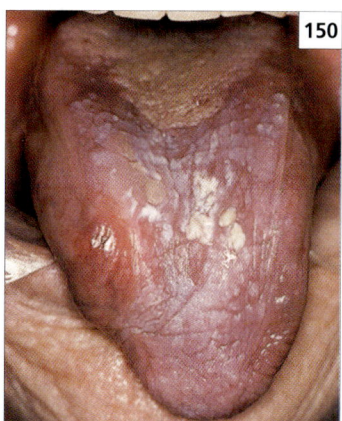

150 Líquen plano atrófico no dorso da língua.

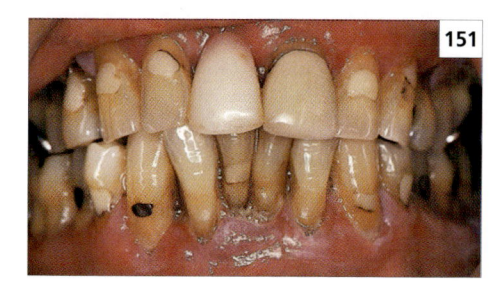

151 Líquen plano atrófico sobre as gengivas.

que mais de um subtipo está presente. Além disso, os sintomas e os sinais clínicos podem variar durante um período de tempo (**154-157**).

As lesões cutâneas do líquen plano manifestam-se como pápulas pruriginosas, arroxeadas que podem desenvolver-se em algum sítio, mas mais frequentemente ocorrem nas superfícies flexoras dos braços e das pernas (**158**). Linhas brancas finas, conhecidas como estrias de Wickham, podem ser vistas na superfície dessas pápulas. Em contraste com as lesões bucais, que podem estar presentes por muitos anos, o comprometimento da pele geralmente desaparece dentro de cerca de 18 meses.

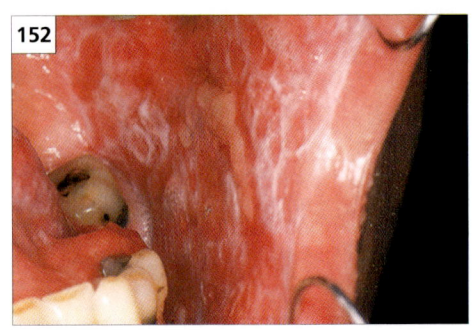

152 Líquen plano erosivo na mucosa vestibular.

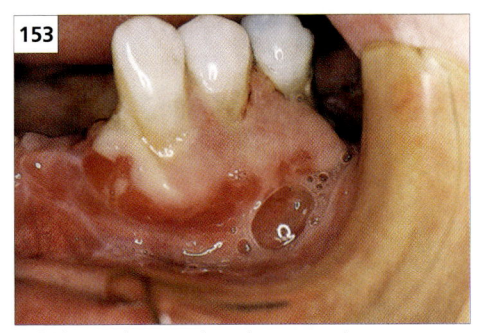

153 Líquen plano erosivo sobre as gengivas.

DIAGNÓSTICO

O diagnóstico clínico do líquen plano bucal é auxiliado pela presença de lesões cutâneas. Uma biópsia mucosa irá mostrar um epitélio hiperqueratinizado, destruição de células basais e um infiltrado em bandas e denso de linfócitos T no tecido conectivo superficial. Estudos de imunofluorescência direta são geralmente úteis para estabelecer o diagnóstico, mas essa pesquisa deve ser realizada em uma biópsia de tecido fresco de material da lesão encaminhado ao laboratório em uma solução conservante, como o meio de Michel. Caracteristicamente, o líquen plano mostra uma deposição linear de fibrinogênio ao longo da membrana basal, mas a ausência de acúmulo de imunoglobulinas ou complemento.

MANEJO

O paciente deve ser orientado sobre a natureza benigna do líquen plano. Contudo, um líquen plano preexistente tem ocasionalmente sido associado ao desenvolvimento de câncer bucal, principalmente se fatores de risco conhecidos, como abuso de álcool e tabaco, estiverem presentes. É aconselhável manter revisões periódicas destes pacientes e uma biópsia deveria ser realizada, se ocorrer uma mudança na aparência clínica.

O tratamento de primeira escolha em casos sintomáticos deveria consistir de um bochecho antisséptico associado a corticoterapia tópica na forma de prednisolona (5 mg) ou fosfato sódico de betametasona (0,5 mg) deixando-o dissolver na área afetada 2-4 vezes por dia. Outras preparações de corticoterapia tópica, como *spray* de fluticasona (dois jatos, 2 vezes por dia) ou clobetasol 0,05% na forma de creme ou pomada aplicada 2 vezes por dia, diariamente, foram consideradas benéficas para alguns pacientes. Injeções intralesionais de triancinolona foram tentadas, com sucesso variável. Um curso breve de corticoterapia sistêmica pode ser necessário para aliviar os sintomas agudos, em casos que envolvam ulceração, eritema e dor difusa. Outras drogas usadas no líquen plano incluem bochechos de ciclosporina (ciclosporin), pomada de tacrolimo para uso tópico e micofenolato sistêmico.

A possibilidade da coexistência de candidose (candidíase) bucal deve ser pesquisada e, caso presente, agentes antifúngicos tópicos ou sistêmicos adequados devem ser prescritos. Além disso, o estresse pode ser um fator precipitante, principalmente em pacientes mais velhos e, portanto, terapia ansiolítica, como um antidepressivo tricíclico, pode ser útil em situações selecionadas.

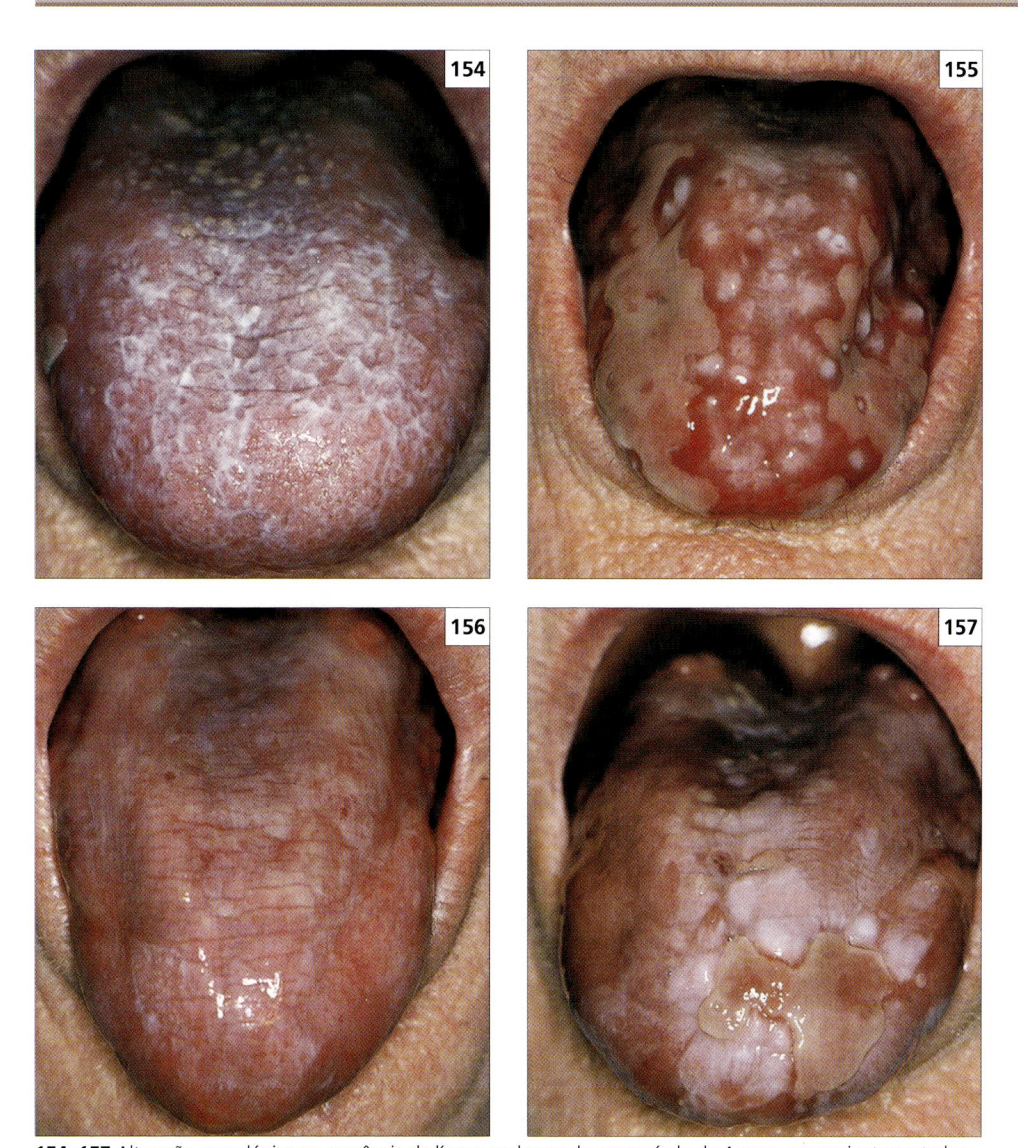

154–157 Alteração cronológica na aparência da língua ao longo de um período de 4 anos, em paciente portador de líquen plano.

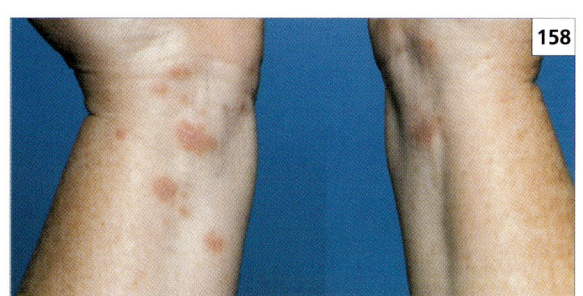

158 Lesões cutâneas do líquen plano na superfície flexoras dos punhos.

Reação liquenoide

ETIOLOGIA E ETIOPATOGENIA

Reações liquenoides são assim chamadas em razão da sua semelhança clínica e histológica com o líquen plano. Muitas drogas sistêmicas, especialmente anti-hipertensivos, hipoglicemiantes e AINEs, implicaram em reações liquenoides. Além disso, foi demonstrado que o contato direto com materiais restauradores dentários produz lesões liquenoides localizadas.

CARACTERÍSTICAS CLÍNICAS

As lesões podem ocorrer em qualquer sítio intrabucal, mas diferentemente do líquen plano, alguns autores sugerem que, com as reações liquenoides, as lesões tendem a ser solitárias ou de distribuição assimétrica, e pode envolver o palato, um sítio normalmente não associado ao líquen plano (**159, 160**).

DIAGNÓSTICO

Se as lesões bucais desenvolvem-se dentro de algumas semanas da instituição da terapia medicamentosa, é provável que haja uma conexão. Alternativamente, se a distribuição das lesões corresponder à posição de amálgamas antigos, uma hipersensibilidade ao amálgama deve ser considerada (**161, 162**). Mais recentemente, foram relatadas reações liquenoides para materiais compósitos. A biópsia da mucosa é muitas vezes útil para apoiar o diagnóstico de uma reação liquenoide, embora as alterações possam ser difíceis de serem diferenciadas do líquen plano ou podem ser inespecíficas. Estudos de imunofluorescência direta não são capazes de diferenciar confiavelmente a hipersensibilidade e o líquen plano.

MANEJO

Se o paciente está tomando um medicamento conhecido por ser associado à ocorrência de lesões liquenoides, deve-se considerar uma mudança da terapia para uma droga estruturalmente independente, com efeito terapêutico similar. Na ausência de fatores precipitantes evidentes, o teste cutâneo tipo *patch test* pode ser útil na identificação de potenciais alérgenos, que então podem ser excluídos. No caso de uma reação ao amálgama, frequentemente o *patch test* detecta uma hipersensibilidade ao mercúrio e ao mercúrio amonizado. Substituição das restaurações de amálgama por materiais alternativos resultará na resolução de lesões da mucosa, dentro de algumas semanas. Em curto prazo, agentes anti-inflamatórios ou corticosteroides tópicos podem aliviar os sintomas.

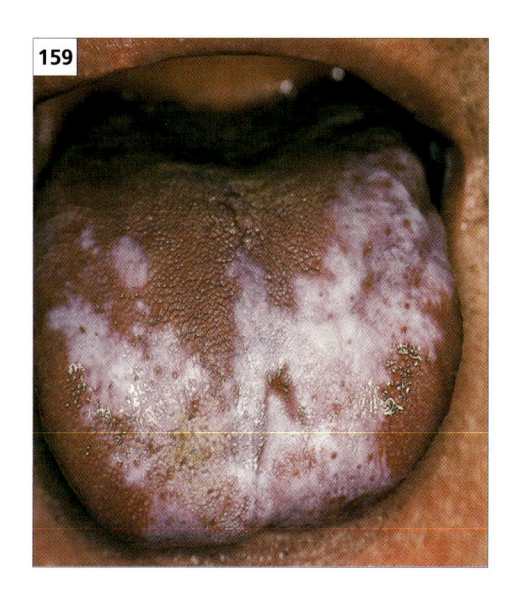

159 Reação medicamentosa liquenoide com distribuição assimétrica sobre a língua.

Reação liquenoide   71

160 Reação medicamentosa liquenoide com distribuição assimétrica sobre a mucosa vestibular.

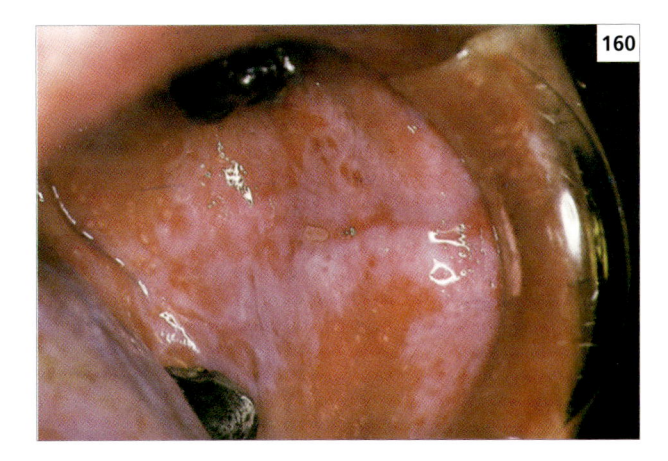

161 Reação medicamentosa liquenoide na mucosa vestibular, relacionada à hipersensibilidade ao amálgama.

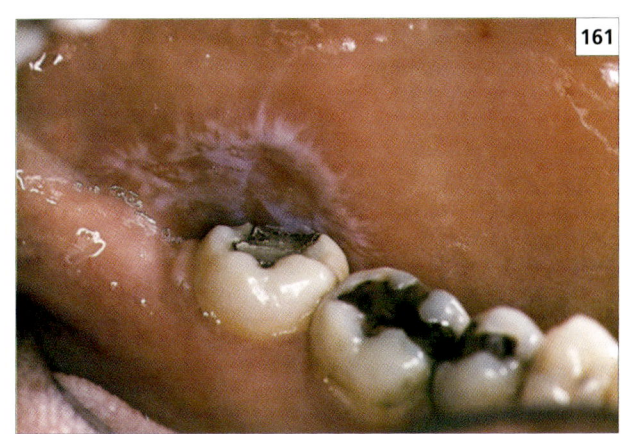

162 Reação liquenoide na mucosa vestibular direita, relacionada à restauração em amálgama no dente molar inferior.

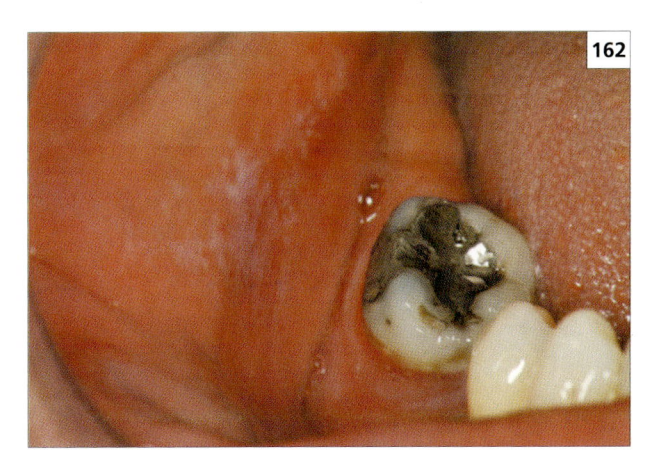

Lúpus eritematoso

ETIOLOGIA E ETIOPATOGENIA

O lúpus eritematoso sistêmico (LES) é uma doença autoimune crônica, caracterizada pela produção de autoanticorpos antinucleares. Os imunocomplexos (hipersensibilidade tipo III) são formados e depositados ao longo da membrana basal, levando a danos das células basais. No lúpus eritematoso sistêmico há o envolvimento de órgãos multissistêmicos, resultando em comprometimento renal, pulmonar, cardíaco e articular. No lúpus eritematoso discoide (LED) a doença limita-se à pele, mas as lesões bucais desenvolvem-se em 15% dos portadores.

CARACTERÍSTICAS CLÍNICAS

Os pacientes com LED têm placas discretas, elevadas, eritematosas, descamativas e áreas na pele expostas ao sol que progridem para cicatrizes hipopigmentadas atróficas. As lesões bucais do lúpus eritematoso consistem de placas localizadas estriadas, queratóticas e eritematosas que se assemelham as do líquen plano (**163**). O sinal mais marcante de LES é uma erupção em asa de borboleta na pele dos processos malares. Muitos pacientes com LES também sofrem de xerostomia e queratoconjuntivite seca e formam um componente da síndrome de Sjögren secundária.

DIAGNÓSTICO

Evidências sorológicas de autoanticorpos são importantes para o diagnóstico de LES. Vários métodos são usados, mas o mais frequente é por imunofluorescência indireta. O exame histológico da mucosa bucal revela destruição basocelular, espessamento da membrana basal, e infiltrados linfocitários nos tecidos conectivos superficiais e em uma distribuição perivascular. O exame de imunofluorescência direta mostra depósitos imunes granulares, geralmente IgG e IgM, ao longo da membrana basal (teste da banda de lúpus).

MANEJO

O LES é tratado sistemicamente usando agentes imunossupressores. O LED intrabucal sintomático pode ser tratado de forma semelhante ao líquen plano bucal. Especificamente, a primeira linha de tratamento deve consistir de um líquido antisséptico para bochechos combinado com corticoterapia tópica na forma de fosfato sódico de betametasona (0,5 mg), deixado dissolver sobre a área afetada, 2-4 vezes ao dia. Outras preparações da terapia esteroide tópica, como *sprays*, enxaguatórios bucais, cremes e pomadas, foram consideradas benéficas para alguns pacientes. As injeções intralesionais de triancinolona também têm sido tentadas, com sucesso variável. As drogas antimaláricas hidroxicloroquina e dapsona também foram usadas com sucesso para o manejo do LED bucal. Nos casos graves, caraterizados por ulceração disseminada, eritema e dor, um curso curto de corticoterapia sistêmica pode ser necessário para aliviar os sintomas.

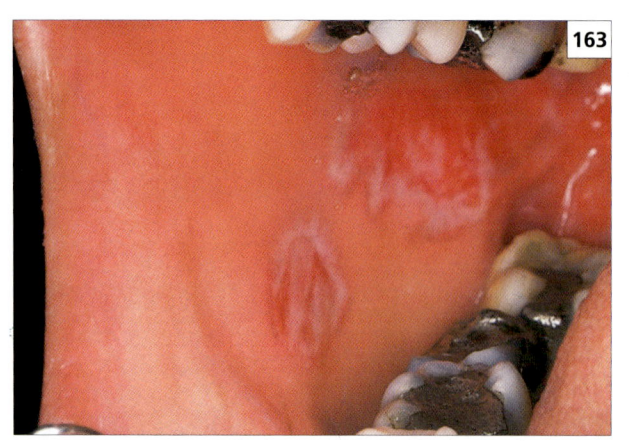

163 Placas brancas irradiadas com eritema no sulco vestibular, que é característica das lesões bucais do lúpus eritematoso sistêmico.

Queimaduras químicas

ETIOLOGIA E ETIOPATOGENIA

A aplicação tópica de quaisquer produtos químicos cáusticos sobre a mucosa bucal pode resultar em uma lesão química superficial. Um exemplo clássico de uma queimadura química é o decorrente do ácido acetilsalicílico. Alguns pacientes tentam tratar uma área de desconforto bucal ou dor de dente pela aplicação de ácido acetilsalicílico diretamente sobre o local afetado. Os pacientes também podem colocar preparações à base de ácido acetilsalicílico sobre a superfície de adaptação de próteses dentárias, para aliviar o desconforto. O baixo pH do ácido acetilsalicílico causa eritema e necrose tecidual e, com o aumento do tempo de contato, necrose coagulativa. Com o passar do tempo, há a formação de uma película branca na superfície.

CARACTERÍSTICAS CLÍNICAS

Queimaduras químicas aparecem como uma película branca, friável, que pode ser facilmente removida, deixando exposto um leito de eritema e ulceração. O local mais frequentemente envolvido é o sulco vestibular ou a gengiva inserida alveolar (**164**). Alternativamente, as queimaduras químicas podem ser vistas sob uma prótese total.

DIAGNÓSTICO

O diagnóstico é estabelecido pelo exame clínico e por uma história de aplicação de ácido acetilsalicílico. Uma biópsia geralmente não é necessária, mas se realizada vai mostrar ulceração inespecífica e exsudato fibrinoso.

MANEJO

Para a maioria dos pacientes, a reparação vai começar depois que cessar a aplicação do produto químico. É importante manter a boca limpa, usando um líquido antisséptico para bochechos ou enxágue com solução de bicarbonato de sódio, várias vezes ao dia, até que ocorra a reparação.

164 Queimadura por ácido acetilsalicílico observada como película branca ao lado de um dente molar extremamente cariado. O paciente tinha colocado um comprimido de ácido acetilsalicílico, em intervalos regulares, adjacente ao dente molar cariado, na tentativa de aliviar a dor extrema.

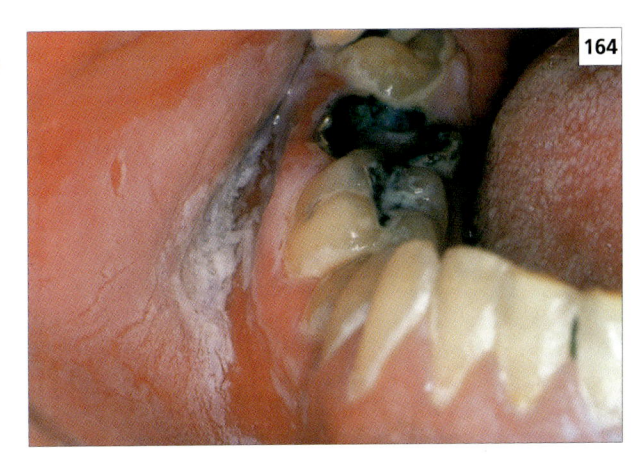

Candidose pseudomembranosa (sapinho, *candidíase*)

ETIOLOGIA E ETIOPATOGENIA

Tradicionalmente, os estudos de cultura revelaram que cerca de 40% da população abriga intrabucalmente pequenas quantidades de espécies de *Candida* como componentes da microbiota bucal comensal normal. Mais recentemente, o uso de técnicas com base molecular sugeriu que as espécies de *Candida* tendem a estar presentes na boca de todos os indivíduos. A candidose oral (candidíase) tem sido descrita como "a doença do doente", porque a proliferação de espécies de *Candida* dentro da boca é geralmente decorrente da presença de uma doença subjacente. O espectro de espécies que podem existir na cavidade bucal inclui a *Candida albicans, C. glabrata, C. tropicalis, C. pseudo-tropicalis, C. guillerimondi, C. dubliniensis* e *C. krusei*. A maioria dos casos de candidíase deve-se a *C. albicans*, embora a utilização de meios de cultura cromogênicos nos últimos anos tenha revelado um aumento no isolamento de espécies de *Candida* não *albicans*.

A idade é um fator importante no desenvolvimento da candidose (candidíase) bucal, uma vez que o sapinho afeta aproximadamente 5% dos recém-nascidos e 10% dos indivíduos idosos debilitados. Ocorrendo em adultos, o sapinho é geralmente decorrente da presença de deficiência de ferro (sideropenia), discrasia sanguínea, infecção pelo HIV ou secundário à terapia farmacológica com antibióticos ou esteroides.

CARACTERÍSTICAS CLÍNICAS

A candidose (candidíase) pseudomembranosa é caracterizada por placas amarelo-cremoso claras, que afetam grandes áreas da mucosa bucal, em particular a junção dos palatos duro e mole (**165, 166**). O envolvimento muitas vezes é limitado, quando associada a terapia por inalador (**167**). Essas placas podem ser deslocadas, para revelar uma mucosa eritematosa subjacente.

DIAGNÓSTICO

Um esfregaço da área com suspeita de candidíase deve ser coletado e corado com Gram ou reagente ácido periódico de Schiff para demonstrar o grande número de hifas fúngicas ou blastóporos. Um *swab* bucal ou material de bochecho deve ser coletado e enviado para cultura.

MANEJO

O manejo da candidose (candidíase) pseudomembranosa baseia-se principalmente na identificação e erradicação de qualquer fator predisponente. O uso de agentes tópicos poliênicos, como anfotericina, nistatina ou miconazol, que estão disponíveis em uma variedade de formulações, fornece benefício limitado. A nova geração de agentes antifúngicos triazois, como fluconazol e itraconazol, é extremamente eficaz quando aplicada por 7-15 dias, embora a infecção clínica vá retornar após a descontinuação da terapia, se os fatores subjacentes não forem eliminados. É importante lembrar que as drogas triazólicas têm diversas interações significativas, em especial com os anticoagulantes a base de cumarina (varfarina) e as estatinas.

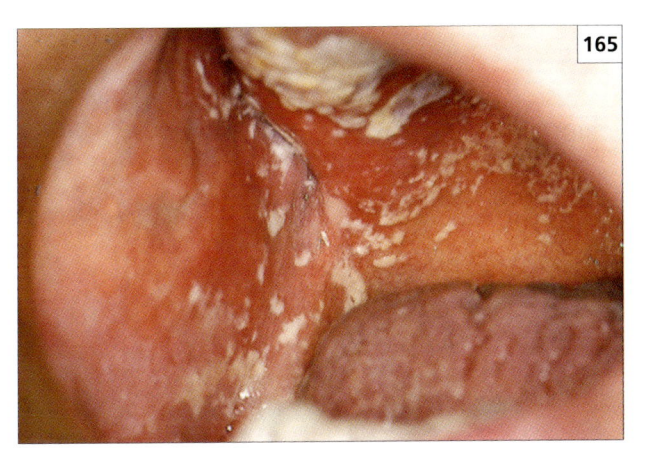

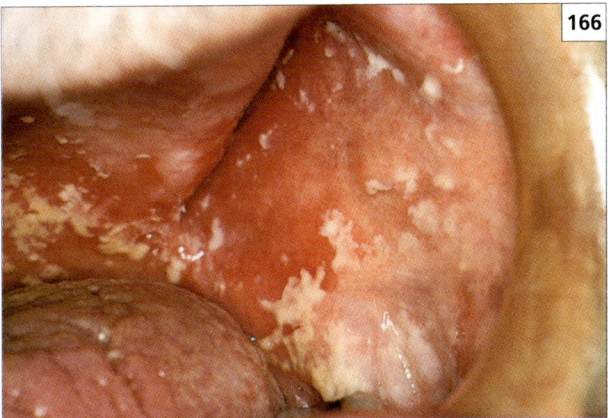

165, 166 Candidose (candidíase) pseudomembranosa generalizada.

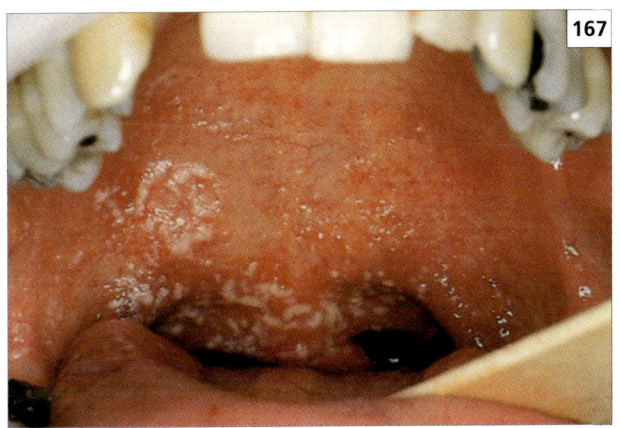

167 Candidose (candidíase) pseudomembranosa no palato mole, relacionada ao uso de esteroides inalados.

Candidose crônica hiperplásica (leucoplasia por *Candida*)

ETIOLOGIA E ETIOPATOGENIA

Os fatores de risco para candidose (candidíase) hiperplásica crônica são semelhantes aos da candidose (candidíase) pseudomembranosa, embora esta forma esteja particularmente relacionada ao uso de tabaco. É ainda incerto se a invasão por *Candida* é um agente causal ou se a infecção com espécies de *Candida* é secundária à formação de um epitélio alterado. No entanto, a resolução clínica após a erradicação da infecção apoia um papel primário para as espécies de *Candida*, em alguns casos. Mais comumente, a infecção por *Candida* complica a displasia epitelial e existe um risco reconhecido de transformação maligna do epitélio displásico.

CARACTERÍSTICAS CLÍNICAS

A candidose (candidíase) hiperplásica crônica aparece como placas espessadas, irregulares ou lisas, brancas, mais frequentemente nas comissuras bucais (**168, 169**) ou no dorso da língua (**170**). Em contraste com a candidose (candidíase) pseudomembranosa, as placas brancas não são deslocadas pela fricção. Esta forma de candidose (candidíase) pode ocorrer em uma síndrome mucocutânea (**171**).

DIAGNÓSTICO

Deve ser realizada uma biópsia mucosa da região afetada. O exame histológico revela a presença de hifas de *Candida* dentro das camadas de queratina do epitélio hiperplásico, acompanhadas por um infiltrado de células inflamatórias crônicas. Uma amostra de tecido para cultura deve ser retirada de tecido imediatamente adjacente ao local da biópsia. A coleta não deve envolver a área real da mucosa a ser removida, uma vez que as camadas superficiais vão ser interrompidas e isso pode complicar posteriormente a interpretação histopatológica do material de biópsia.

MANEJO

No passado, a terapia antifúngica com antibiótico poliênico tópico prolongado por até 3 meses era empregada, com poucos benefícios. Mais recentemente, no entanto, foi observado que o uso de agentes antifúngicos sistêmicos produz a resolução clínica e histológica em 2-3 semanas. Uma excisão cirúrgica pode ser necessária para lesões persistentes, com sinais de displasia epitelial. O paciente deve ser aconselhado a abandonar qualquer hábito de consumo de tabaco, uma vez que as lesões tendem a recorrer se o tabagismo não for eliminado.

Candidose crônica hiperplásica (leucoplasia por *Candida*)

168 Candidose (candidíase) hiperplásica crônica apresentando-se como uma úlcera endurecida com película sobreposta. A aparência suscitou algumas preocupações que a lesão clinicamente fosse um carcinoma.

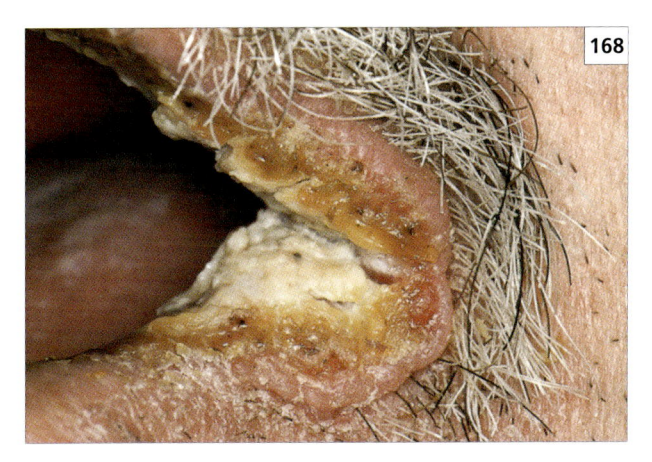

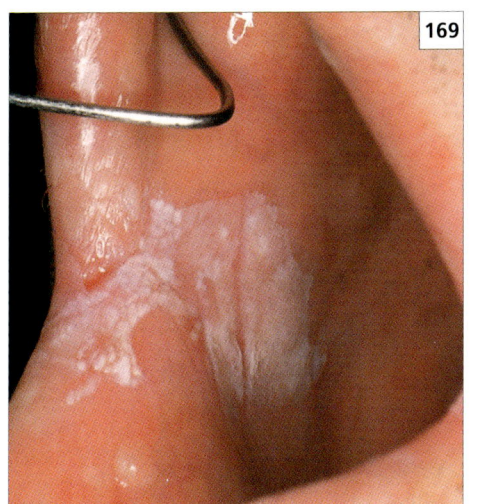

169 Candidose (candidíase) hiperplásica crônica na região da comissura labial.

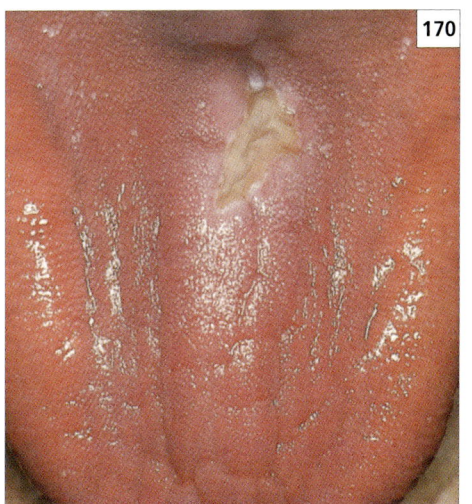

170 Candidose (candidíase) hiperplásica crônica apresentando-se como uma placa branca persistente na linha mediana da língua.

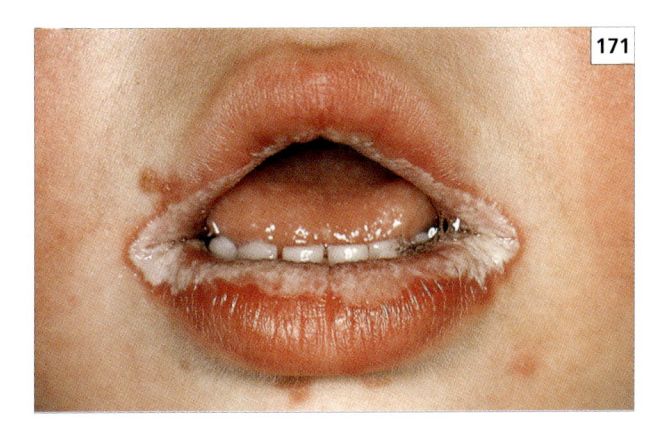

171 Placas brancas persistentes nos lábios de um paciente com síndrome mucocutânea crônica.

Nevo branco esponjoso

ETIOLOGIA E ETIOPATOGENIA
O nevo branco esponjoso é uma condição benigna que é herdada de forma autossômica dominante, embora a sua expressão seja variável. É decorrente da mutações pontuais em genes que codificam para proteínas da queratina 4 e 13.

CARACTERÍSTICAS CLÍNICAS
A condição é assintomática e caracterizada por lesões brancas, profundamente dobradas, em vários sítios da mucosa, particularmente da mucosa vestibular (**172-174**). Outros locais do corpo podem estar envolvidos, incluindo a mucosa de vagina, vulva, ânus e esôfago. Embora seja uma lesão de desenvolvimento, o nevo branco esponjoso geralmente não é a detectado de imediato, somente após a 2º década de vida.

DIAGNÓSTICO
O diagnóstico é feito pela apresentação clínica e a história, especialmente pelo envolvimento de outros membros da família. A biópsia revela hiperqueratose com queratinócitos edematosos mostrando condensação perinuclear de queratina. Não há displasia epitelial.

MANEJO
Nenhum tratamento é necessário, uma vez que a condição é benigna, com nenhum potencial maligno. Relatos ocasionais na literatura sugerem uma melhora sintomática após a antibioticoterapia tópica, mas a justificativa e a utilidade desta abordagem são incertas.

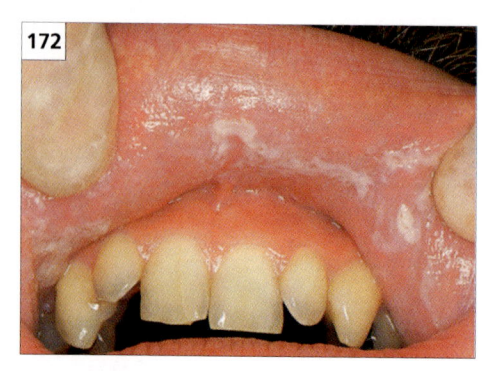

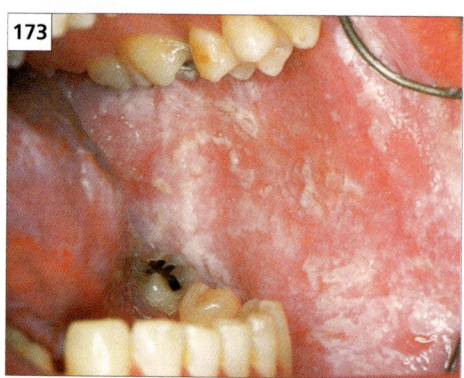

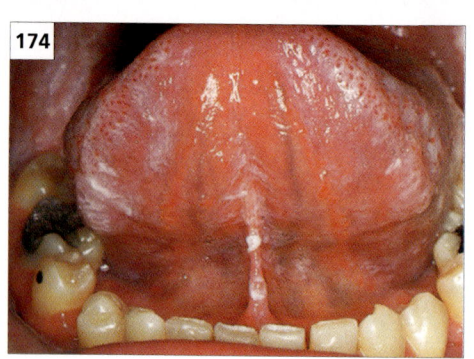

172–174 Amplo envolvimento da mucosa bucal em paciente com nevo branco esponjoso.

Disqueratose congênita

ETIOLOGIA E ETIOPATOGENIA

A disqueratose congênita é uma síndrome hereditária na qual os pacientes sofrem de envelhecimento prematuro e têm uma predisposição para doenças malignas. Formas ligadas ao X e autossômicas dominantes e formas recessivas da doença são reconhecidas. Considera-se que esse transtorno ocorra pela manutenção do telômero, especificamente causada por mutações no componente de RNA da telomerase vertebral. Mutações em qualquer um dos genes que codificam para disquerina 1, Nop1 e Nhp2 podem levar ao fenótipo clínico de disqueratose congênita.

CARACTERÍSTICAS CLÍNICAS

As manifestações clínicas da disqueratose congênita tornam-se evidentes nos primeiros 10 anos de vida. A hiperpigmentação reticulada da pele da parte superior do tórax e as alterações displásicas das unhas caracterizam as manifestações cutâneas. Na cavidade bucal, podem desenvolver-se erosões mucosas e áreas de leucoplasia, que são potencialmente malignas (**175**). Aproximadamente 30% das lesões leucoplásicas bucais evoluem para câncer de boca em 10 a 30 anos. Uma doença periodontal de progressão rápida, trombocitopenia e anemia aplástica também podem ser vistas.

DIAGNÓSTICO

O diagnóstico de disqueratose congênita é feito com base na história e na apresentação clínica. A biópsia das lesões bucais é inespecífica, mostrando hiperqueratose com atrofia epitelial e graus variados de displasia.

MANEJO

A condição é tratada sintomaticamente com observação cuidadosa da mucosa bucal e biópsia das áreas suspeitas, para detectar uma possível transformação maligna. As manifestações sistêmicas são tratadas clinicamente.

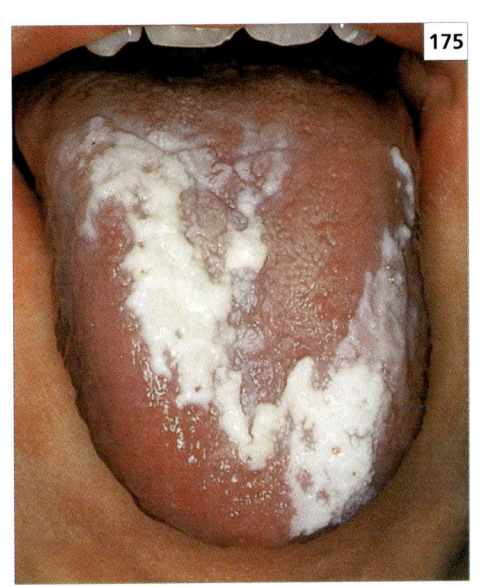

175 Leucoplasia displásica na língua de um paciente com disqueratose congênita.

Queratose por atrito

ETIOLOGIA E ETIOPATOGENIA
A queratoses por atrito desenvolve-se devido à irritação crônica da mucosa bucal. É análoga a uma calosidade insensível que se forma sobre uma área de pele que é cronicamente friccionada. A causa mais frequente de irritação na boca é o trauma pela alimentação ou mastigação.

CARACTERÍSTICAS CLÍNICAS
Qualquer sítio intrabucal pode ser afetado, os sítios mais frequentes são os lábios, os bordos laterais da língua, a mucosa vestibular na linha oclusal (**176, 177**) e o rebordo alveolar desdentado (**178-180**). A lesão pode ser bem demarcada ou difusa, dependendo da causa. A superfície é branca homogênea, mas pode ter uma aparência espessada, ondulada.

DIAGNÓSTICO
O diagnóstico baseia-se na história e na aparência clínica. Uma biópsia é muitas vezes necessária para confirmar o diagnóstico e excluir um processo inflamatório ou neoplásico. A microscopia revela a presença de hiperqueratose sem displasia e células inflamatórias crônicas dispersas nos tecidos conectivos subjacentes.

MANEJO
O tratamento é dirigido para a remoção da causa de irritação crônica. As superfícies ásperas sobre os dentes ou os componentes de próteses precisam ser corrigidos. Às vezes, a confecção de um protetor de resina acrílica, para ser usado à noite, pode ajudar a prevenir a mastigação da bochecha e do lábio. Não há nenhuma evidência que o trauma crônico sozinho possa predispor ao desenvolvimento de lesão maligna.

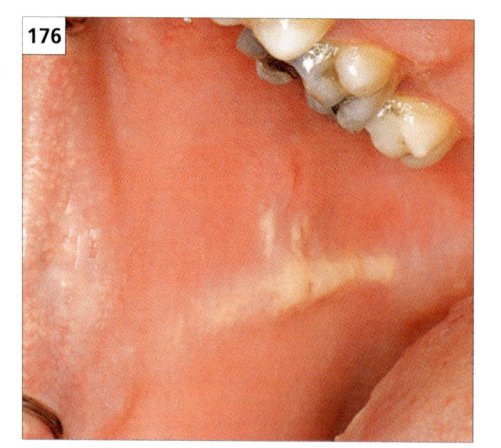

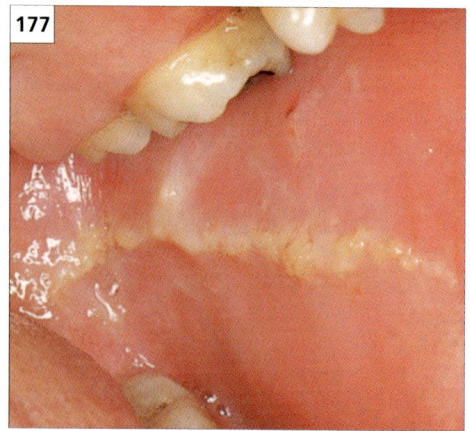

176, 177 Queratose por atrito apresentando-se como placas brancas lineares bilaterais na mucosa vestibular na linha oclusal.

178 Queratose por atrito sobre um rebordo desdentado.

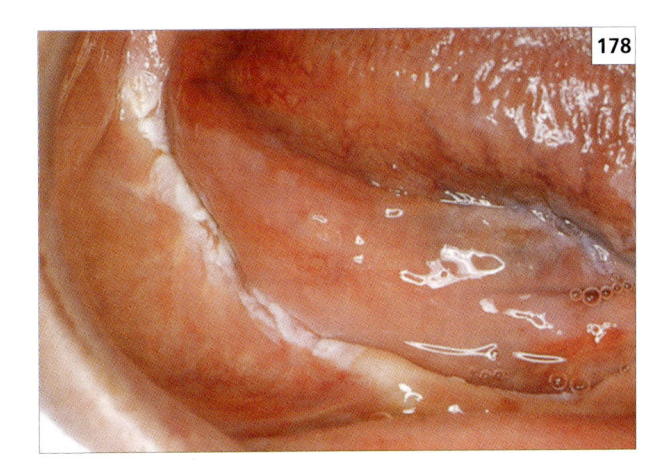

179, 180 Queratose da mucosa vestibular decorrente de um hábito de mordiscar a bochecha.

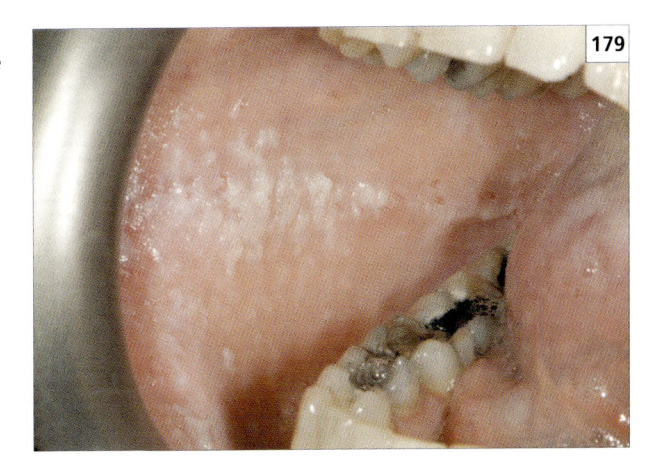

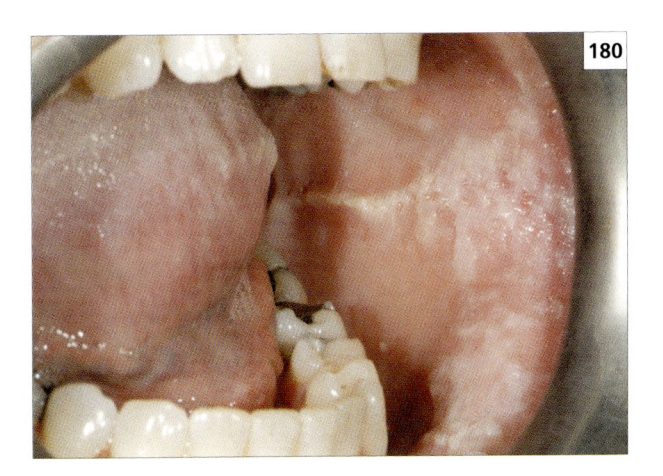

Leucoplasia

ETIOLOGIA E ETIOPATOGENIA

Leucoplasia é um termo clínico utilizado para descrever "uma placa ou área branca na mucosa bucal, que não pode ser raspada e não pode ser caracterizada clinicamente como qualquer doença específica". Esta definição exclui, portanto, doenças como o líquen plano, o nevo branco esponjoso e a candidose (candidíase) pseudomembranosa. A maioria dos casos de leucoplasia está associada ao tabagismo, embora o álcool, a infecção invasiva por *Candida*, a deficiência hematínica, como na síndrome de Plummer–Vinson, e os traumas crônicos também possam desempenhar um papel relevante. Nos países desenvolvidos, a taxa de transformação de leucoplasia para câncer de boca é baixa, de 1-2% em 5 anos, mas esse valor pode aumentar para 15-30% no subcontinente indiano.

CARACTERÍSTICAS CLÍNICAS

A maioria dos casos de leucoplasia ocorre nas populações de meia-idade e mais velhas. Os locais mais frequentemente afetados são a língua, o lábio inferior, a região retromolar e o assoalho da boca (**181-189**). A leucoplasia no assoalho da boca tem uma taxa mais elevada de transformação maligna do que outros sítios bucais. Clinicamente, a leucoplasia pode ter uma variedade de aparências, variando de placas brancas planas, lesões verrucoides e placas espessadas coriáceas, até placas mistas vermelhas/brancas, a assim chamada "leucoplasia mosqueada" (**190**).

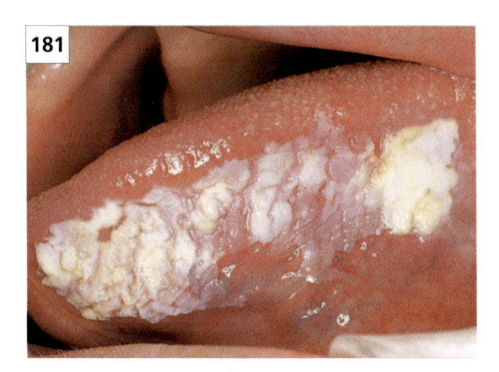

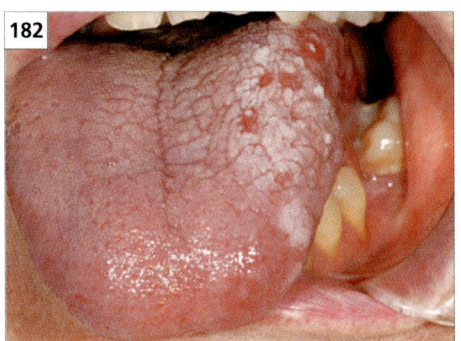

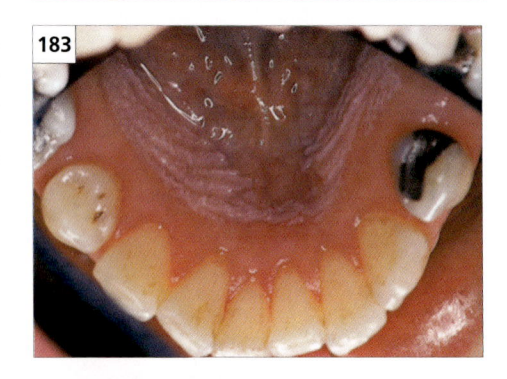

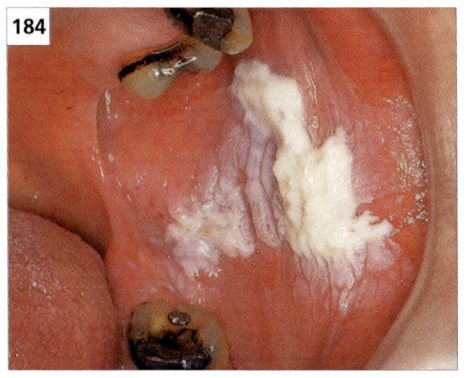

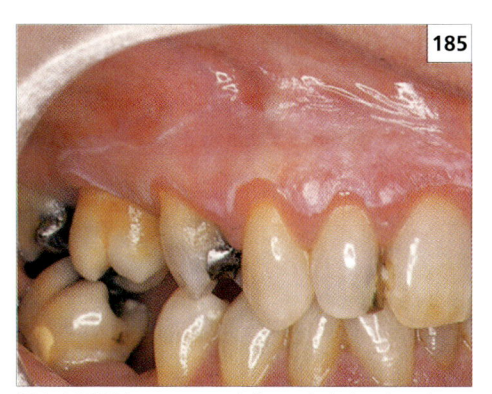

181–185 Vários aspectos da leucoplasia intrabucal.

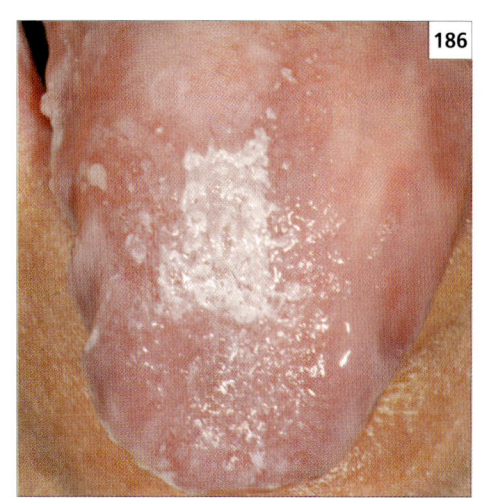

186 Leucoplasia no dorso da língua. Há também um elemento de endentações ao longo das margens laterais.

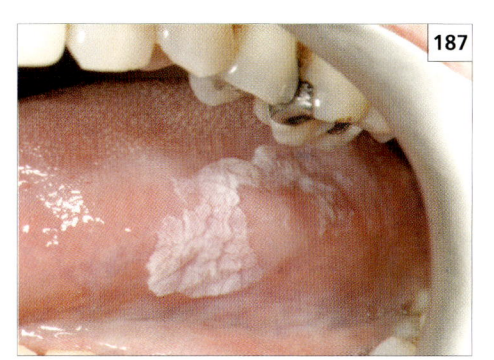

187 Leucoplasia na margem lateral esquerda da língua.

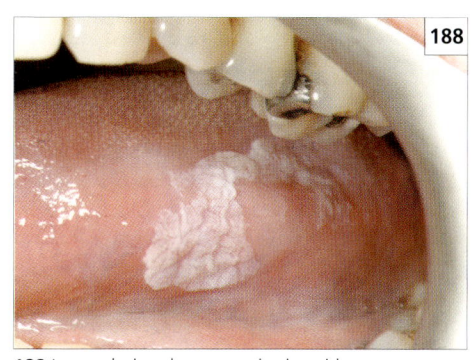

188 Leucoplasia sobre a gengiva inserida.

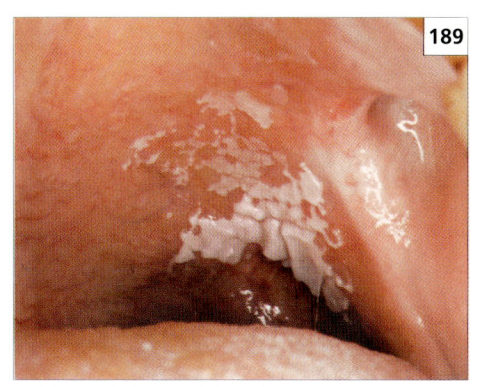

189 Leucoplasia no palato mole.

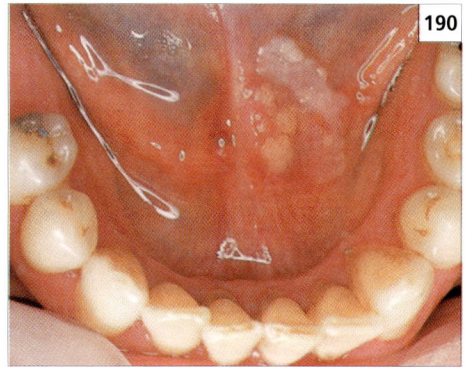

190 Leucoplasia mosqueada no assoalho da boca.

DIAGNÓSTICO

Uma biópsia de uma área de leucoplasia é obrigatória, uma vez que as lesões com uma aparência clínica semelhante têm uma gama de diferentes diagnósticos histológicos, incluindo carcinoma. Além disso, ela é essencial para determinar o grau (gravidade) de displasia epitelial que possa estar presente. Exames auxiliares, como a biópsia por escova, a autofluorescência e o uso de corantes vitais, têm sido propostos para triagem de leucoplasias bucais, mas os níveis inadequados de sensibilidade e especificidade dos testes fazem com que seu uso seja problemático.

MANEJO

Na ausência de displasia, nenhum tratamento é necessário, além da reavaliação periódica, a cada 6 meses, para avaliar mudanças clínicas que indiquem a necessidade de repetir a biópsia. O manejo das lesões com alterações displásicas dependerá da gravidade da displasia epitelial. Uma leucoplasia levemente displásica pode ser tratada de forma conservadora, com ênfase na eliminação do consumo de tabaco ou álcool, tratamento de qualquer infecção por *Candida* e a exclusão das deficiências hematínicas subjacentes. Alguns autores sugerem que a terapia prolongada com retinoides possa ter um papel no manejo da displasia leve. No entanto, as evidências moleculares revelam que, embora a terapia com retinoides melhore o aspecto clínico das lesões, as aberrações genéticas permanecem inalteradas. Portanto, a eficácia dessa terapia tem sido questionada. Uma nova biópsia deve ser realizada após 3 meses, para avaliar os efeitos das medidas destinadas à correção dos fatores etiológicos. Uma avaliação a longo prazo, em intervalos de 6 meses, é necessária. Lesões moderadas e gravemente displásicas devem ser excisadas devido ao risco de alteração maligna (**191, 192**). O papel da terapia fotodinâmica no manejo da displasia grave localizada e do carcinoma pequeno atualmente estão sendo avaliados.

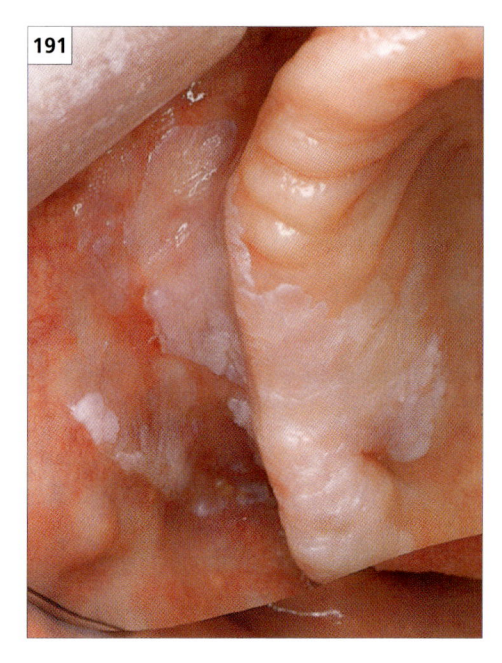

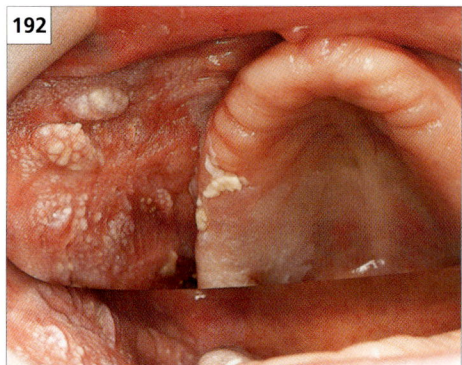

191, 192 Leucoplasia na mucosa vestibular e mucosa palatina que sofreu alteração maligna.

Estomatite nicotínica (queratose do fumante)

ETIOLOGIA E ETIOPATOGENIA

A estomatite nicotínica é a queratose relacionada ao tabaco que ocorre mais frequentemente na boca. Pode ser associada ao hábito de fumar cachimbo, charuto ou cigarro. A gravidade da doença é proporcional à quantidade de produtos de tabaco usados. A hiperqueratose da estomatite nicotínica é reacional ao calor gerado por esse produto de tabaco e aos produtos químicos presentes.

CARACTERÍSTICAS CLÍNICAS

O sítio característico de envolvimento é o palato duro. Embora predominantemente branca, há áreas de eritema com pontos vermelhos representando orifícios de ductos de glândulas salivares menores inflamados (**193**). Se uma prótese dentária for usada, irá proteger a mucosa recoberta do palato duro e produzir uma distinção evidente entre as áreas afetadas e não afetadas (**194**).

DIAGNÓSTICO

O diagnóstico baseia-se na história de consumo de produtos de tabaco e na aparência clínica. Uma biópsia geralmente não é indicada, uma vez que o risco de transformação neoplásica é baixo.

MANEJO

O paciente deve interromper o hábito de consumir tabaco. No palato duro, a condição geralmente não progride para câncer, embora seja um importante indicador de consumo de tabaco e possa indicar um risco de displasia e neoplasia em outros locais susceptíveis, em particular o assoalho da boca, a margem lateral da língua ou a região retromolar.

193 Estomatite nicotínica no palato.

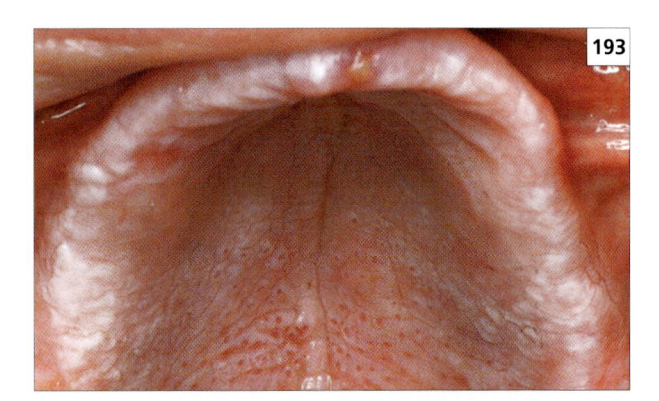

194 Estomatite nicotínica na região posterior do palato, com a falta de envolvimento dos tecidos anteriores, que normalmente são cobertos por uma prótese total superior.

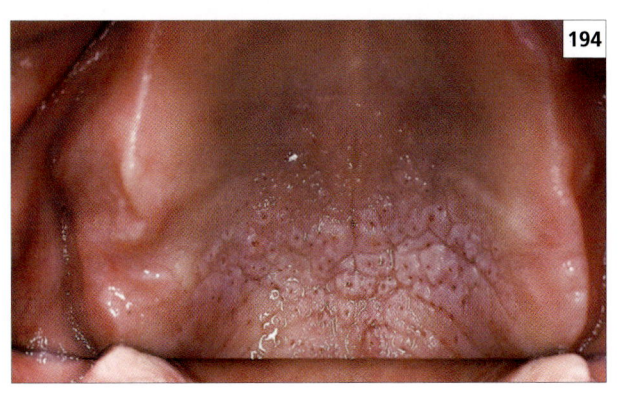

Carcinoma de células escamosas

ETIOLOGIA E ETIOPATOGENIA

O consumo de tabaco e álcool são os dois fatores de risco mais importantes para o desenvolvimento do CCE bucal (Capítulo 2, p. 30). Embora tenha sido sugerido que o tabaco de mascar seja uma importante causa de CCE bucal, estudos epidemiológicos têm demonstrado que o risco é pequeno e menor do que o associado ao fumo de tabaco. Por outro lado, o uso de *paan* (nozes de areca e folhas de tabaco embebidas em cal) é associado significativamente com o desenvolvimento de placas brancas da mucosa e CCE bucal. A exposição frequente e prolongada aos raios ultravioletas do sol é o fator etiológico mais importante no CCE que se desenvolve no lábio inferior.

CARACTERÍSTICAS CLÍNICAS

O CCE pode ocorrer em qualquer sítio intrabucal, mas a língua, o assoalho da boca e a região retromolar são mais frequentemente envolvidos (**195, 196**). O palato duro raramente é envolvido. A borda do vermelhão é o local mais frequente para o carcinoma de lábio, com a grande maioria dos casos ocorrendo no lábio inferior, refletindo sua maior exposição à luz solar em comparação com o lábio superior. O CCE pode apresentar em uma variedade de alterações da mucosa, incluindo, como abordados nesta seção, uma placa branca. O CCE, apresentando-se como uma placa branca, geralmente é indolor e firme à palpação.

DIAGNÓSTICO

Uma biópsia deve ser realizada de qualquer placa branca em que haja incerteza sobre a causa. Na maioria dos casos, a biópsia de uma lesão suspeita pode ser realizada sob anestesia local. É importante que a biópsia seja suficientemente grande e representativa. Radiografias podem ser necessárias para estabelecer a presença de alteração no osso subjacente.

MANEJO

Um paciente diagnosticado como tendo um CCE bucal deve ser encaminhado para um centro especializado no tratamento de câncer, para avaliação e tratamento. O manejo do caso consiste em cirurgia, radioterapia ou uma combinação de ambas as formas de tratamento (Capítulo 2, p. 30).

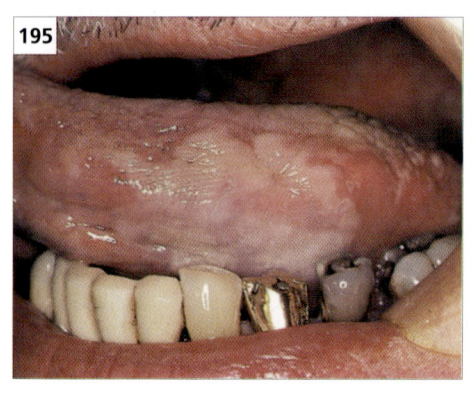

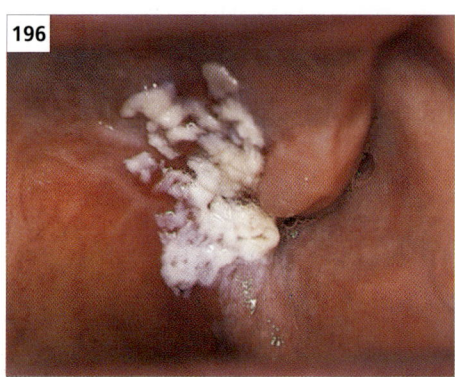

195, 196 Observe a aparência do carcinoma de células escamosas, como uma placa branca lisa sobre a língua (**195**), em comparação com uma lesão de exofítica no palato (**196**).

Enxerto de pele

ETIOLOGIA E ETIOPATOGENIA

Uma secção de pele de um sítio doador, geralmente o braço ou coxa, é colocada em um sítio cirúrgico bucal, para fechar uma ferida. Enxertos são frequentemente usados após a excisão de grandes áreas de displasia ou de lesão maligna.

CARACTERÍSTICAS CLÍNICAS

Um enxerto de pele aparece como uma área branca rugosa dentro da boca. A transição do enxerto de pele para a mucosa é definida abruptamente (**197**). Se o enxerto for de espessura total e incluir anexos cutâneos do sítio doador, então podem estar presentes pelos ou cabelos (**198, 199**).

DIAGNÓSTICO

O diagnóstico é feito com base na história e na aparência clínica. Um espessamento do enxerto ou mudança de cor pode indicar a necessidade de uma biópsia excluir a presença de displasia ou carcinoma.

MANEJO

Nenhum tratamento é necessário, além da observação, particularmente se o paciente tiver história prévia de câncer bucal. Curiosamente, verificou-se recentemente que tais enxertos de pele podem ser infectados secundariamente por espécies de *Candida*. A importância da infecção por *Candida* nos enxertos atualmente ainda é desconhecida.

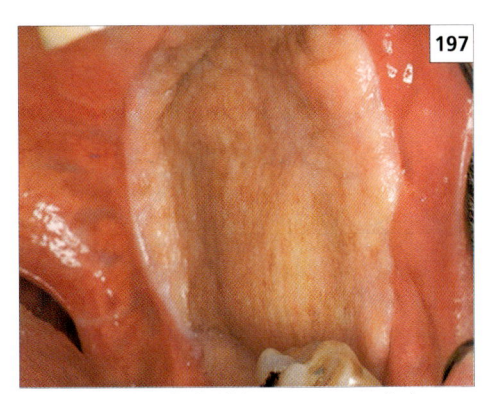

197 Enxerto de pele dividida na mucosa vestibular.

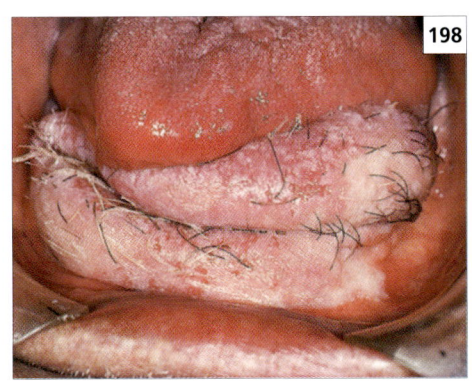

198 Enxerto de pele no assoalho da boca com o crescimento de pelos.

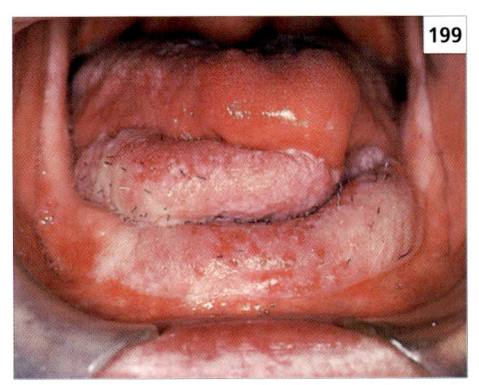

199 Enxerto de pele no assoalho da boca após o corte dos pelos.

Leucoplasia pilosa

ETIOLOGIA E ETIOPATOGENIA

A leucoplasia pilosa foi primeiramente descrita em associação à infecção pelo HIV e à frequência e gravidade das lesões foram relacionadas com o grau de imunossupressão. Posteriormente, a leucoplasia pilosa foi descrita em pacientes com imunossupressão decorrente de outras razões, em especial naqueles que receberam transplante de órgão. A leucoplasia pilosa é considerada uma infecção oportunista, causada pelo vírus Epstein–Barr (EBV), que infecta os queratinócitos no interior da mucosa. Partículas de EBV podem ser encontradas nas camadas de queratinócitos superiores de todos os casos de leucoplasia pilosa. Não se sabe por que o bordo lateral da língua é o sítio de envolvimento preferencial.

CARACTERÍSTICAS CLÍNICAS

A leucoplasia pilosa aparece como uma lesão branca bem demarcada, ondulada, variando de placoide plana até papilar-vilosa (**200**). Ocorre quase exclusivamente sobre o bordo lateral da língua e não produz sintomas (**201, 202**).

DIAGNÓSTICO

Uma biópsia geralmente é indicada, quando o diagnóstico não é clinicamente aparente. A biópsia mostra hiperparaqueratose acentuada, com inclusões virais nos núcleos dos queratinócitos superficiais. Estruturas compatíveis com hifas e formas esporuladas de espécies de *Candida* muitas vezes podem ser vistas nas camadas de queratina. Estudos de hibridação *in situ* revelarão a presença do genoma do EBV nos queratinócitos das camadas superiores.

MANEJO

Nenhum tratamento geralmente é necessário para a leucoplasia pilosa, uma vez que a condição é benigna. Ela pode produzir um problema estético, somente se for muito grande. Lesões inestéticas podem ser tratadas com aciclovir, ganciclovir, tretinoína ou podofilina, embora as lesões invariavelmente vão recorrer assim que a terapia for descontinuada. A redução da imunossupressão subjacente frequentemente resulta na regressão da leucoplasia pilosa.

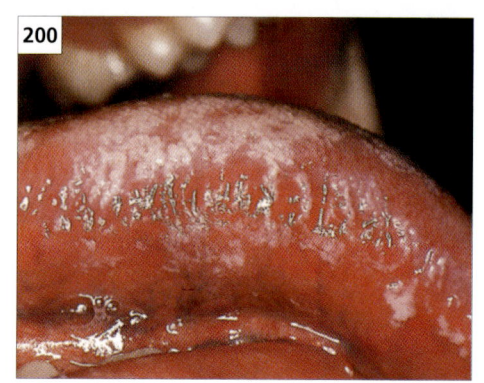

200 Apresentação de clássica de leucoplasia pilosa como uma placa branca ondulada na margem lateral da língua.

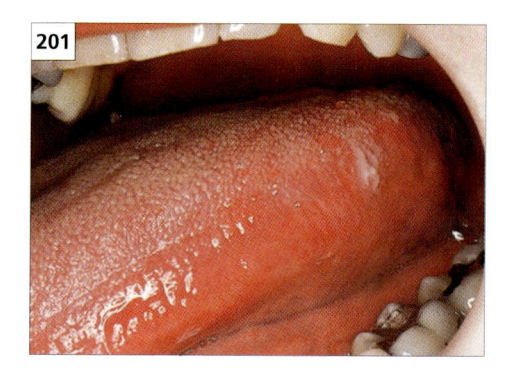

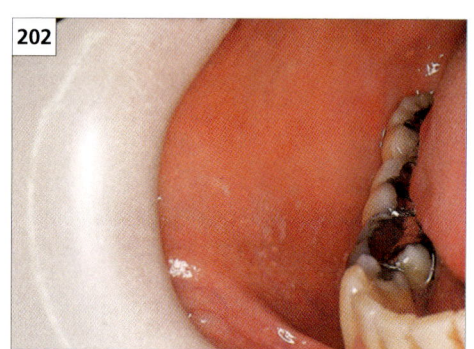

201, 202 Leucoplasia pilosa na margem lateral da língua e mucosa vestibular.

Pioestomatite vegetante

ETIOLOGIA E ETIOPATOGENIA
A pioestomatite vegetante é uma doença crônica, pustulosa, mucocutânea, mais frequentemente observada em associação a doenças inflamatórias intestinais, como doença de Crohn e colite ulcerativa. Desconhece-se a causa das lesões mucosas bucais.

CARACTERÍSTICAS CLÍNICAS
Esta condição pode ocorrer em qualquer parte da boca, mas é mais frequentemente detectada na mucosa vestibular ou labial (**203, 204**). O eritema progride para formar pequenas pústulas amarelas medindo 2 a 3 mm de diâmetro e evolui para lesões maiores papilares vegetantes de mucosa friável. Os homens são afetados 2 vezes mais frequentemente do que as mulheres, e a condição é mais observada com mais frequência da 3ª a 6ª décadas de vida.

DIAGNÓSTICO
O diagnóstico é feito pelo exame clínico e pela história de doença inflamatória intestinal. O diagnóstico é mais difícil de ser obtido em 25% dos pacientes que não têm nenhuma anormalidade intestinal. A biópsia da mucosa bucal é inespecífica, revelando uma mucosa cronicamente inflamada, abscessos superficiais, ulceração e necrose.

MANEJO
Se a pioestomatite vegetante ocorrer em associação a doença inflamatória intestinal, então o tratamento bem-sucedido do envolvimento intestinal será acompanhado por uma melhora acentuada nas lesões bucais. Na verdade, a remissão das lesões bucais reflete o controle da doença intestinal. As lesões bucais também podem ser tratadas com antissépticos bucais, corticosteroides locais ou pela administração sistêmica do agente antimicrobiano metronidazol.

203 Eritema e microabscessos por pioestomatite vegetante, afetando os tecidos gengivais.

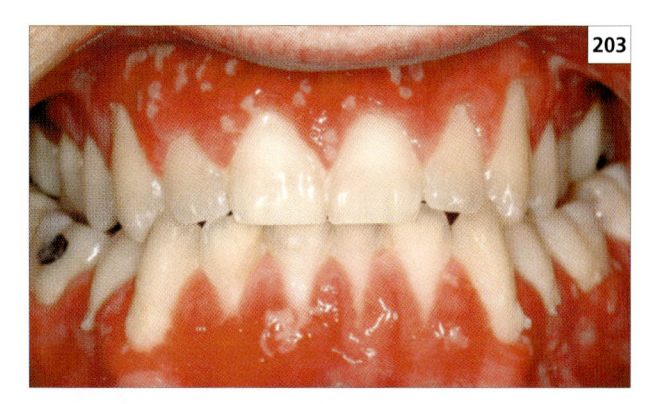

204 Fissuras da mucosa vestibular decorrentes da pioestomatite vegetante.

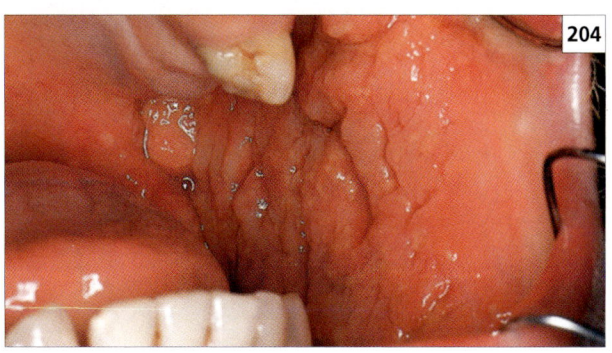

Fibrose submucosa

ETIOLOGIA E ETIOPATOGENIA

Esta condição é caracterizada pelo desenvolvimento de tecido fibroso na mucosa vestibular e no palato. O principal fator causal é mastigar nozes de areca (betel). Embora muitos pacientes com fibrose submucosa tenham uma longa história de uso de noz de areca, o desenvolvimento da doença não parece ser dependente da dose. Outros fatores contribuintes incluem uma exposição crônica a pimentas tipo Chilli ou deficiência prolongada de ferro e complexos de vitamina B, especialmente o ácido fólico. A anormalidade primária na fibrose submucosa é uma combinação de produção excessiva e degradação insuficiente de colágeno pelos fibroblastos.

CARACTERÍSTICAS CLÍNICAS

A fibrose submucosa afeta principalmente indivíduos do sudeste asiático ou da Índia. Ocorre em uma faixa etária ampla, mas a maioria dos pacientes tem 20-40 anos de idade no momento da apresentação. As lesões brancas irregulares e lisas desenvolvem-se na boca, principalmente na mucosa vestibular (**205**), no palato mole e também no esôfago e na faringe. A característica mais evidente é a formação de bandas fibrosas marcadas que podem ser palpadas nas bochechas e no palato mole. Essas bandas resultam em perda de elasticidade dos tecidos e abertura limitada da boca (**206**).

DIAGNÓSTICO

O diagnóstico baseia-se na detecção manual de bandas fibrosas dentro da boca e trismo associado. A biópsia muitas vezes agrava a condição, mas pode ser necessária para determinar se as lesões brancas contêm displasia epitelial. É importante diferenciar esta condição da fibrose e da cicatriz secundária à lesão.

MANEJO

Vários tratamentos têm sido propostos para o manejo da fibrose submucosa. O tratamento mais importante é fazer o paciente abandonar o uso de nozes de areca. Para pacientes com abertura de boca restrita, exercícios de alongamento manuais podem ser úteis. Injeções de esteroides diretamente nas bandas fibrosas da mucosa vestibular têm sido utilizadas. Da mesma forma, enzimas que digerem os tecidos fibrosos, como a quimotripsina e a hialuronidase, também vêm sendo injetadas nos tecidos afetados. Por fim, procedimentos cirúrgicos foram tentados para excisar e liberar as bandas fibrosas, com resultados variados. Uma vez que a fibrose submucosa está associada a uma alteração maligna no epitélio sobrejacente, é importante que o paciente seja reavaliado com frequência. Aproximadamente 1/3 dos pacientes com fibrose submucosa irá desenvolver câncer de boca.

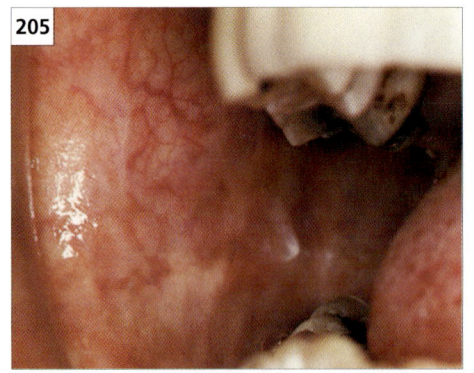

205 "Branqueamento" da mucosa vestibular em associação a fibrose submucosa.

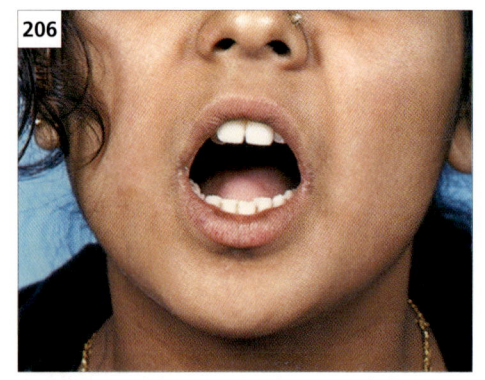

206 Abertura de boca restrita decorrente da fibrose nas bochechas de um paciente com fibrose submucosa.

Coristoma cartilaginoso

ETIOLOGIA E ETIOPATOGENIA

O coristoma pode ser definido como uma massa coesa de células de tecido normal em uma localização anormal. Nódulos de cartilagem extraesqueléticos ocasionalmente têm sido relatados nos tecidos moles bucais, mais frequentemente na língua. Essas massas podem ser detectadas em qualquer idade, mas são geralmente primeiramente observadas no adulto, durante a 4ª ou 5ª década de vida. Histologicamente, o coristoma cartilaginoso é composto por cartilagem hialina, circundada por tecido conectivo fibroso sugestivo de pericôndrio ou por tecido mixoide semelhante ao mesênquima primitivo.

CARACTERÍSTICAS CLÍNICAS

A apresentação clínica consiste caracteristicamente de um inchaço com crescimento lento, com alterações inflamatórias na mucosa sobrejacente (**207**). Quando presente na língua, o paciente também pode-se queixar de dificuldade de deglutição.

DIAGNÓSTICO

O diagnóstico só pode ser feito após uma biópsia que demonstre as características histopatológicas.

MANEJO

O tratamento deve consistir da remoção cirúrgica completa. A recorrência é rara, mas pode ocorrer, se o pericôndrio circundante não for incluído na excisão.

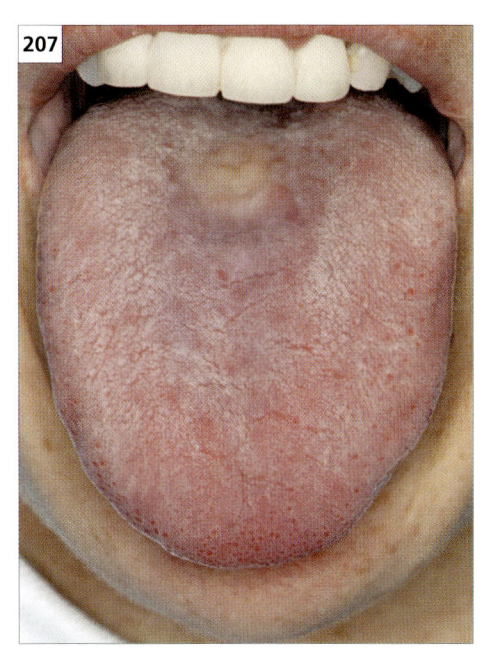

207 Coristoma cartilaginoso apresentando-se na linha mediana da língua, com uma semelhança com a glossite mediana rômbica.

CAPÍTULO 5

Eritema

- Abordagem geral
- Mucosite por radioterapia
- Líquen plano
- Reação de hipersensibilidade de contato
- Candidose eritematosa aguda (candidíase)
- Candidose eritematosa crônica (candidíase)
- Glossite mediana rômbica (glossite mediana superficial, atrofia papilar central)
- Queilite angular
- Língua geográfica (glossite migratória benigna, eritema *migrans*, estomatite *migrans*)
- Anemia por deficiência de ferro
- Anemia perniciosa
- Deficiência de ácido fólico (folato)
- Eritroplasia
- Carcinoma de células escamosas
- Mononucleose infecciosa (febre glandular)

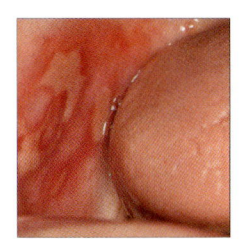

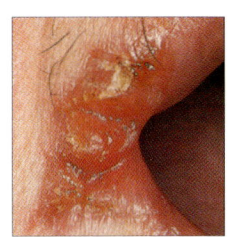

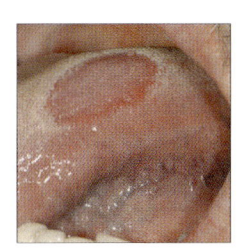

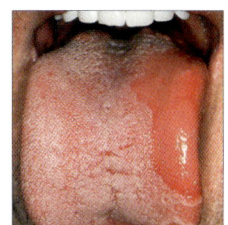

Abordagem geral

- Eritema da mucosa bucal que pode ser decorrente de trauma, infecção, doença relacionada à imunidade ou neoplasia.
- A maioria das lesões eritematosas no interior da cavidade bucal causará um certo grau de desconforto, embora este não seja geralmente grave. Ocasionalmente, as lesões eritematosas podem ser indolores.
- Algumas placas eritematosas são pré-malignas e, portanto, a biópsia deve ser rotineiramente realizada, a menos que não haja nenhuma dúvida sobre o diagnóstico.
- Lesões eritematosas afetando a mucosa bucal são geralmente disseminadas.

Os padrões de eritema são mostrados na *Tabela 4*.

Tabela 4 Padrões de eritema e diagnóstico diferencial

Doloroso e pode ulcerar
- Mucosite por radioterapia
- Reação de hipersensibilidade de contato
- Líquen plano erosivo

Doloroso sem ulceração
- Candidose eritematosa aguda (candidíase)
- Língua geográfica
- Glossite mediana rômbica
- Queilite angular
- Anemia por deficiência de ferro
- Anemia perniciosa
- Deficiência de folato

Indolor sem ulceração
- Eritroplasia
- Candidose eritematosa crônica (candidíase)

Indolor e pode ulcerar
- Carcinoma de células escamosas
- Mononucleose infecciosa

Mucosite por radioterapia

ETIOLOGIA E ETIOPATOGENIA

A radiação ionizante é usada para tratar muitas condições malignas, tendo como alvo as células em divisão. Para o CCE bucal, a radiação é normalmente administrada em frações diárias de 2 Gy até cerca de 70 Gy. Os efeitos terapêuticos da radiação são dose-dependentes, assim como as complicações. O efeito da radiação é inespecífico e, portanto, as células normais, assim como as malignas, quando estão em fase de divisão também são susceptíveis à terapia. As células epiteliais basais, que se dividem frequentemente, são principalmente susceptíveis à radiação, e isso pode levar à mucosite.

CARACTERÍSTICAS CLÍNICAS

Normalmente, múltiplas placas vermelhas dolorosas e áreas de ulceração desenvolvem-se em toda a mucosa bucal (**208, 209**). As superfícies não queratinizadas, como a mucosa vestibular e o assoalho da boca, são particularmente susceptíveis aos danos da radiação. A mucosite geralmente começa 1 a 2 semanas após o início da radioterapia. A condição pode persistir por várias semanas após o término do tratamento.

208, 209 Mucosite pós-radioterapia.

DIAGNÓSTICO

O diagnóstico é feito pelo exame clínico e pela história clínica. A biópsia não é necessária e, geralmente, está contraindicada durante o tratamento com radiação.

MANEJO

Manter a boca limpa é o aspecto mais importante do manejo dessa condição. Enxaguar a boca frequentemente com água morna e fazer bochechos com bicarbonato de sódio limitam a probabilidade de infecção. Bochechos de clorexidina (0,2%) também podem ser usados, mas uma coloração marrom muitas vezes desenvolve-se sobre o dorso da língua. A clorexidina pode ser diluída em água até 10 vezes, para reduzir este problema e o desconforto experimentado por alguns pacientes. Agentes anestésicos tópicos podem ser necessários para lesões dolorosas. Enxaguatórios bucais contendo álcool são contraindicados, pois causam maior atrofia da mucosa e mais dor. Devem ser feitas pesquisas para determinar a presença de candidose secundária (candidíase) ou de infecção estafilocócica. Uma terapêutica antimicrobiana adequada é necessária, se a cultura detectar a presença de infecção.

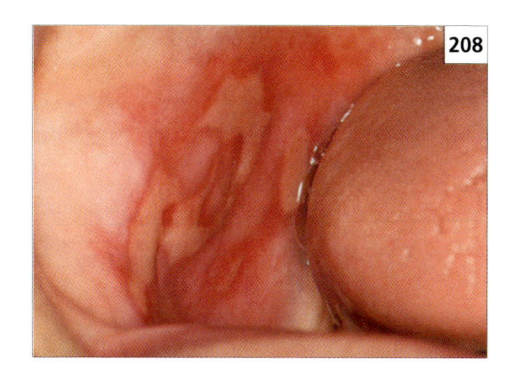

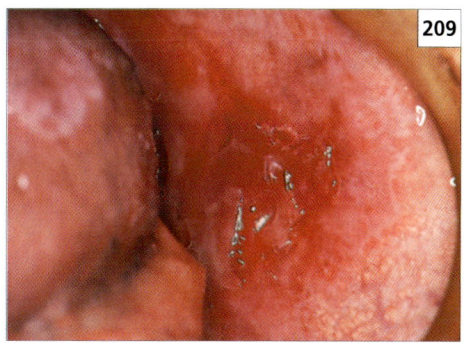

Líquen plano

ETIOLOGIA E ETIOPATOGENIA

A causa do líquen plano é desconhecida, embora seja mediado imunologicamente e se assemelhe, em muitos aspectos, a uma reação de hipersensibilidade a um antígeno desconhecido. A destruição dos queratinócitos basais mediada por linfócitos T e a hiperqueratinização produzem as lesões clínicas características.

CARACTERÍSTICAS CLÍNICAS

O líquen plano caracteristicamente apresenta-se como placas brancas (Capítulo 4, p. 66). No entanto, as formas atróficas e erosivas da doença podem produzir lesões eritematosas, com ou sem estrias brancas (**210-214**).

DIAGNÓSTICO

O diagnóstico desta forma de líquen plano provavelmente irá requerer uma biópsia. Estudos de imunofluorescência em tecido fresco podem ser um coadjuvante importante para estabelecer o diagnóstico.

MANEJO

A primeira linha de tratamento em casos sintomáticos deve consistir de um líquido para bochechos contendo clorexidina, para limpar as lesões, combinado com corticoterapia tópica na forma de fosfato sódico de betametasona (0,5 mg) ou fosfato sódico de prednisolona (5 mg) dissolvido em água e usado como um enxaguatório bucal por 2 minutos, 2-4 vezes ao dia. Outras preparações da corticoterapia tópica, como *sprays*, enxaguatórios bucais, cremes e pomadas, foram consideradas benéficas para alguns pacientes. Clobetasol é um agente tópico especialmente eficaz. Um curso curto de terapia esteroide sistêmica pode ser necessário para aliviar os sintomas agudos nos casos de dor, eritema e ulceração generalizada. Outras drogas usadas no manejo do líquen plano incluem líquido para bochechos a base de ciclosporina (ciclosporin), tacrolimo de aplicação tópica e micofenolato sistêmico.

A possibilidade de coexistência de candidose bucal (candidíase) deve ser investigada e, se presente, agentes antifúngicos sistêmicos apropriados devem ser prescritos.

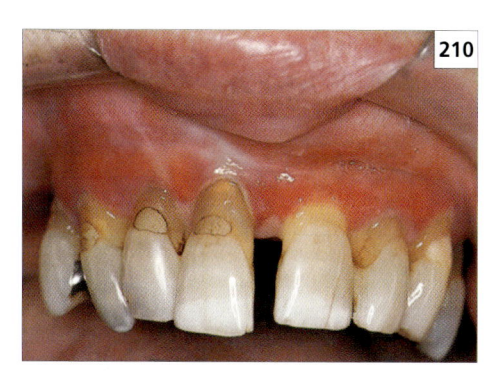

210–212 Eritema da gengiva inserida e mucosa vestibular no líquen plano erosivo.

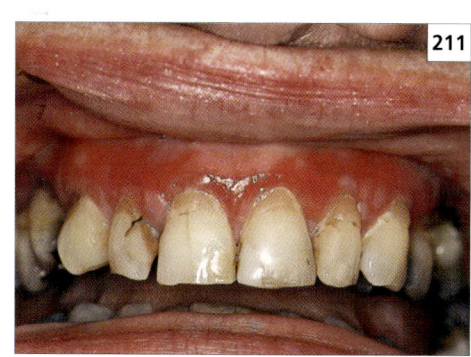

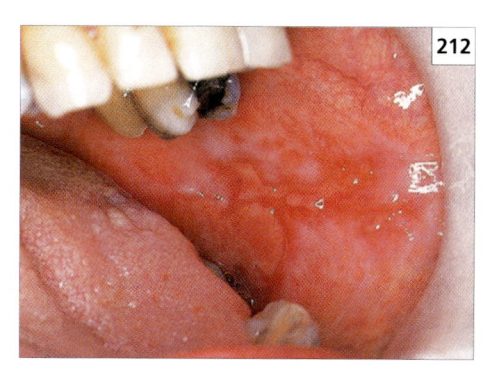

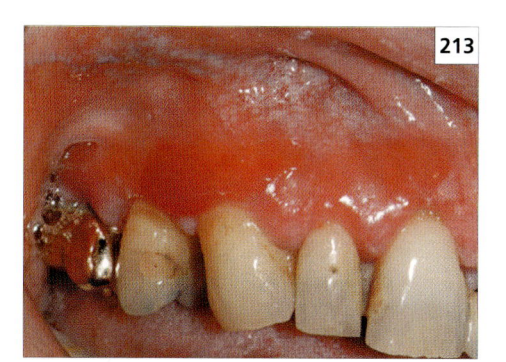

213 Eritema da gengiva inserida no líquen plano erosivo.

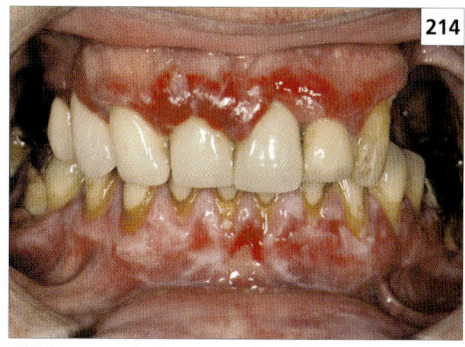

214 Formas reticulares e erosivas de líquen plano que afetam as gengivas maxilares e mandibulares.

Reação de hipersensibilidade de contato

ETIOLOGIA E ETIOPATOGENIA

Uma reação de hipersensibilidade de contato pode ser causada por uma variedade de materiais estranhos, como cremes dentais, enxaguatórios bucais, doces, hortelã, chicletes, canela, antimicrobianos tópicos e óleos essenciais. A condição é uma resposta imune mediada por células, porque exige a apresentação do antígeno pelas células de Langerhans para os linfócitos T. É importante notar que uma reação suspeita ao material de polimetilmetacrilato das próteses totais raramente é um fenômeno de hipersensibilidade, mas é mais frequentemente inflamação como resultado de infecção por *Candida*.

CARACTERÍSTICAS CLÍNICAS

As lesões decorrentes de alergia por contato geralmente encontram-se adjacentes ao agente causador. Alternativamente, as reações a cremes dentais, enxaguatórios bucais ou gêneros alimentícios podem ser difusas (**215**). As lesões variam de placas eritematosas, que podem apresentar vesiculação, até placas granulares vermelhas.

DIAGNÓSTICO

História e exame são essenciais para fazer um diagnóstico. O processo pode ser assistido por biópsia, embora os achados histológicos sejam geralmente inespecíficos. Teste cutâneo do tipo *patch test* é útil no diagnóstico. A infecção por *Candida* pode ser excluída pelo uso de um *swab*, cultura microbiana ou biópsia da mucosa lesional.

MANEJO

O principal tratamento é eliminar a causa da reação alérgica, e essa eliminação geralmente é seguida pela resolução dentro de algumas semanas. O tratamento com corticoides tópicos pode ajudar a reduzir os sintomas de apresentação, até que o fator causal seja corrigido. As restaurações em amálgama podem ser substituídas com resinas compostas e, no caso raro de uma reação a uma prótese total em polimetilmetacrilato, ela pode ser substituída por um dispositivo feito em *nylon*.

Candidose eritematosa aguda (candidíase)

ETIOLOGIA E ETIOPATOGENIA

No passado, o termo "atrófica" era utilizado para descrever essa forma de candidose (candidíase). No entanto, considera-se agora que a mucosa não é atrófica e, portanto, o termo "eritematoso" é preferido. Os fatores que predispõem à candidose eritematosa (candidíase) incluem antibioticoterapia sistêmica, terapia com esteroides inalados e imunossupressão.

CARACTERÍSTICAS CLÍNICAS

A candidose eritematosa aguda (candidíase) caracteriza-se pelo desenvolvimento de áreas vermelhas da mucosa bucal. Embora qualquer sítio intrabucal possa ser afetado, a linha mediana do palato (**216**) e o dorso da língua (**217, 218**) estão mais frequentemente envolvidos. Ao contrário de outras formas de candidose bucal (candidíase), a candidose eritematosa aguda (candidíase) muitas vezes é dolorosa. Essa forma de candidose (candidíase) pode ser uma indicação de imunossupressão subjacente, incluindo a infecção pelo HIV.

DIAGNÓSTICO

Um esfregaço do local atingido pode demonstrar a presença de espécies de *Candida*. Alternativamente, um *swab* ou material para cultura microbiana deveriam ser coletados e enviados para cultura.

MANEJO

Se o paciente estiver recebendo antibioticoterapia, deve-se considerar a interrupção deste tratamento. Os pacientes em corticoterapia por via inalatória devem ser aconselhados a lavar ou gargarejar com água após a aplicação do inalador, para minimizar a persistência da droga na cavidade bucal. O uso de um antifúngico sistêmico, como fluconazol 50 mg ao dia, por 7 dias, deve ser considerado se o paciente estiver indisposto ou apresentar comprometimento clínico. Na ausência de qualquer causa evidente, deve-se suspeitar de imunossupressão sistêmica, incluindo a infecção pelo HIV.

Candidose eritematosa aguda (candidíase) 99

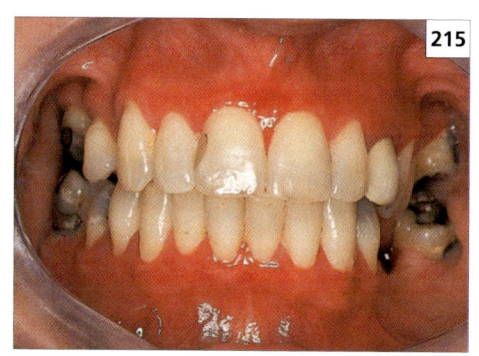

215 Eritema das gengivas devido à hipersensibilidade, à canela em pastas de dentes.

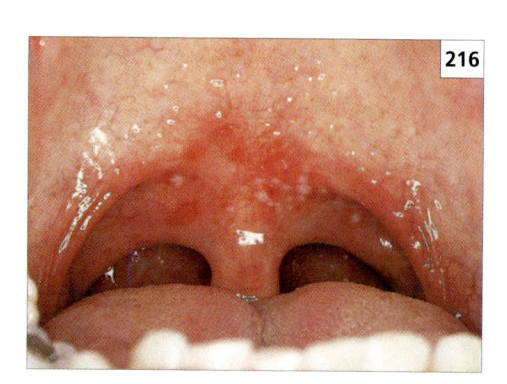

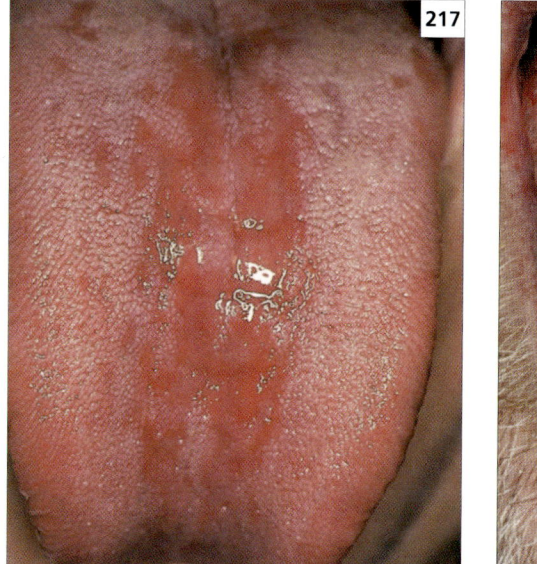

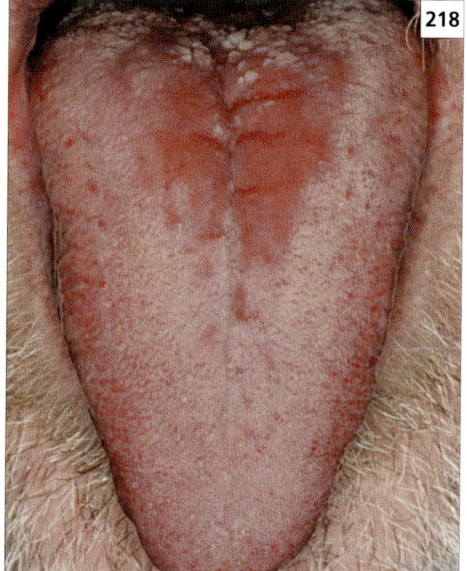

216–218 Candidose eritematosa aguda (candidíase) em sítios característicos do palato mole (**216**) e do dorso da língua (**217, 218**).

Candidose eritematosa crônica (candidíase)

ETIOLOGIA E ETIOPATOGENIA

Esta forma de candidose bucal (candidíase) é a mais frequente, estando presente em certo grau na maioria dos pacientes que usam uma prótese total superior. A cobertura contínua da mucosa palatina é um fator predisponente reconhecido para candidose eritematosa crônica (candidíase). A colonização da prótese total ou de outro dispositivo protético resulta em alterações inflamatórias na mucosa subjacente.

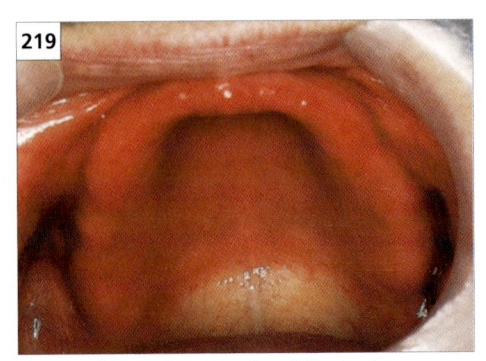

219 Candidose eritematosa (candidíase) sob uma prótese total.

CARACTERÍSTICAS CLÍNICAS

A mucosa palatina é eritematosa, com margens correspondentes à periferia do aparelho usado. Essa condição está associada geralmente a próteses totais em resina acrílica (**219, 220**), mas também pode ocorrer sob uma prótese parcial (**221, 222**) ou um aparelho ortodôntico (**223**). Além de estarem eritematosas, as mucosas podem também tornar-se nodulares, uma condição conhecida como hiperplasia papilar (**224, 225**).

DIAGNÓSTICO

Um esfregaço separado, *swab* ou coleta de material para cultura deve ser tomado da área da mucosa afetada e da superfície interna do aparelho. Embora possa haver uma recuperação mínima de microrganismos tipo *Candida* da mucosa, a prótese estará densamente colonizada.

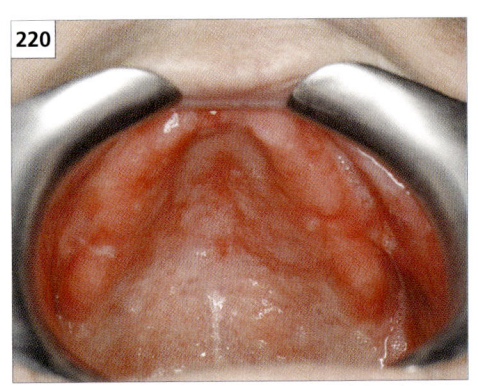

220 Candidose eritematosa crônica (candidíase) sob uma prótese total.

MANEJO

Assegurar uma higiene adequada da prótese é a principal estratégia de manejo dessa infecção. A limpeza mecânica diária das próteses dentárias é essencial. Além disso, o paciente deve ser orientado a colocar a prótese, se feita de acrílico, em uma solução diluída de hipoclorito durante a noite por 3 semanas. Nos pacientes que têm uma prótese dentária com componentes metálicos, como a base de cromo cobalto ou grampos de aço, deve-se mergulhar o aparelho em uma solução de clorexidina 0,2%, porque a colocação do metal em solução de hipoclorito causará manchas. Os agentes antifúngicos tópicos a base de antibióticos poliênicos, como anfotericina, nistatina ou miconazol, aplicados a cada 6 horas à superfície de adaptação da prótese durante 4 semanas, irão também acelerar a resolução da condição.

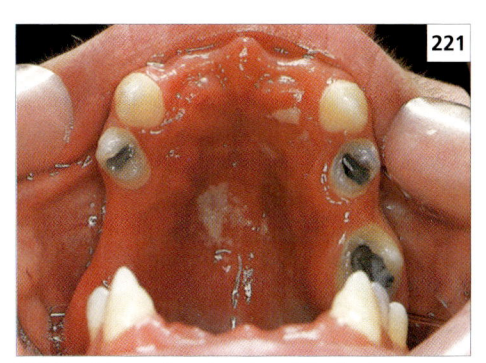

Candidose eritematosa crônica (candidíase)

221 Candidose eritematosa (candidíase) sob uma prótese parcial.

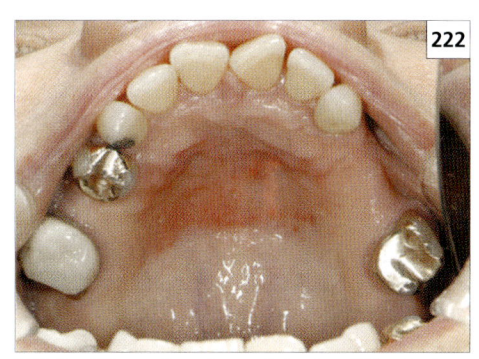

222 Candidose eritematosa crônica (candidíase) sob uma prótese parcial.

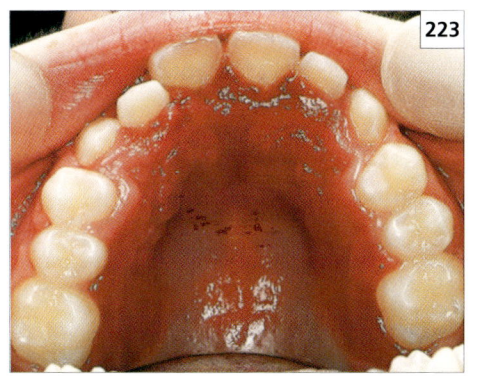

223 Candidose eritematosa (candidíase) sob um aparelho ortodôntico.

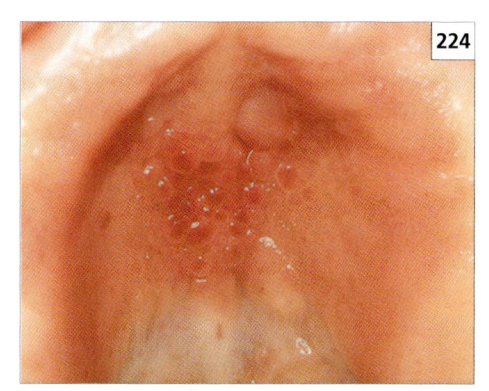

224 Hiperplasia papilar.

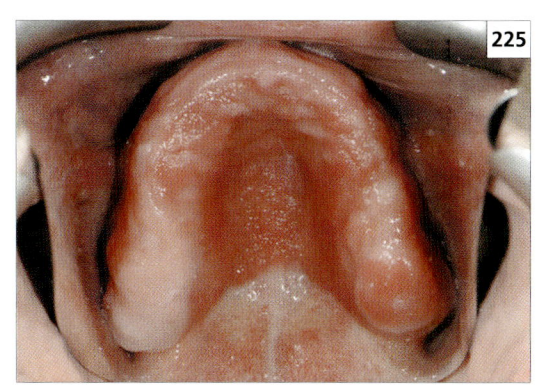

225 Candidose eritematosa crônica (candidíase) com hiperplasia papilar mediana.

Glossite mediana rômbica (glossite mediana superficial, atrofia papilar central)

ETIOLOGIA E ETIOPATOGENIA

A glossite mediana rômbica foi considerada no passado como uma anormalidade de desenvolvimento associada à persistência do tubérculo ímpar. No entanto, essa teoria é improvável, uma vez que a condição é rara em crianças e apresenta-se principalmente em adultos. Além disso, evidências recentes têm demonstrado que essas lesões contêm espécies de *Candida*, e sua resolução clínica ocorre depois da terapia antifúngica sistêmica.

CARACTERÍSTICAS CLÍNICAS

A glossite mediana rômbica caracteristicamente apresenta-se como uma área bem demarcada e lisa de eritema na junção dos 2/3 anteriores e 1/3 posterior da língua (**226-229**). Uma placa eritematosa semelhante, chamada 'lesão do beijo', às vezes pode ser observada no palato duro adjacente.

DIAGNÓSTICO

O diagnóstico pode ser feito de modo relativamente simples, pela aparência clínica. As investigações microbiológicas devem incluir uma cultura de material coletado da língua. A biópsia não é indicada, a menos que haja qualquer dúvida sobre o diagnóstico inicial.

MANEJO

No passado, o tratamento consistia de terapia antifúngica tópica na forma de pastilhas ou gomas, dissolvidas na linha mediana da língua, a cada 8 horas, por até 3 meses. A falta de adesão do paciente a esse tratamento pode explicar em parte os maus resultados terapêuticos. Mais recentemente, o uso de agentes antifúngicos sistêmicos, como fluconazol e itraconazol, tem produzido resultados animadores.

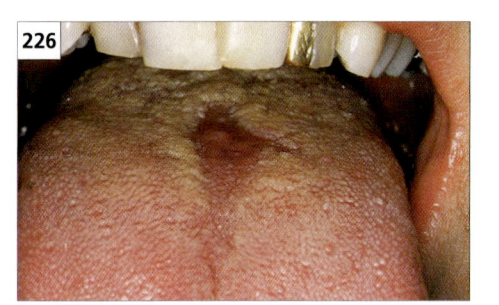

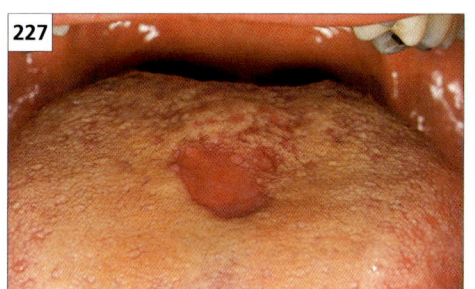

226, 227 Aparência clássica da glossite mediana rômbica no meio da língua.

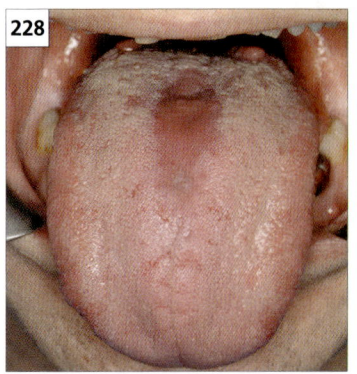

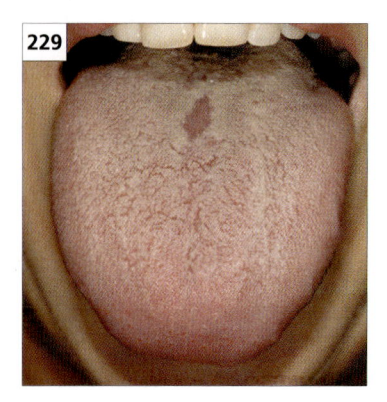

228, 229 Glossite mediana rômbica.

Queilite angular

ETIOLOGIA E ETIOPATOGENIA
A queilite angular frequentemente é associada à presença de candidose intrabucal (candidíase). Espécies de *Candida* podem ser isoladas de cerca de 2/3 dos pacientes com queilite angular, sozinhas ou em combinação com estafilococos ou estreptococos. A colonização dos ângulos da boca com espécies de *Candida* é, provavelmente, um resultado da propagação direta dos microrganismos da microbiota comensal bucal, enquanto a colonização com estafilococos é associada à propagação de bactérias dos portadores crônicos de *Staphylococcus aureus* da região anterior da narina.

CARACTERÍSTICAS CLÍNICAS
Esta condição apresenta-se como eritema, possivelmente com crostas amarelas em um ou mais (geralmente nos dois) cantos da boca (**230, 231**).

DIAGNÓSTICO
Um esfregaço separado ou *swab* deve ser coletado de cada ângulo da boca, ambos os lados da região anterior das narinas, do palato e, se presente, da superfície de encaixe da prótese superior. Um enxágue bucal deve ser realizado, se não houver nenhum aparelho intrabucal.

MANEJO
O tratamento baseia-se na erradicação dos reservatórios de espécies de *Candida* na boca ou de estafilococos no nariz. Os pacientes devem aplicar, a cada 6 horas, um agente antimicrobiano tópico, como o miconazol, que tem atividade contra microrganismos tipo *Candida* e estafilococos. Se for o caso, a higienização da prótese deve ser estabelecida. Se apenas estafilococos forem isolados dos ângulos da boca e da região anterior das narinas, então se deve prescrever ácido fusídico ou mupirocina para uso tópico, a cada 6 horas. Dois frascos da medicação devem ser adquiridos, e o paciente precisa ser instruído a usar um exclusivamente para os ângulos da boca e o outro para as narinas anteriores. A pesquisa de uma causa subjacente, como o diabetes ou uma deficiência hematínica, deve ser realizada, se a queilite angular persistir após o tratamento local.

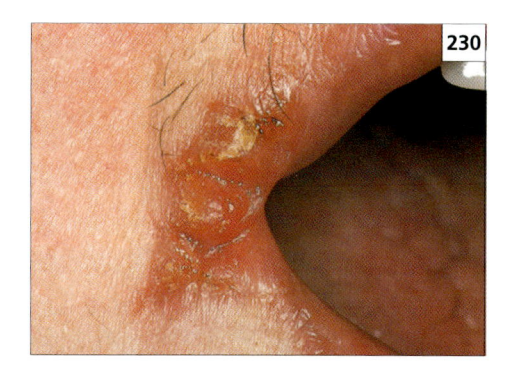

230, 231 Queilite angular apresenta-se como uma área avermelhada nos cantos da boca. A detecção de crostas douradas pode ser sugestiva da presença de estafilococos, ao invés de ser apenas uma infecção por *Candida*.

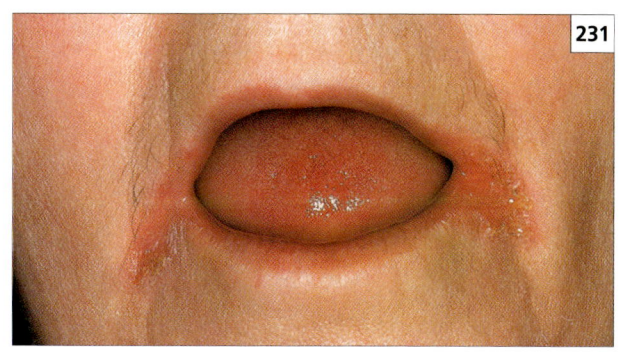

Língua geográfica (glossite migratória benigna, eritema *migrans*, estomatite *migrans*)

ETIOLOGIA E ETIOPATOGENIA

A etiologia da língua geográfica é desconhecida. Embora a condição da mucosa se assemelhe histopatologicamente à psoríase, nenhuma conexão entre as duas entidades foi comprovada.

CARACTERÍSTICAS CLÍNICAS

Essa condição é caracterizada pelo aparecimento de áreas eritematosas, despapiladas e irregulares, rodeadas por margens pálidas bem demarcadas, na superfície dorsal e margens laterais da língua (**232-236**). Tais áreas aparecem e regridem relativamente rápido durante um período de poucos dias. Raramente, lesões de aparência semelhante podem ser encontradas em outras superfícies mucosas (**237**). A condição é relativamente comum e pode afetar qualquer faixa etária, inclusive crianças. Os pacientes muitas vezes não sabem da presença da língua geográfica, embora alguns indivíduos se queixem de desconforto ao comer, especialmente alimentos quentes ou picantes.

DIAGNÓSTICO

A língua geográfica pode ser diagnosticada a partir da aparência clínica e da história. Uma biópsia raramente é indicada, mas deve ser realizada sempre que não houver certeza do diagnóstico.

MANEJO

O paciente deve ser tranquilizado sobre a natureza benigna da condição. A presença de deficiência nutricional deve ser excluída em todos os pacientes com língua geográfica sintomática. Portanto, devem ser realizados um hemograma completo e uma avaliação dos níveis de vitamina B_{12}, corrigindo-se o ácido fólico (folato) e a ferritina do sangue. Além disso, um ensaio com zinco pode ser útil, uma vez que já foi observado que a língua geográfica sintomática responde à terapia tópica de zinco. O zinco deve ser dado como sulfato de zinco dispersível, 125 mg, dissolvido em água e usado como um enxaguatório bucal por aproximadamente 2 a 3 minutos, a cada 8 horas, durante 3 meses.

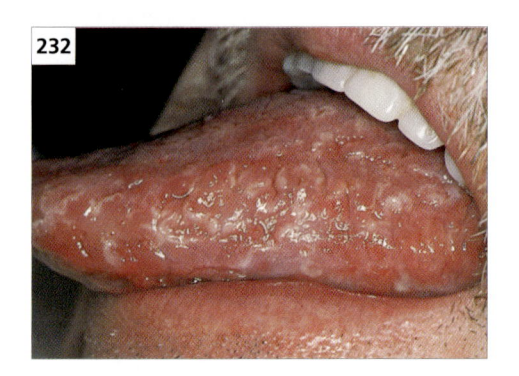

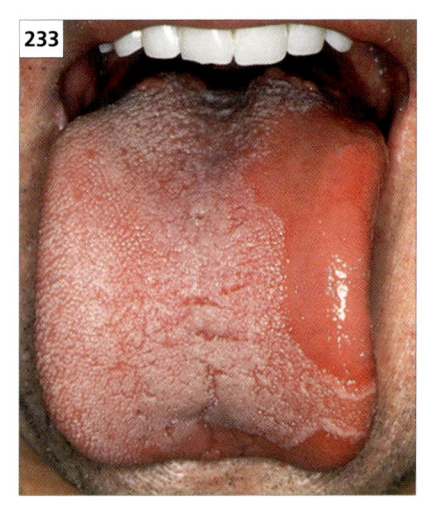

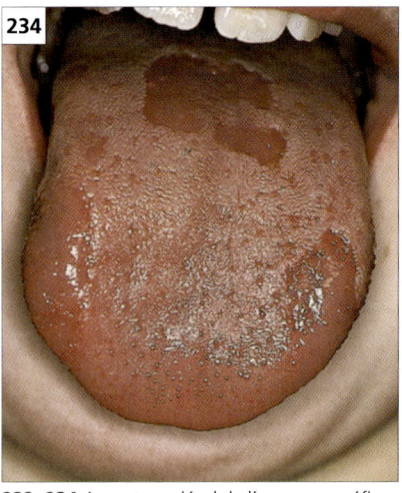

232–234 Aspecto variável da língua geográfica.

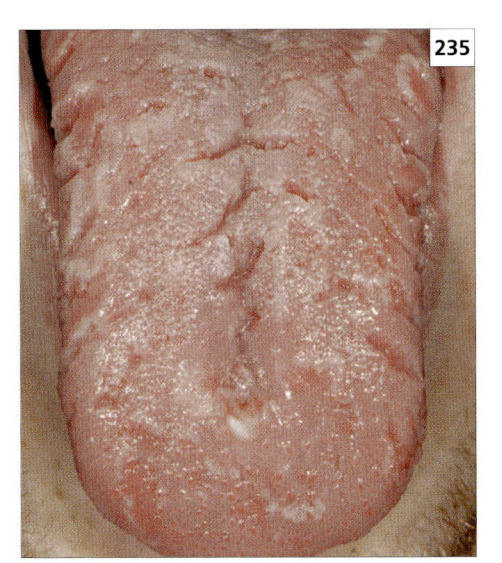

Língua geográfica (glossite migratória benigna, eritema *migrans*, estomatite *migrans*)

235 Língua geográfica associada à língua fissurada.

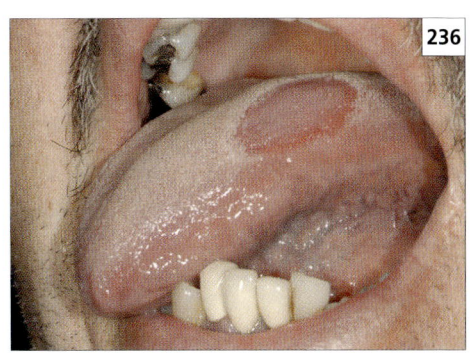

236 Língua geográfica.

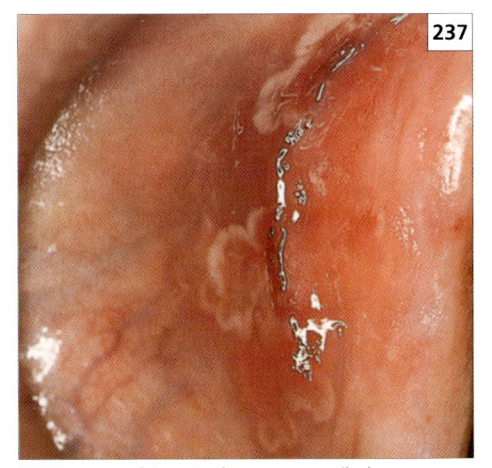

237 Raro envolvimento da mucosa vestibular em um paciente com língua geográfica.

Anemia por deficiência de ferro

ETIOLOGIA E ETIOPATOGENIA
Anemia por deficiência de ferro é o tipo mais frequente de anemia e pode ocorrer em quatro configurações: uma diminuição da ingestão de ferro, que ocorre em casos de inanição e desnutrição; uma redução da absorção de ferro decorrente de doença intestinal; perda crônica de ferro decorrente de um sangramento gastrointestinal; e um aumento da demanda por ferro durante a gravidez ou a infância.

CARACTERÍSTICAS CLÍNICAS
A anemia por deficiência de ferro (ferropriva) afeta principalmente mulheres e apresenta-se clinicamente como letargia, fadiga, palidez e falta de ar. Os pacientes podem ter unhas quebradiças, em forma de colher (coiloníquia) e cabelos quebradiços. Dentro da boca, a mucosa bucal pode aparecer vermelha e lisa, sendo dolorosa (**238**). Achados semelhantes também podem ser observados como um componente da síndrome de Plummer–Vinson em que a anemia por deficiência de ferro é acompanhada de disfagia, atrofia da mucosa gastrointestinal superior e uma predisposição para o câncer bucal.

DIAGNÓSTICO
Suspeita-se do diagnóstico na presença dos achados clínicos típicos. A análise laboratorial do sangue revela anemia microcítica hipocrômica, com redução dos níveis de hemoglobina e um hematócrito reduzido. A análise do soro também revelará níveis baixos de ferro e diminuição da ferritina sérica, mas aumento da capacidade de ligação do ferro total (transferrina).

MANEJO
O manejo do caso destina-se principalmente à determinação e correção da causa subjacente da deficiência de ferro. Suplementos dietéticos de ferro podem ser usados para reabastecer os reservatórios do ferro, embora esses só devam ser dados uma vez que foi identificada a etiologia.

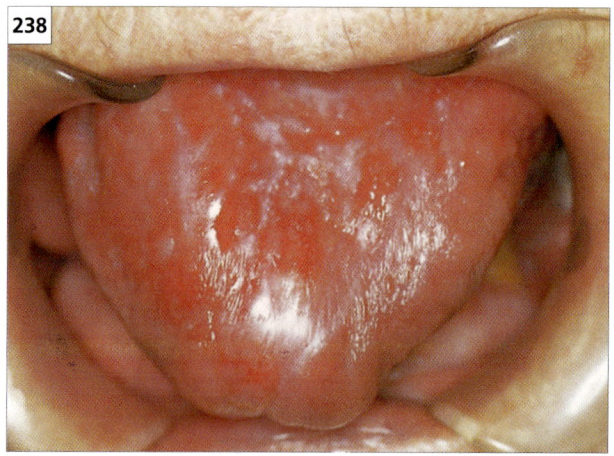

238 Língua atrófica e eritematosa em paciente com deficiência de ferro.

Anemia perniciosa

ETIOLOGIA E ETIOPATOGENIA

A anemia perniciosa é decorrente de uma deficiência de vitamina B_{12}, que é necessária para a síntese de DNA das células em rápida divisão, como as encontradas na medula óssea. A causa primária da anemia perniciosa é a destruição mediada por reação autoimune das células parietais gástricas que produzem o fator intrínseco. O fator intrínseco se liga à vitamina B_{12} no estômago, sendo responsável pela absorção intestinal da vitamina. Muito menos frequentemente, a anemia perniciosa é em razão da deficiência dietética, mas somente quando há uma ausência completa de carne e de outros produtos de origem animal.

CARACTERÍSTICAS CLÍNICAS

Os pacientes têm sinais clínicos e sintomas de anemia, incluindo fraqueza, letargia, fadiga, falta de ar e palidez. Em casos graves, há manifestações neurológicas centrais, incluindo zumbidos, cefaleia, tonturas e neuropatias periféricas. Dentro da boca, o dorso da língua encontra-se eritematoso, doloroso e despapilado, caracterizando a assim chamada "glossite de Hunter" ou "glossite de Moeller" (**239**). A queilite angular também é uma característica de apresentação da anemia perniciosa.

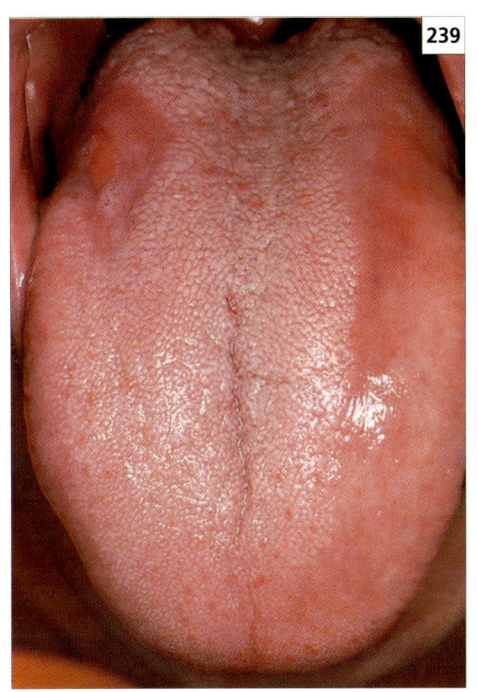

239 Mucosa atrófica e eritematosa na língua em paciente com anemia perniciosa.

DIAGNÓSTICO

O exame do sangue periférico revela uma anemia megaloblástica, com aumento do volume corpuscular médio (VCM). Os níveis séricos de vitamina B_{12} encontram-se reduzidos. Um teste de Schilling pode ser usado para confirmar uma suspeita diagnóstica de anemia perniciosa. Esse teste consiste na administração por via oral de vitamina B_{12} com marcador radioativo, seguida por uma grande dose de lavagem de vitamina B_{12} não radioativa em injeção rápida por via parenteral. A quantidade de vitamina B_{12} com marcador radioativo presente na urina será proporcional à quantidade da administração oral de vitamina B_{12} que foi absorvida. Os anticorpos séricos para células parietais gástricas são encontrados em 90% dos pacientes e anticorpos antifator intrínseco em 60% dos pacientes. Estes anticorpos também são encontrados na saliva.

MANEJO

A condição é tratada por injeções parenterais de vitamina B_{12}, em primeiro lugar semanalmente, em seguida, em intervalos de 1 ou 3 meses, pelo resto da vida. Os sintomas bucais da anemia perniciosa resolvem-se rapidamente após a correção da deficiência.

Deficiência de ácido fólico (folato)

ETIOLOGIA E ETIOPATOGENIA

Como a vitamina B_{12}, o ácido fólico é essencial para a síntese de DNA e uma deficiência resulta em uma anemia macrocítica. A condição é semelhante à anemia perniciosa, mas sem as complicações neurológicas. A principal causa é a desnutrição, o cozimento excessivo de alimentos, alcoolismo, doenças do intestino delgado ou gravidez. Níveis reduzidos de ácido fólico também podem ser vistos como uma complicação da terapia com fenitoína ou metotrexato.

CARACTERÍSTICAS CLÍNICAS

Os pacientes com deficiência de ácido fólico têm sintomas de anemia, incluindo palidez, letargia, fadiga e falta de ar. Eles também podem sofrer de diarreia e de outras anormalidades gástricas. Em termos bucais, o dorso da língua é eritematoso, doloroso e despapilado (**240**). A queilite angular e a EAR são outras manifestações bucais da deficiência de ácido fólico (folato).

DIAGNÓSTICO

A análise do sangue periférico irá revelar uma anemia megaloblástica macrocítica. Há diminuição dos níveis de folato no soro e nos eritrócitos. A excreção urinária de ácido forminiglutâmico (FIGlu) encontra-se aumentada após a administração oral de histidina.

MANEJO

O manejo do caso destina-se principalmente à determinação e posterior correção da causa da deficiência de ácido fólico (folato). A terapia de reposição com ácido fólico (folato), por via oral, normalmente 5 mg ao dia, é então indicada. É importante notar que essa terapia irá corrigir a anemia megaloblástica por deficiência de vitamina B_{12}, mas não vai interromper a degeneração neurológica.

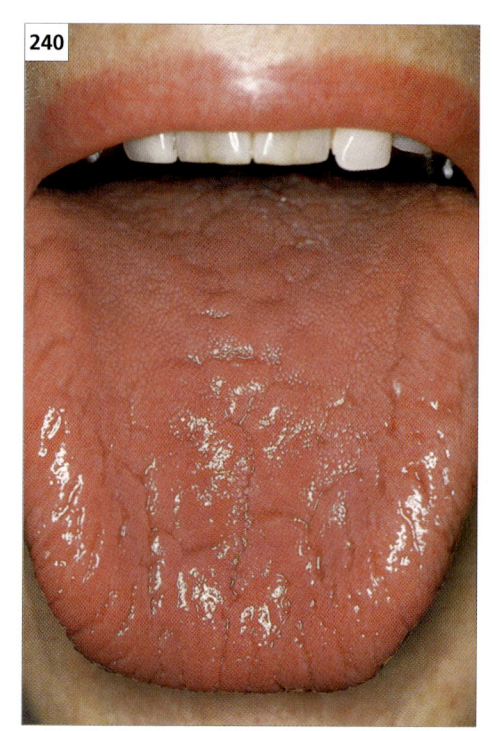

240 Língua atrófica na deficiência de ácido fólico (folato).

Eritroplasia

ETIOLOGIA E ETIOPATOGENIA

Eritroplasia é um termo clínico utilizado para descrever "uma placa ou área vermelha na mucosa bucal, que não pode ser raspada e não pode ser caracterizada clinicamente como qualquer doença específica". Esta definição exclui, portanto, condições como o líquen plano erosivo, a língua geográfica e a candidose eritematosa (candidíase). A maioria dos casos de eritroplasia está associada ao tabagismo, embora o álcool, a infecção invasiva por *Candida*, a deficiência hematínica (síndrome de Plummer–Vinson) e os traumas crônicos também possam desempenhar um papel relevante. A taxa de transformação maligna das eritroplasias situa-se entre 5-10%.

CARACTERÍSTICAS CLÍNICAS

A maioria dos casos de eritroplasia ocorre nas populações de meia-idade e mais velhas. Qualquer sítio intrabucal pode ser afetado, mas o assoalho da boca é o mais frequente (**241**). Clinicamente, a eritroplasia pode incluir placas brancas e, nesse caso, é denominada "leucoplasia mosqueada".

DIAGNÓSTICO

Uma biópsia de uma área de eritroplasia é obrigatória, uma vez que as lesões com uma aparência clínica semelhante têm uma gama de diferentes diagnósticos histológicos, incluindo carcinoma. Além disso, ela é essencial para determinar a gravidade de qualquer displasia epitelial que possa estar presente.

MANEJO

O manejo das eritroplasias varia de acordo com o diagnóstico estabelecido pela histologia. Na ausência de displasia, nenhum tratamento é necessário, além da reavaliação periódica, a cada 6 meses, para avaliar mudanças clínicas que indiquem a necessidade de repetir a biópsia. O manejo das áreas com lesões displásicas dependerá da gravidade da displasia epitelial. Uma leucoplasia levemente displásica pode ser tratada de forma conservadora, com ênfase sobre a eliminação de hábitos de consumo de tabaco ou álcool. Qualquer infecção por *Candida* sobreposta deve ser tratada com terapia antifúngica. Alguns autores sugerem que a terapia prolongada com retinoides possa ter um papel no manejo da displasia leve. No entanto, as evidências recentes revelam que, embora a terapia com retinoides melhore o aspecto clínico das lesões, as aberrações genéticas permanecem inalteradas. Portanto, a eficácia dessa terapia tem sido questionada.

Uma nova biópsia deve ser realizada após 3 meses, para avaliar os efeitos das medidas destinadas à correção dos fatores etiológicos. Uma avaliação em longo prazo, em intervalos de 6 meses, é necessária. O papel da citologia esfoliativa e da biópsia com escova no acompanhamento dessas lesões está sob revisão e pode ser útil no futuro. Lesões moderadas a gravemente displásicas devem ser tratadas por excisão cirúrgica, devido ao risco de alteração maligna. Atualmente está sendo avaliado o papel da terapia fotodinâmica no manejo da displasia grave localizada e de pequenos carcinomas.

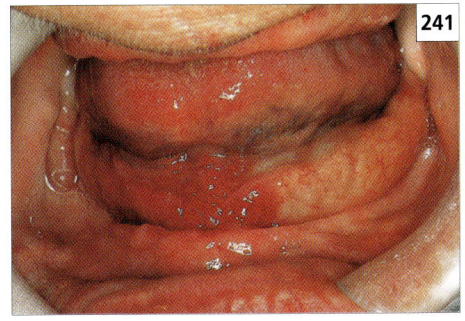

241 Eritroplasia observada como uma área de mucosa vermelha no assoalho da boca.

Carcinoma de células escamosas

ETIOLOGIA E ETIOPATOGENIA
O uso de tabaco e o consumo de álcool continuam a ser os dois fatores de risco mais importantes associados ao desenvolvimento de CCE bucal (Capítulo 2, p. 30).

CARACTERÍSTICAS CLÍNICAS
A apresentação clínica do CCE é variável e vai desde uma pequena área de eritema até um grande inchaço ou úlcera. Os sítios intrabucais mais frequentemente acometidos são o assoalho da boca (**242**), a língua e a região retromolar (**243, 244**).

DIAGNÓSTICO
Qualquer área eritematosa da mucosa deve ser vista com desconfiança e uma biópsia deve ser realizada, se houver dúvidas sobre o diagnóstico. Embora um diagnóstico de CCE possa ser suspeitado clinicamente, o único método de diagnóstico definitivo é a biópsia.

MANEJO
A taxa global de sobrevida em 5 anos para CCE bucal é de cerca de 40%. O manejo do caso consiste em cirurgia, radioterapia ou uma combinação de ambas as formas de tratamento (Capítulo 2, p. 30).

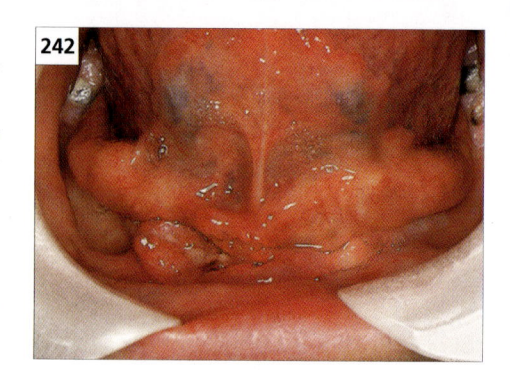

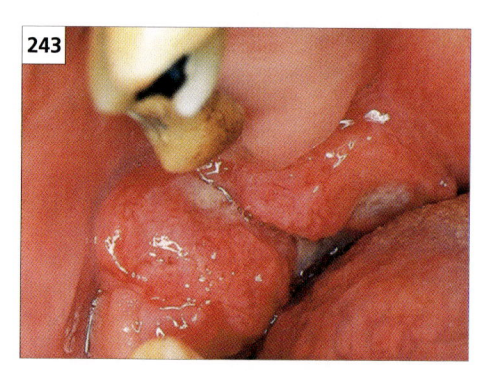

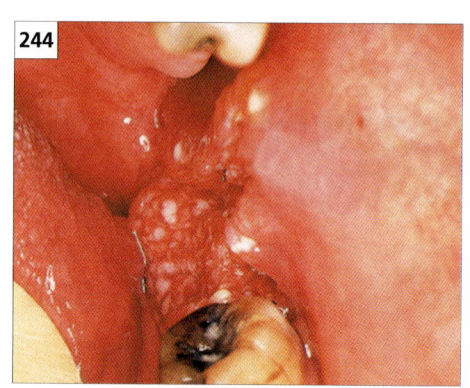

242–244 Carcinoma de células escamosas apresentando-se como uma lesão eritematosa no assoalho da boca e região retromolar. Estes são os dois locais frequentemente afetados pelo câncer de boca.

Mononucleose infecciosa (febre glandular)

ETIOLOGIA E ETIOPATOGENIA

O vírus Epstein–Barr (EBV), um membro do grupo de herpes vírus, causa a mononucleose infecciosa. EBV é transmitido nas gotículas salivares e, inicialmente, infecta os linfócitos B. Os linfócitos T reagem às células B infectadas e aparecem no sangue periférico como linfócitos atípicos. Posteriormente, há uma proliferação linfoide no sangue, nos linfonodos e no baço.

CARACTERÍSTICAS CLÍNICAS

A condição é caracterizada por enfartamento de linfonodos, febre e inflamação faríngea. Aproximadamente 30% dos pacientes sofrerão também púrpura ou petéquias no palato e ulceração bucal (**245**). Ocasionalmente, podem-se desenvolver um sangramento e a ulceração gengival, assemelhando-se à gengivite ulcerativa necrosante aguda. A condição ocorre principalmente na infância ou no início da adolescência.

DIAGNÓSTICO

A demonstração sorológica de anticorpos IgM para antígeno do capsídeo do EBV e um teste *Monospot*-positivo para cortes histológicos ou teste de Paul–Bunnell–Davidsohn irão confirmar um diagnóstico de mononucleose infecciosa.

MANEJO

Nenhum tratamento específico é necessário, embora a hospitalização possa ser necessária em casos graves de mononucleose infecciosa com envolvimento hepático ou esplênico. Ampicilina e seus derivados não devem ser usados, uma vez que tendem a produzir uma erupção cutânea eritematosa.

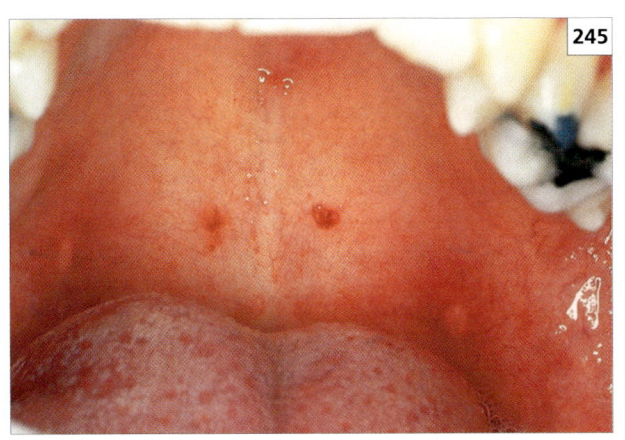

245 Petéquias e úlceras no palato, associadas a mononucleose infecciosa.

CAPÍTULO 6

Inchaço

- Abordagem geral
- Sialoadenite viral (caxumba)
- Sialoadenite bacteriana
- Sialose (sialoadenose)
- Mucocele e rânula
- Adenoma pleomórfico de glândulas salivares
- Carcinoma adenoide cístico
- Carcinoma de células escamosas
- Acromegalia
- Doença de Crohn
- Granulomatose bucofacial
- Doença de Paget (osteíte deformante)
- Pólipo fibroepitelial (hiperplasia fibrosa focal, fibroma por irritação)
- Hiperplasia gengival induzida por drogas
- Hiperplasia epitelial focal (doença de Heck)
- Hiperplasia induzida por prótese (granuloma por prótese)
- Granuloma piogênico (epúlide gravídica)
- Granuloma de células gigantes periféricas (epúlide de células gigantes)
- Papiloma escamoso
- Verrugas infecciosas (verruga vulgar, condilomas acuminados)
- Exostose óssea
- Sialolitos (cálculos salivares)
- *Piercing* de língua
- Linfoma
- Lipoma

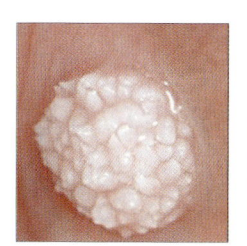

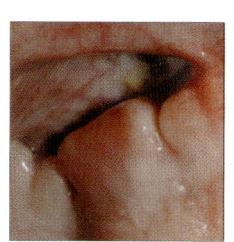

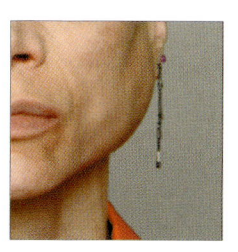

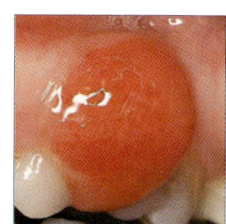

Abordagem geral

- O inchaço dos tecidos bucofaciais pode ser decorrente de trauma, infecção, reações imunes ou neoplasias.
- Os inchaços crônicos dos tecidos bucais geralmente são indolores.
- O inchaço pode ser extrabucal, intrabucal ou em ambas as localidades.
- A diferenciação do inchaço intrabucal pode ser feita com base na presença de ulceração e pela coloração da lesão.

As causas de inchaço intra e extrabucal são apresentadas nas *Tabelas 5 e 6*.

Tabela 5 Causas de inchaço extrabucal

- Sialadenite viral
- Sialoadenite bacteriana
- Sialose
- Rânula
- Tumor de glândula salivar
- Carcinoma de células escamosas
- Doença de Crohn
- Granulomatose bucofacial
- Doença de Paget
- Displasia fibrosa
- Acromegalia

Tabela 6 Causas de inchaço intrabucal

De cor rosa
- Pólipo fibroepitelial
- Hiperplasia induzida por drogas
- Condilomas e verrugas
- Hiperplasia epitelial focal
- Doença de Crohn
- Granulomatose bucofacial
- Carcinoma de células escamosas
- Tumor de glândula salivar
- Linfoma

De cor vermelha
- Hiperplasia induzida por prótese
- Granuloma piogênico
- Granuloma de células gigantes
- Carcinoma de células escamosas
- Escorbuto

De cor branca
- Papiloma escamoso
- Carcinoma de células escamosas

De cor azul
- Mucocele
- Rânula

De cor amarela
- Sialolito
- Exostose óssea
- Lipoma

Sialoadenite viral (caxumba)

ETIOLOGIA E ETIOPATOGENIA

A caxumba representa uma sialoadenite viral aguda envolvendo predominantemente as glândulas parótidas, embora outras glândulas possam ser afetadas. A infecção é causada por um paramixovírus que é altamente infeccioso e transmitido pela saliva. Um período de incubação de 2-3 semanas precede os sintomas clínicos.

CARACTERÍSTICAS CLÍNICAS

A caxumba ocorre principalmente na infância, mas ocasionalmente pode-se desenvolver em pacientes adultos. As principais manifestações são: febre, mal-estar, cefaleia, calafrios e dor pré-auricular, com inchaço. Aproximadamente 75% dos pacientes têm doença de glândulas parótidas bilaterais (**246**). O inchaço é máximo 2-3 dias após o início dos sintomas clínicos, com a maior parte do inchaço desaparecendo 10 dias mais tarde. Como a caxumba é uma infecção sistêmica, outros órgãos podem ser envolvidos, inclusive gônadas, fígado, pâncreas e rins. A orquite e a ooforite são complicações graves em pacientes adultos, pois podem levar à esterilidade.

DIAGNÓSTICO

Em sua maioria, os casos podem ser diagnosticados através dos dados clínicos. Quando existem dúvidas, o diagnóstico pode ser confirmado pela demonstração da elevação dos títulos séricos de anticorpos para os antígenos S e V do paramixovírus. O anticorpo para o antígeno S desaparece logo após a infecção, mas o anticorpo para o antígeno V persiste e pode ser usado como um marcador de infecção prévia. O vírus também pode ser cultivado a partir de amostras de saliva.

MANEJO

O tratamento é sintomático, consistindo de repouso, fluidos e analgésicos (acetaminofeno, paracetamol). Uma vacina eficaz, administrada em crianças, reduziu significativamente o número de casos de caxumba. O ácido acetilsalicílico não é recomendado para crianças. Os pacientes adultos que desenvolvem envolvimento de gônadas devem receber em torno de 40 mg de prednisolona (prednisona) por via oral, diariamente, por 4 dias e, a partir de então, a dose deve ser diminuída gradualmente.

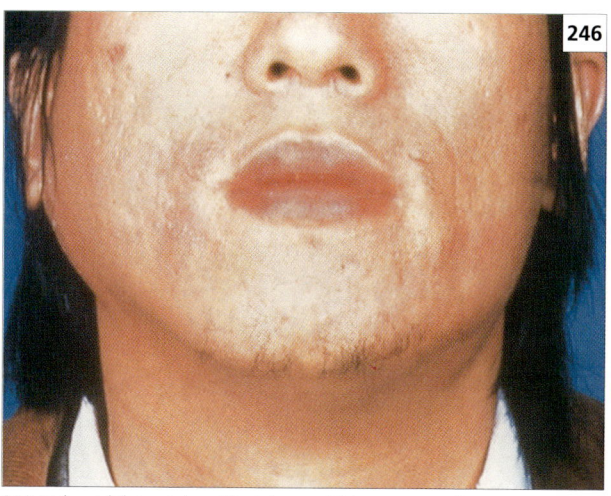

246 Inchaço bilateral das glândulas parótidas na caxumba.

Sialoadenite bacteriana

ETIOLOGIA E ETIOPATOGENIA

Qualquer causa de redução do fluxo salivar pode possibilitar a ocorrência de uma infecção retrógrada de uma glândula salivar maior por microrganismos da microbiota bucal comensal. A desidratação após uma cirurgia maior era no passado um importante fator predisponente para a sialoadenite bacteriana, mas a melhora na compreensão do equilíbrio hidreletrolítico praticamente eliminou essa complicação. Tradicionalmente, os microrganismos encontrados nessa infecção são *Staphylococcus aureus*, *Streptococcus viridans* e *Streptococcus pneumoniae*. Contudo, mais recentemente tornou-se aparente que as bactérias anaeróbicas estritas também estão envolvidas.

CARACTERÍSTICAS CLÍNICAS

A glândula afetada torna-se dolorosa, inchada (**247**) e sensível ao toque, com uma eliminação purulenta pelo orifício do ducto (**248, 249**). A pele de recobrimento pode ficar eritematosa, e o paciente terá febre e mal-estar.

DIAGNÓSTICO

O diagnóstico é fundamentado nos achados clínicos e na história clínica. Raramente, pode-se observar uma criança que tenha apresentado episódios repetidos de sialoadenite aguda em uma glândula parótida, uma condição conhecida como parotidite recorrente da infância (**250**). Este diagnóstico incomum pode ser confirmado por sialografia, que irá revelar sialectasias múltiplas no interior da glândula parótida (**251**).

MANEJO

O manejo deve consistir de antibioticoterapia empírica com fármacos que tenham atividade sobre a betalactamase, como a flucloxacilina, a clindamicina e o metronidazol. Se possível, uma amostra de pus deve ser coletada do orifício do ducto por aspiração. Na fase aguda, o paciente terá um alívio da dor com a administração de um AINE. Os pacientes desidratados devem ser reidratados e o equilíbrio hidreletrolítico deve ser restabelecido. Uma vez que os sintomas agudos estejam resolvidos, deve-se realizar um sialograma, para determinar a presença de anormalidades estruturais no interior da glândula afetada. Cada episódio de infecção, no caso de parotidite recorrente da infância, deve ser tratado individualmente. É interessante observar que essa condição rara resolve-se após a puberdade.

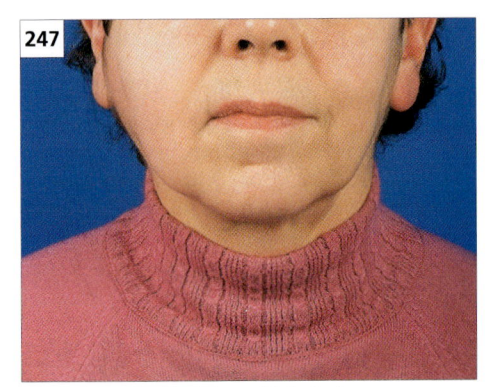

247 Inchaço da glândula parótida direita.

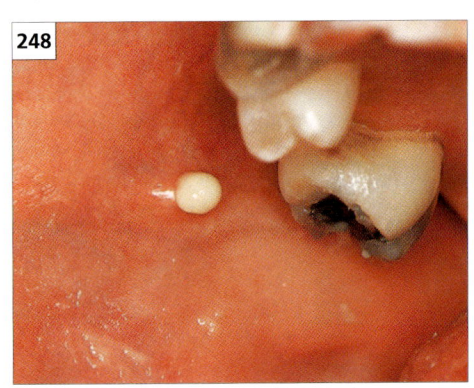

248 Descarga purulenta pelo orifício do ducto parotídeo.

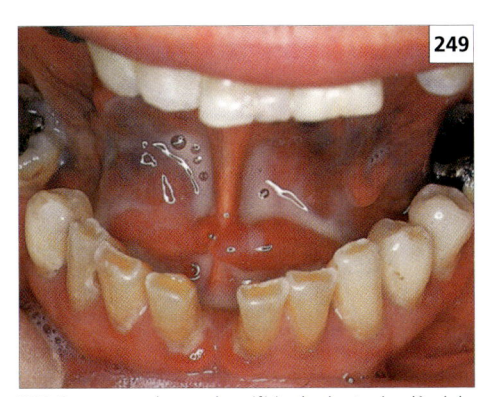

249 Drenagem de pus do orifício do ducto da glândula submandibular esquerda, para o assoalho da boca.

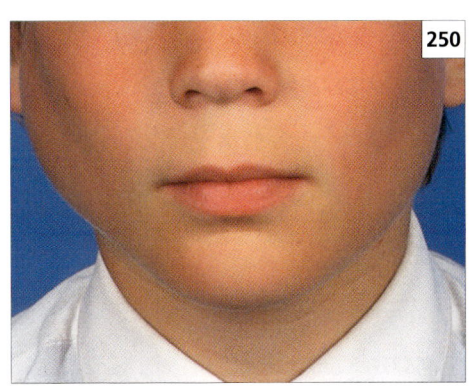

250 Inchaço da glândula parótida esquerda de um menino com parotidite recorrente da infância.

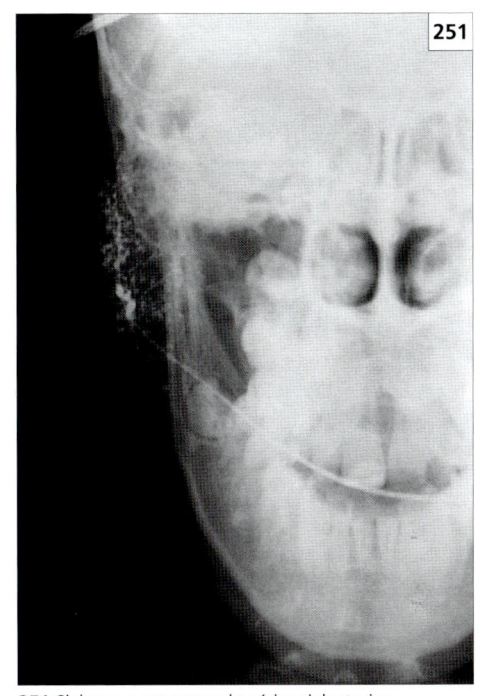

251 Sialograma mostrando várias sialectasias características da parotidite recorrente da infância.

Sialose (sialoadenose)

ETIOLOGIA E ETIOPATOGENIA

Essa condição apresenta um inchaço não inflamatório e não neoplásico das glândulas salivares maiores, principalmente das glândulas parótidas. Sua etiologia é mal compreendida, embora diversas condições tenham sido implicadas como uma possível causa. Os fatores associados à sialose incluem o consumo excessivo de álcool, a cirrose, o diabetes, a anorexia e a bulimia.

CARACTERÍSTICAS CLÍNICAS

A sialose apresenta-se como um aumento de volume indolor, bilateral, das glândulas parótidas (**252, 253**).

DIAGNÓSTICO

O diagnóstico é com base nos achados clínicos e na história clínica. A biópsia não é necessária, embora, se for realizada, irá revelar hipertrofia dos ácinos serosos e edema do tecido conectivo intersticial. A investigação hematológica deve ser feita, para excluir a possibilidade de outras causas de inchaço crônico das glândulas parótidas.

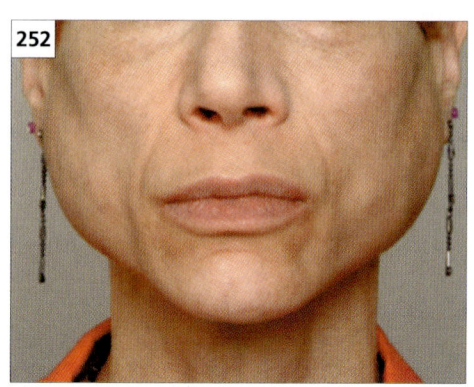

252 Inchaço bilateral da glândula parótida em associação à bulimia.

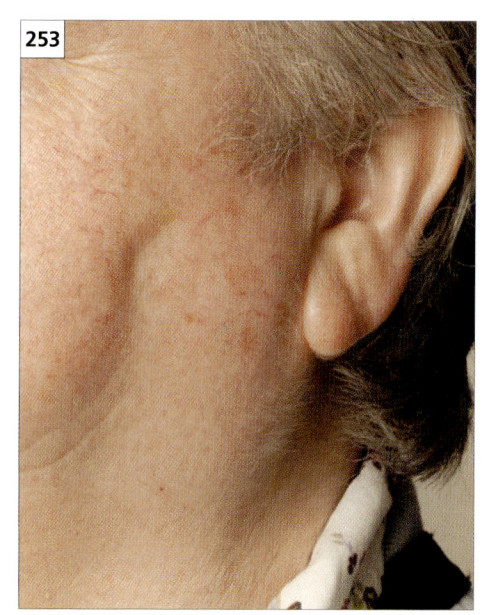

253 Sialose da glândula parótida esquerda. O lóbulo da orelha está caracteristicamente deslocado em direção superior.

Mucocele e rânula

ETIOLOGIA E ETIOPATOGENIA

Um acúmulo de muco nos tecidos conectivos ou no interior de um ducto salivar são condições clínicas denominadas mucoceles (Capítulo 3, p. 54) e englobam tanto o fenômeno de extravasamento de muco quanto um cisto de retenção de muco. O fenômeno de extravasamento de muco é resultante de um trauma ou transecção de um ducto salivar, levando ao acúmulo de muco nos tecidos conectivos, com uma resultante resposta de tecido de granulação. Um cisto de retenção de muco pode ser resultado de uma obstrução secundária de um ducto por um cálculo salivar, formação de cicatriz ou um tumor adjacente.

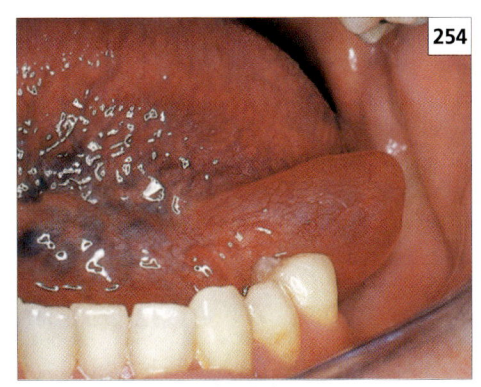

254 Mucocele no assoalho da boca.

CARACTERÍSTICAS CLÍNICAS

Uma mucocele pode desenvolver-se em qualquer região bucal, mas se apresenta mais frequentemente como uma massa séssil, azulada, preenchida por líquido, imediatamente abaixo da mucosa do lábio inferior. O bloqueio do ducto da glândula submandibular ou sublingual pode causar a formação de uma grande mucocele no assoalho da boca, com inchaço extrabucal. Uma pequena mucocele algumas vezes será chamada de rânula, devido a uma semelhança com a barriga de um sapo e o termo em latim para "rã" (**254, 255**). Uma rânula herniada é o resultado da herniação da lesão através do músculo milohióideo ao longo dos planos fasciais do pescoço. Elas podem apresentar-se como massas cervicais medianas e, raramente, no mediastino.

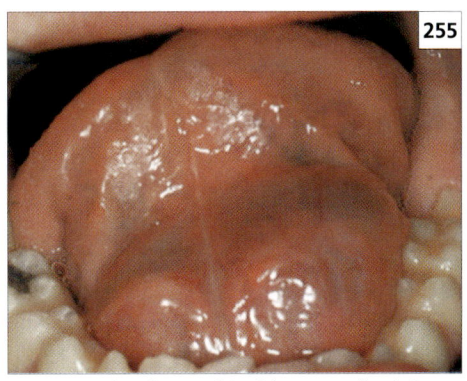

255 Mucocele volumosa (rânula) no assoalho da boca.

DIAGNÓSTICO

O diagnóstico de mucocele é estabelecido pela história e pelo exame clínico. Uma biópsia excisional que inclua as glândulas salivares menores adjacentes é um procedimento terapêutico, e o diagnóstico de extravasamento ou retenção será confirmado pelos achados histopatológicos. O exame de imagem por ultrassom, TC ou RM do assoalho da boca e da região cervical pode ser necessário para determinar a extensão da rânula.

MANEJO

As mucoceles são tratadas por excisão cirúrgica, incluindo a lesão e as glândulas salivares menores adjacentes. A aspiração do muco não produz benefícios duradouros, já que as glândulas salivares adjacentes rapidamente voltarão a preencher a mucocele. O sítio cirúrgico frequentemente repara-se por segunda intenção, para minimizar a probabilidade de recorrência. A crioterapia pode ser usada para tratar as mucoceles em crianças, embora exista uma possibilidade de recorrência.

Adenoma pleomórfico de glândulas salivares

ETIOLOGIA E ETIOPATOGENIA

Os tumores de glândulas salivares são relativamente raros e geralmente se apresentam como inchaços. A maioria (85%) dos tumores salivares afeta as glândulas maiores, com quase 90% deles desenvolvendo-se na glândula parótida.

O adenoma pleomórfico de glândulas salivares (APGS) (também conhecido como adenoma pleomórfico ou tumor misto) é um tumor benigno e a neoplasia mais comum tanto de glândulas salivares maiores quanto menores. Aproximadamente 75% de todos os tumores que se desenvolvem na glândula parótida são APGS. A etiologia do APGS é desconhecida, mas as características patológicas sugerem que seja derivado de uma transformação neoplásica de células tipo ácinos salivares e células mioepiteliais.

CARACTERÍSTICAS CLÍNICAS

O APGS apresenta-se como uma massa firme e lobulada, tanto extrabucalmente, no interior de uma glândula salivar maior (**256**), quanto intrabucalmente, no tecido de glândulas menores (**257**). A pele e a mucosa subjacente parecem similares aos tecidos adjacentes. As lesões têm crescimento lento e são indolores, variando de tamanho desde alguns milímetros até vários centímetros. Dentro da cavidade bucal, a maioria desses tumores localiza-se no palato, na mucosa vestibular ou no lábio superior.

DIAGNÓSTICO

O diagnóstico é estabelecido pelo exame histopatológico do material da biópsia, que irá mostrar estruturas de ductos bilaminares, compostos de células acinosas neoplásicas variavelmente mistas, com células mioepiteliais e um estroma que varia desde material hialino até cartilagem e osso. Os exames de imagem, como ultrassom, TC e IRM, frequentemente são necessários para determinar a extensão da doença, principalmente quando o APGS ocorre no interior de uma glândula salivar maior.

MANEJO

A excisão cirúrgica é o tratamento de primeira escolha. A enucleação não é uma terapia aceitável, uma vez que pequenas projeções digitais de tumor que são localizadas dentro da massa e fora da cápsula tumoral são deixadas no local e contribuem para a recorrência. Uma excisão incompleta é o fator mais importante relacionado à recorrência do tumor. A transformação maligna, denominada carcinoma ex-APGS, pode ocasionalmente ocorrer em casos de APGS de longa duração, deixado sem tratamento.

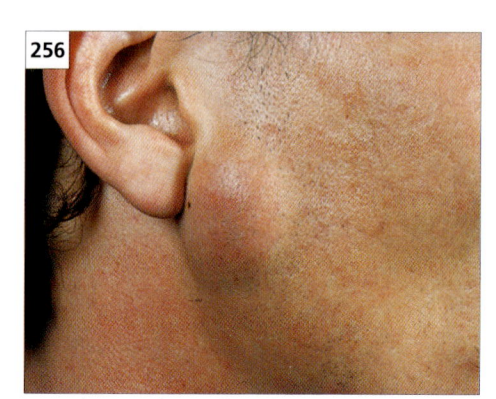

256 Adenoma pleomórfico salivar em glândula parótida.

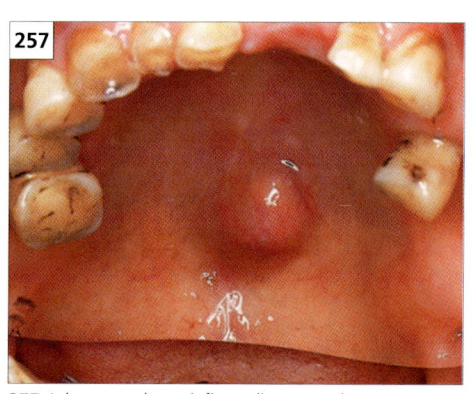

257 Adenoma pleomórfico salivar no palato.

Carcinoma adenoide cístico

ETIOLOGIA E ETIOPATOGENIA

Os tumores malignos de glândulas salivares também são raros. A etiologia dos tumores malignos de glândulas salivares é desconhecida, mas para alguns, como o carcinoma adenoide cístico, o tumor seria derivado de uma transformação neoplásica de células tipo ácinos salivares e células mioepiteliais. Globalmente, o tumor maligno de glândulas salivares é um carcinoma mucoepidermoide, um tumor com uma ampla gama de comportamentos clínicos, desde indolente até clinicamente agressivo. O carcinoma adenoide cístico é responsável por apenas 25% dos carcinomas que ocorrem nas glândulas salivares, mas compreendem a maioria (50-70%) de todas as neoplasias que se desenvolvem nas glândulas salivares menores.

CARACTERÍSTICAS CLÍNICAS

No interior da cavidade bucal, o carcinoma adenoide cístico apresenta-se mais frequentemente como um inchaço firme e indolor no palato (**258, 259**), possivelmente com ulceração superficial. Quando o carcinoma adenoide cístico se desenvolve na glândula parótida, um inchaço fixo e delimitado frequentemente está associado à paralisia do nervo facial.

DIAGNÓSTICO

O diagnóstico é estabelecido pela biópsia. O carcinoma adenoide cístico é composto de estruturas bilaminadas similares a ductos, em um padrão cribiforme. O tumor não é capsulado, revelando uma ampla infiltração dos tecidos adjacentes, inclusive dos nervos. Uma vez diagnosticado, exames de imagem envolvendo TC e IRM são necessários para determinar a extensão do tumor. No caso de lesões volumosas nas glândulas maiores, tais exames de imagens ou ultrassom provavelmente devem ser realizados antes da biópsia.

MANEJO

O carcinoma adenoide cístico é evidentemente difícil de tratar com sucesso. A excisão cirúrgica, envolvendo uma ampla margem, é o tratamento de primeira escolha. Na glândula parótida, a parotidectomia é realizada com sacrifício do nervo facial, se ele estiver envolvido. A radioterapia pós-operatória pode ser usada em algumas situações. A quimioterapia desempenha um papel pequeno ou nulo no tratamento desta condição. A taxa de sobrevida em 5 anos é de aproximadamente 70%, embora a taxa de sobrevida em 15 anos seja de apenas 10%. Esse resultado provavelmente reflete o crescimento infiltrativo lento, mas constante, e a disseminação perineural desse tumor.

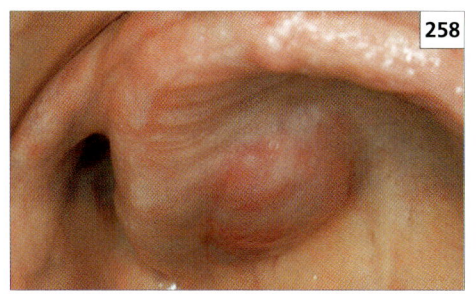

258, 259 Inchaço dos tecidos palatinos decorrente de carcinoma adenoide cístico. A mucosa sobrejacente é normal, sugerindo que a origem da lesão seja no interior dos tecidos subjacentes.

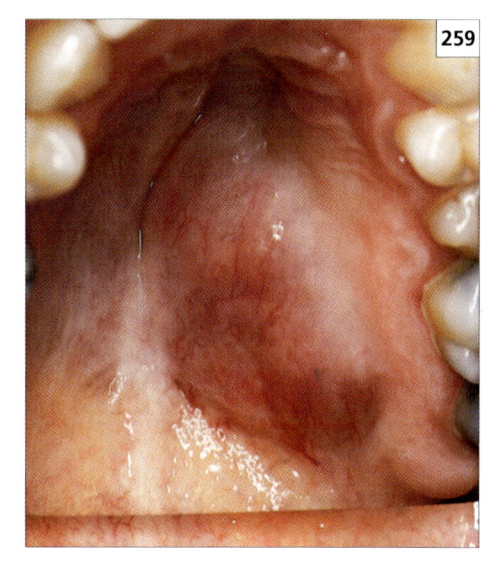

Carcinoma de células escamosas

ETIOLOGIA E ETIOPATOGENIA
O uso de tabaco e o consumo de álcool continuam sendo os dois fatores de risco mais importantes associados ao desenvolvimento de CCE bucal (Capítulo 2, p. 30).

CARACTERÍSTICAS CLÍNICAS
O CCE não tem uma aparência característica e pode apresentar-se com uma variedade de sinais clínicos que incluem inchaço, placas brancas (Capítulo 4, p. 86), placas vermelhas (Capítulo 5, p. 110) ou ulceração (Capítulo 2, p. 30). A fixação dos tecidos subjacentes é uma característica comum para todas as formas. Um CCE intrabucal volumoso pode produzir um inchaço extrabucal evidente (260). Se ocorrer metástase, os linfonodos regionais podem ser palpáveis ou estar visivelmente aumentados de volume (261). O CCE dos lábios pode apresentar-se como um inchaço firme, que é palpável na massa de tecidos (262-264). Intrabucalmente, o CCE pode-se desenvolver como um inchaço em qualquer localização, embora seja mais frequente no assoalho da boca, na língua e na região retromolar (265-267, verso). As gengivas (268-270 verso) e a mucosa vestibular são localizações relativamente raras para o CCE.

DIAGNÓSTICO
O diagnóstico é feito pelo exame do material obtido por uma biópsia incisional. As pequenas lesões suspeitas devem ser excisadas no momento da biópsia inicial.

MANEJO
O tratamento consiste de cirurgia, radioterapia ou uma combinação de ambas as abordagens. A quimioterapia tem um papel significativo no manejo do CCE mais avançado, quando combinada com a radioterapia (Capítulo 2, p. 30).

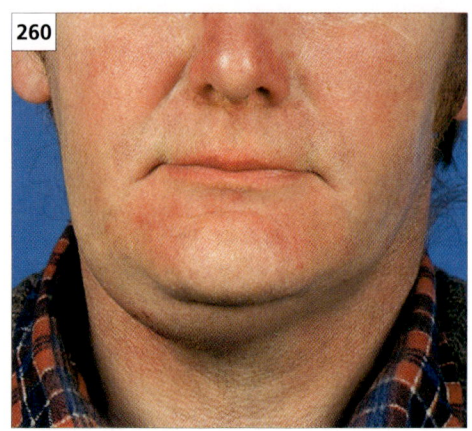

260 Inchaço submandibular direito devido a um carcinoma de células escamosas volumoso no assoalho da boca.

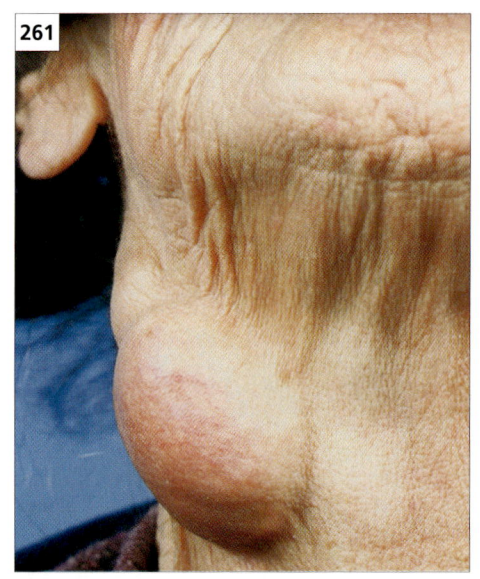

261 Linfonodo enfartado devido a metástases de carcinoma de células escamosas do assoalho da boca e da língua.

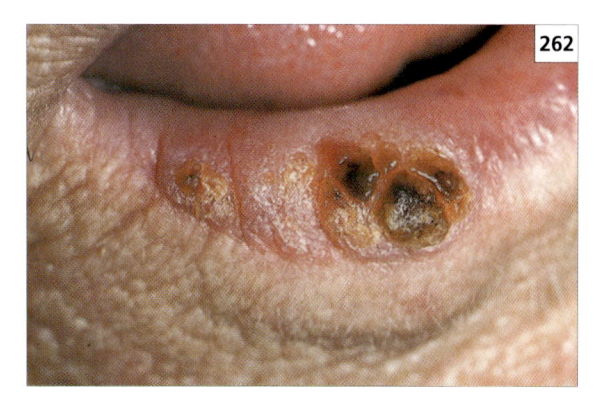

Carcinoma de células escamosas

262 Carcinoma de células escamosas apresentando-se como inchaço do lábio inferior. Uma lesão visível como esta é muitas vezes detectada enquanto pequena, em contraste com as lesões intrabucais, que frequentemente não são diagnosticadas até que sejam relativamente grandes.

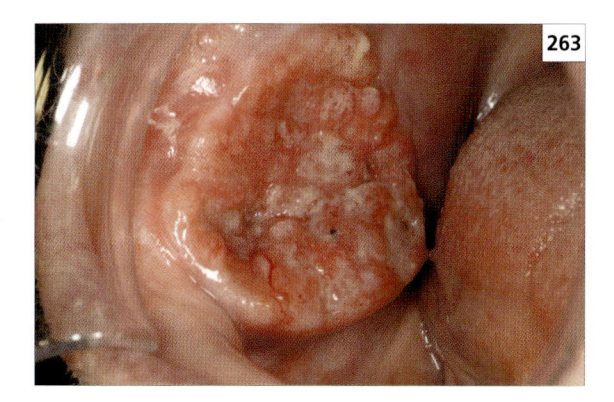

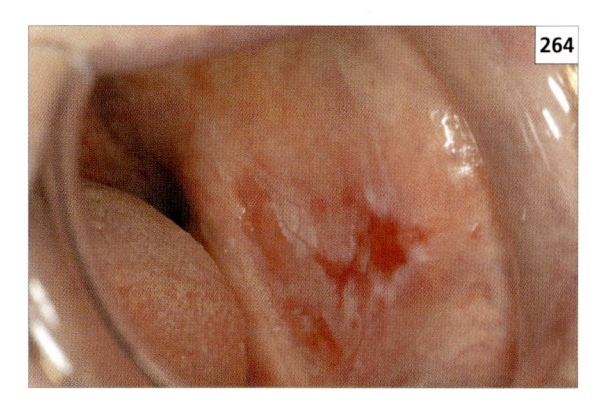

263, 264 Paciente com líquen plano bucal vestibular bilateral crônico que desenvolveu um carcinoma de células escamosas na mucosa afetada do lado direito (**263**).

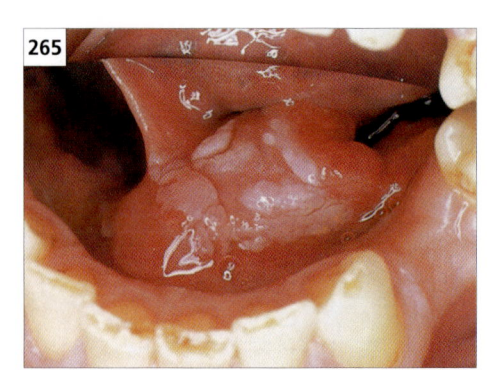

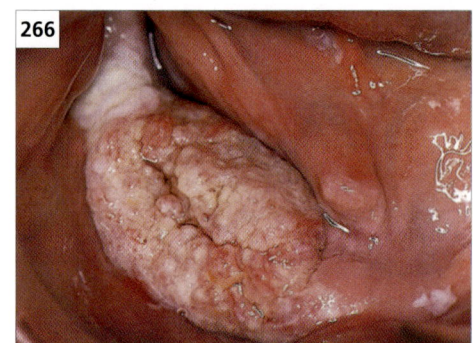

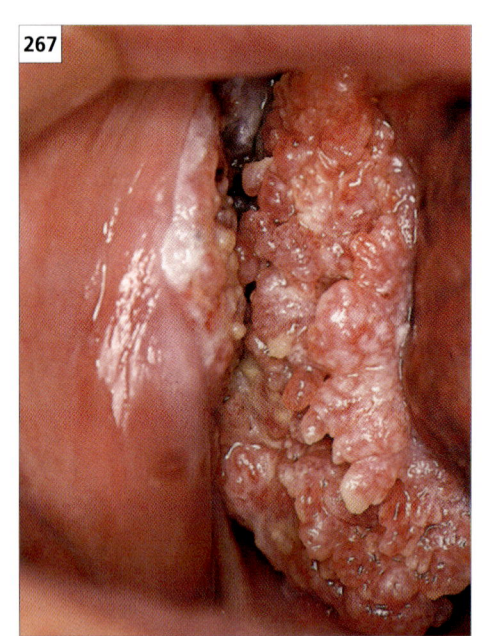

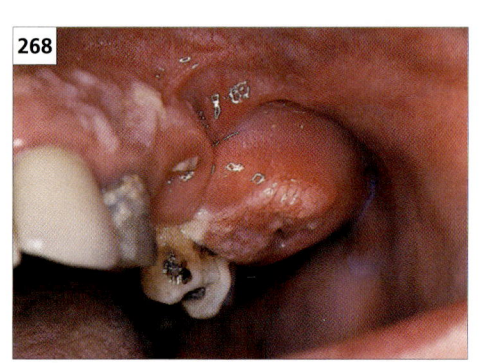

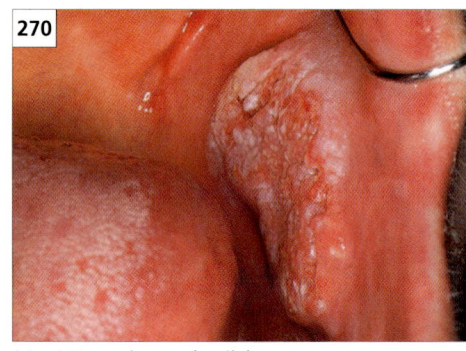

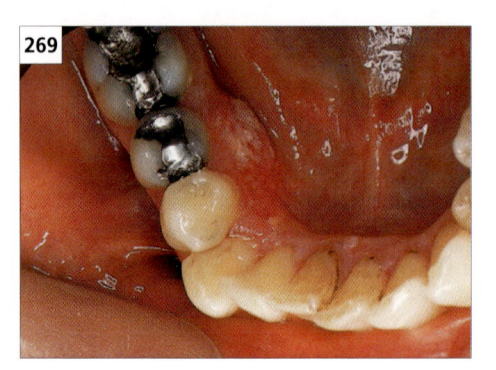

265–270 Carcinoma de células escamosas, apresentando-se como inchaço em vários sítios bucais.

Acromegalia

ETIOLOGIA E ETIOPATOGENIA

A acromegalia é uma condição rara, causada por hipersecreção do hormônio do crescimento por um adenoma hipofisário em pacientes adultos. A quantidade de hormônio do crescimento que é produzido é proporcional ao tamanho do adenoma hipofisário. Se ocorrer hipersecreção de hormônio do crescimento antes do fechamento das placas epifisárias, na infância, então se desenvolve o gigantismo.

CARACTERÍSTICAS CLÍNICAS

A acromegalia é mais frequentemente observada na 4ª década de vida. A condição e suas manifestações desenvolvem-se lentamente. Os sinais e os sintomas incluem fraqueza, parestesia, hipertensão e cardiopatias. Classicamente, ocorre um aumento de volume da maxila e da mandíbula (**271**), com afastamento dos dentes (**272**) e o desenvolvimento de mordida cruzada posterior. Os tecidos moles, inclusive os lábios e a pele da face, tornam-se espessados e parecem grosseiros.

DIAGNÓSTICO

O diagnóstico é feito por demonstração radiográfica de um aumento de volume da glândula hipófise na sela túrcica. Os níveis séricos de hormônio do crescimento são elevados.

MANEJO

A acromegalia é tratada por remoção transesfenoidal do adenoma hipofisário. A radioterapia ocasionalmente também é usada, sendo eficaz na redução do tamanho do adenoma hipofisário. A bromocriptina, um agonista da dopamina, ou a octreotida são usadas como adjuvantes à cirurgia ou à radioterapia, mas não como terapia primária.

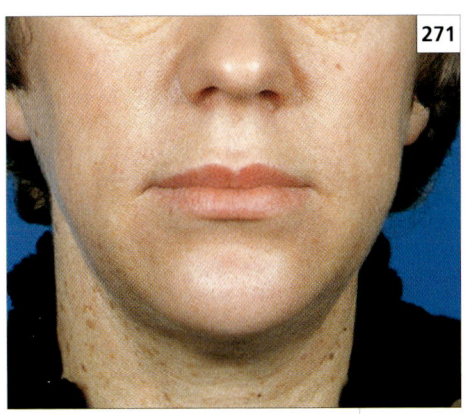

271 Aumento de volume da mandíbula decorrente da acromegalia.

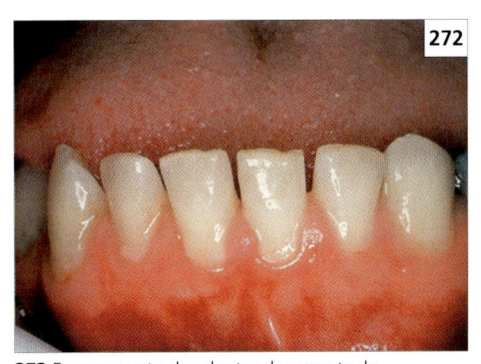

272 Espaçamento dos dentes decorrente da acromegalia.

Doença de Crohn

ETIOLOGIA E ETIOPATOGENIA

A doença de Crohn é uma doença intestoinal inflamatória inespecífica de etiologia desconhecida, que pode afetar qualquer porção do trato gastrointestinal, desde a boca até o ânus. A prevalência na população é de 2-6/100.000. A condição é mais comum em judeus do que em asiáticos ou negros. Os fatores genéticos provavelmente desempenham um papel importante em seu desenvolvimento, uma vez que 10-15% dos pacientes afetados têm um parente em primeiro grau com doença de Crohn ou com colite ulcerativa. Há também uma alta concordância em gêmeos monozigóticos.

CARACTERÍSTICAS CLÍNICAS

A inflamação do intestino delgado pode comprometer a absorção de nutrientes vitais. Ferro e folato são absorvidos no duodeno, enquanto a vitamina B_{12} é absorvida pela porção terminal do íleo. A doença nesses sítios pode, portanto, resultar em deficiências que são detectáveis no sangue periférico. Além disso, a redução da função absortiva de intestino delgado provavelmente resultará em baixos níveis de albumina.

Os sintomas gastrointestinais são o achado predominante, com dor, diarreia, cãibras, febre e perda de peso. Um terço dos pacientes tem sinais e sintomas bucofaciais no momento da apresentação inicial. As manifestações bucais são variadas, mas tipicamente ocorre um inchaço labial peribucal difuso (**273**), uma mucosa vestibular nodular com aparência pavimentada (**274**) e *tags* mucosos (**275**). Uma ulceração que lembra a EAR também pode estar presente.

DIAGNÓSTICO

O diagnóstico é feito com o exame clínico complementado por biópsia das lesões bucais que revela inflamação granulomatosa não caseosa com células gigantes tipo de Langerhans. A sorologia revela uma elevação da velocidade de hemossedimentação dos eritrócitos, leucocitose e resultados anormais das provas de função hepática. Pode ser necessário fazer uma ileocolonoscopia com biópsia.

MANEJO

A sulfasalazina (sulfassalazina) é a principal forma de terapia para controlar a doença, e os sintomas bucais irão responder ao tratamento bem-sucedido do comprometimento intestinal. Em casos graves ou em um episódio de sintomas agudos, os esteroides sistêmicos também podem ser usados. A cirurgia é reservada para os casos de fibrose intestinal e formação de fístulas.

O manejo do paciente com doença de Crohn deve incluir uma revisão regular para monitorar a saúde dos tecidos moles bucais e o nível de cáries dentárias. A terapia com esteroides tópicos pode ajudar a reduzir os sintomas bucais de ulceração. Os agentes antimicrobianos frequentemente são necessários para tratar a candidose bucal secundária (candidíase) ou a infecção estafilocócica, que podem-se apresentar na forma de queilite angular.

Doença de Crohn 127

273 Inchaço acentuado dos lábios na doença de Crohn. A gravidade do inchaço pode variar consideravelmente, mas muitas vezes reflete o grau de atividade intestinal subjacente.

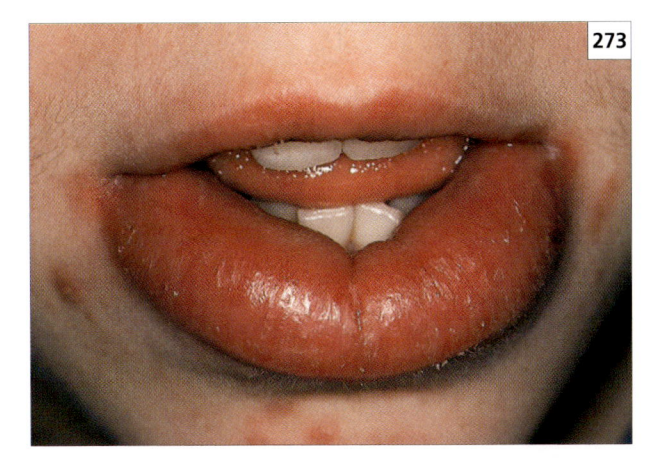

274 Aparência pavimentada na mucosa vestibular na doença de Crohn.

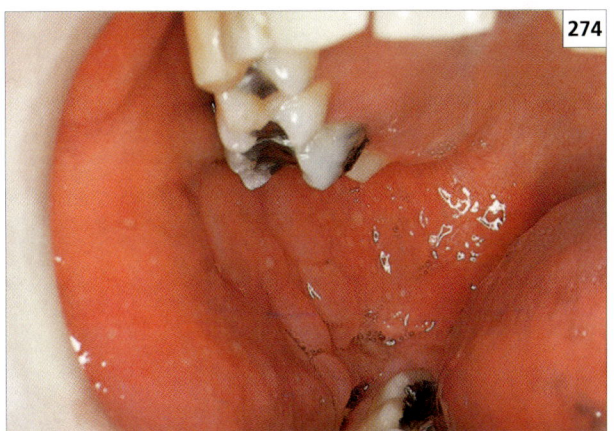

275 *Tags* mucosos no sulco vestibular inferior, na doença de Crohn.

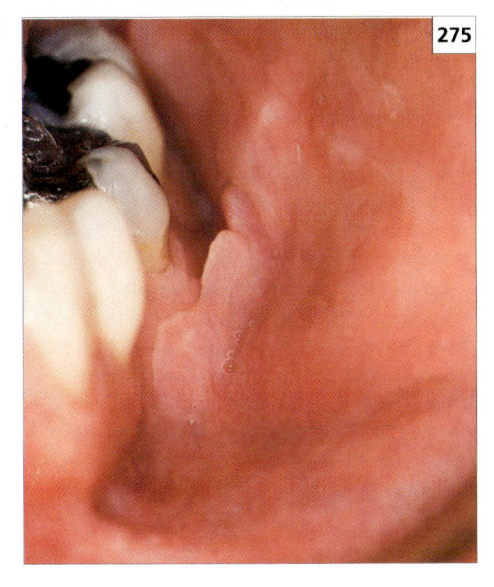

Granulomatose bucofacial

ETIOLOGIA E ETIOPATOGENIA

Como se torna evidente pelo nome, essa condição é caracterizada por inflamação granulomatosa na região bucofacial. A causa da granulomatose bucofacial é desconhecida. Alguns autores sugeriram que a infecção com micobactérias atípicas possa ser a etiologia, mas essa afirmação ainda não foi comprovada. A hipersensibilidade aos alimentos, em especial ao ácido benzoico e à canela, tem sido implicada no desenvolvimento dos sintomas clínicos.

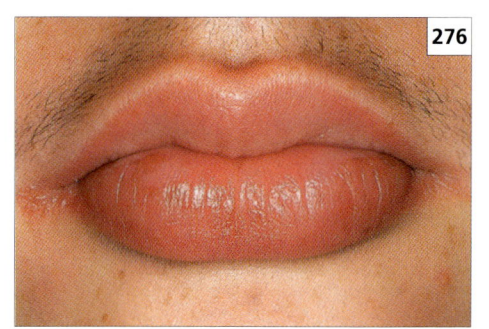

276 Inchaço labial na granulomatose bucofacial.

CARACTERÍSTICAS CLÍNICAS

Essa condição apresenta-se principalmente na infância. Os lábios são os tecidos mais frequentemente afetados, apresentando aumento difuso de volume (**276**). Um ou ambos os lábios podem ser afetados. Quando o inchaço facial for acompanhado de paralisia facial e língua fissurada, a condição é denominada síndrome de Melkerson–Rosenthal, embora poucos pacientes venham a ter a tríade completa. As características intrabucais incluem uma gengivite de espessura total (**277-279**), *tags* mucosos ou pregas no sulco vestibular, e uma aparência pavimentada da mucosa vestibular. Frequentemente existe uma história de doença atópica, como asma ou eczema da infância.

DIAGNÓSTICO

O diagnóstico é feito com base na apresentação clínica e na biópsia da mucosa vestibular, para revelar granulomas não caseosos. É preferível realizar o procedimento diagnóstico na mucosa vestibular, ao invés dos lábios, devido à probabilidade de inchaço extremo, se o lábio for submetido à biópsia. Colorações especiais para bacilos ácido-resistentes são negativas e não existe a presença de material estranho nos granulomas. As investigações hematológicas são normais, sem evidências de elevação da velocidade de hemossedimentação (VHS) ou anormalidades nos níveis de cálcio, albumina e ácido fólico (folato). Os níveis séricos de enzima conversora da angiotensina (ECA) serão normais, diferentemente da sarcoidose, na qual os níveis encontram-se elevados. Um resultado normal no teste da capacidade-redutora de nitroazul de tetrazólio dos neutrófilos (método de Park modificado) irá excluir o diagnóstico de doença granulomatosa crônica. Um teste radioalergoabsorvente (RAST) pode revelar níveis elevados de IgE.

MANEJO

Os esteroides intralesionais podem levar a uma redução do inchaço dos tecidos moles, mas o efeito é curto e frequentemente são necessárias injeções repetidas. O teste *patch* cutâneo frequentemente revela uma hipersensibilidade ao ácido benzoico, aos benzoatos (E210-E219), à canela e ao chocolate. A melhora sintomática ocorre se o paciente receber orientação adequada sobre a dieta de exclusão, feita por um nutricionista (**280-283**), embora seja necessária uma abstinência estrita.

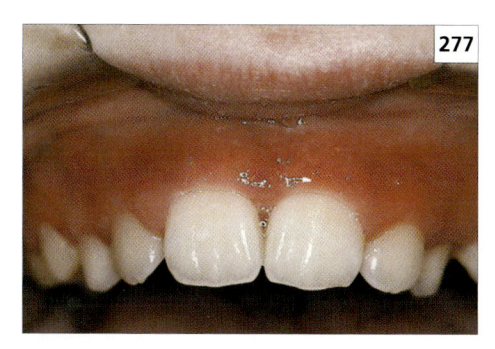

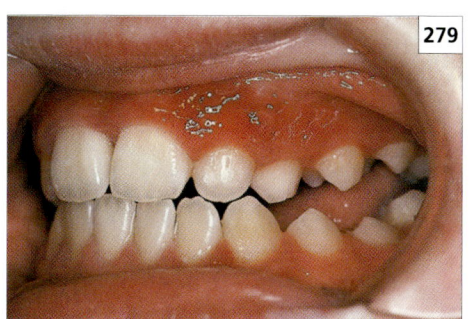

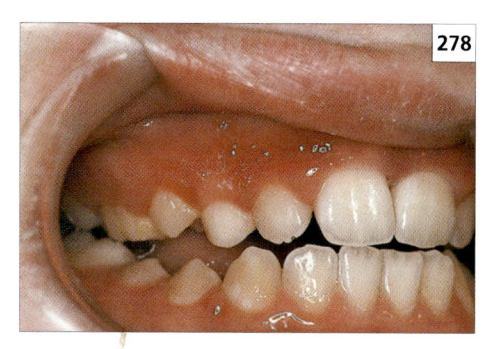

277–279 Gengivite de espessura total na granulomatose orofacial.

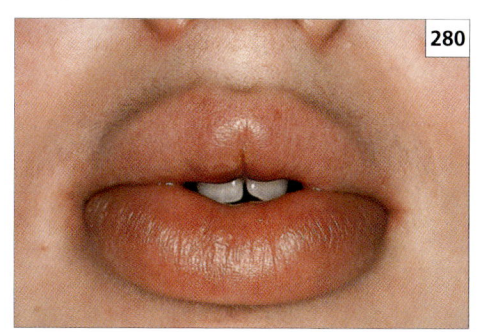

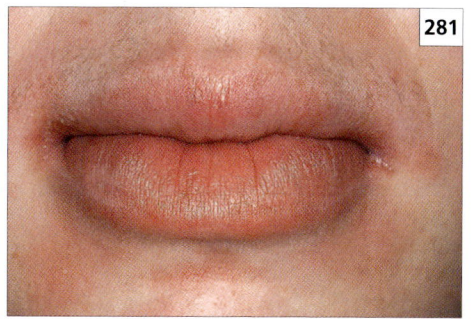

280, 281 Lábios de um paciente com granulomatose orofacial na apresentação inicial (**280**) e após a exclusão dos benzoatos da dieta (**281**).

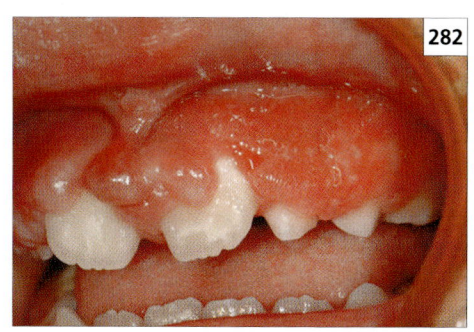

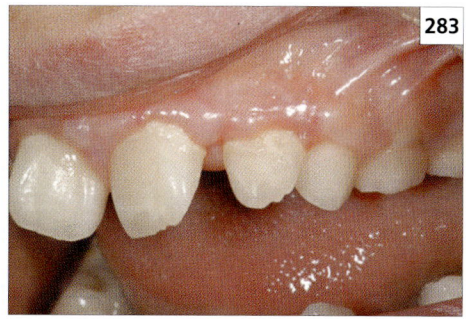

282, 283 Inchaço da gengiva inserida com gengivite de espessura total (**282**) em um paciente com granulomatose orofacial que se resolveu após a exclusão dos benzoatos da dieta (**283**).

Doença de Paget (osteíte deformante)

ETIOLOGIA E ETIOPATOGENIA

A doença de Paget é uma alteração crônica, lentamente progressiva do metabolismo ósseo, sem etiologia conhecida. A doença é caracterizada por reabsorção e deposição excessivas de osso. Várias teorias foram propostas para explicar a doença de Paget, inclusive autoimunidade, uma anormalidade endócrina, transtorno vascular e do sistema nervoso autônomo, e infecção dos osteoclastos por paramixovírus, mas nenhuma delas foi comprovada.

CARACTERÍSTICAS CLÍNICAS

A doença de Paget é caracterizada por aumento progressivo da maxila e da mandíbula (**284**). A condição afeta pacientes mais velhos, com 3-4% de indivíduos de meia-idade e 10-15% de idosos tendo algum grau de doença de Paget. Existe uma forte história familiar em 15% dos pacientes, sendo mais comum em indivíduos descendentes do norte da Europa. A maxila é afetada mais frequentemente do que a mandíbula, embora em cerca de 20% dos casos exista envolvimento tanto da maxila quanto da mandíbula. Os pacientes desdentados irão queixar-se que as próteses totais estão muito "apertadas" e, se o crânio estiver envolvido, que o chapéu não está mais servindo. Dor óssea, cefaleia e perturbação visual ou auditiva refletem a compressão dos elementos neurovasculares no interior das foraminas cranianas estreitadas.

DIAGNÓSTICO

O diagnóstico é estabelecido pelo aspecto radiográfico de osso denso neoformado em um padrão de "flocos de algodão" (**285**). Os exames de sangue irão revelar níveis de fosfatase alcalina extremamente elevados, mas níveis normais de cálcio e fosfato. Há também níveis elevados de hidroxiprolina e cálcio na urina. As radiografias provavelmente irão revelar hipercementose e ancilose dos dentes (**286, 287**).

MANEJO

A doença de Paget é essencialmente uma condição incurável. A calcitonina e os bifosfonatos podem ser usados para controlar a atividade osteoclástica excessiva que caracteriza a condição. A extração de dentes provavelmente será complicada e precisará envolver uma abordagem cirúrgica.

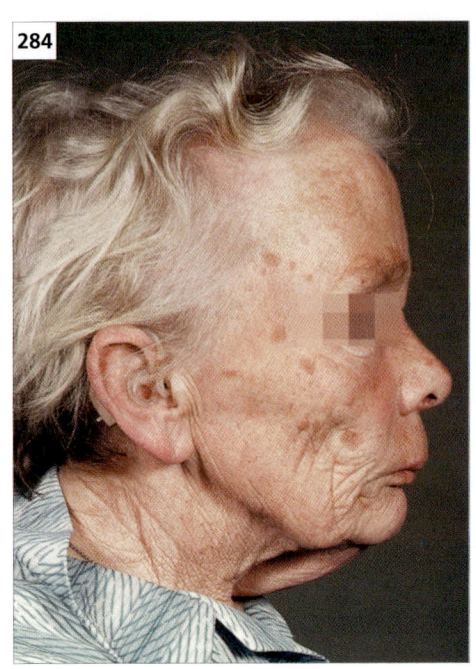

284 Alargamento do crânio e da maxila na doença de Paget.

Doença de Paget (osteíte deformante) **131**

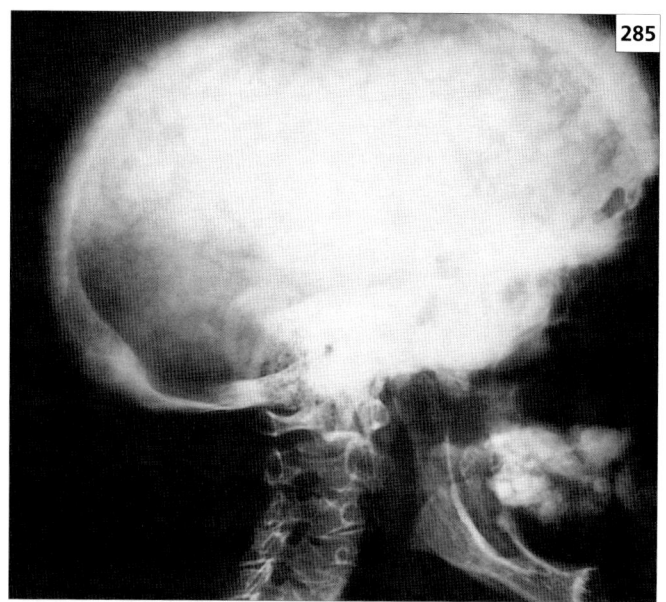

285 Radiografia lateral do crânio mostrando radiopacidade generalizada da calvária e da maxila.

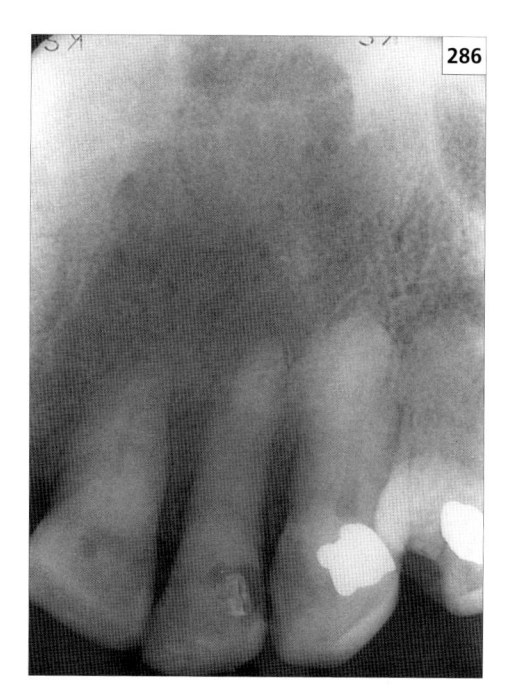

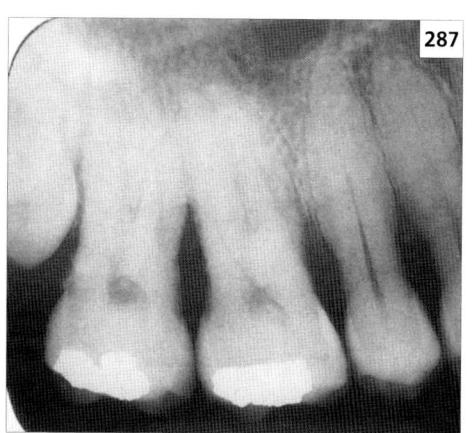

286, 287 Radiografias periapicais evidenciando hipercementose e ancilose dos dentes superiores.

Pólipo fibroepitelial (hiperplasia fibrosa focal, fibroma por irritação)

ETIOLOGIA E ETIOPATOGENIA

A etiologia dos pólipos fibroepiteliais é desconhecida, mas provavelmente a irritação crônica de baixa intensidade desempenha um papel significativo.

CARACTERÍSTICAS CLÍNICAS

Classicamente, os pólipos fibroepiteliais apresentam-se como inchaços indolores, únicos, borrachoides, sésseis ou pediculados, com mucosa de recobrimento normal ou superfície levemente queratótica. Qualquer sítio intrabucal pode ser afetado, mas mais comumente eles surgem na mucosa labial, língua e mucosa vestibular na linha oclusal (**288-293**).

DIAGNÓSTICO

Embora o diagnóstico de pólipo fibroepitelial possa frequentemente ser feito apenas com o exame clínico, a remoção cirúrgica é o tratamento de primeira escolha e, portanto, o diagnóstico clínico pode ser confirmado histopatologicamente.

MANEJO

Os pólipos fibroepiteliais devem ser tratados por excisão cirúrgica. Para reduzir a probabilidade de recorrência, todas as fontes de irritação devem ser corrigidas.

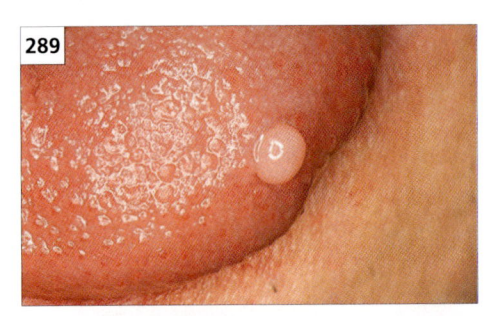

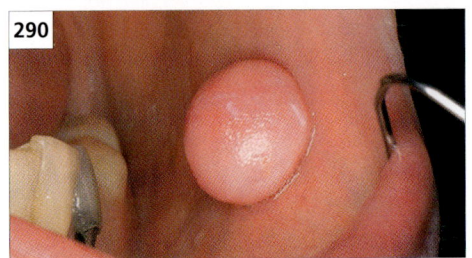

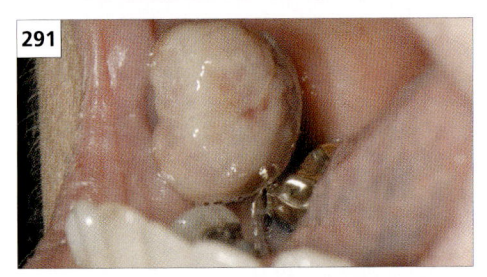

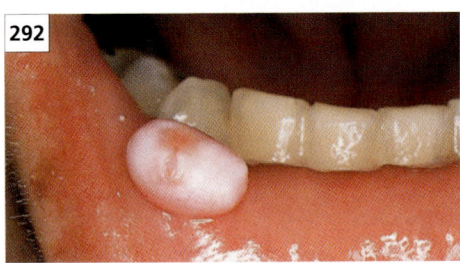

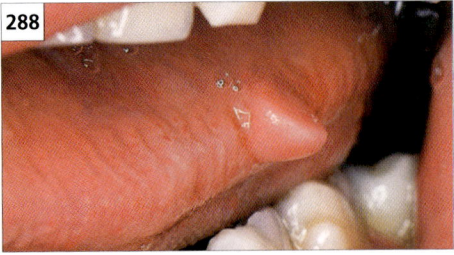

288–292 Inchaço associado a pólipo fibroepiteliais, com superfície lisa característica, em vários pontos da cavidade bucal.

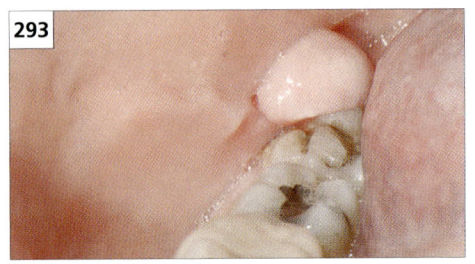

293 Pólipo fibroepitelial com ulceração superficial.

Hiperplasia gengival induzida por drogas

ETIOLOGIA E ETIOPATOGENIA

Diversas drogas são conhecidas por terem efeitos adversos relacionados ao desenvolvimento de hiperplasia gengival. A fenitoína, uma medicação anticonvulsivante, é o medicamento mais amplamente reconhecido por estar associado ao hipercrescimento fibroso de tecidos gengivais, ocorrendo em aproximadamente 50% dos pacientes que fazem uso desse fármaco. Acredita-se que a hiperplasia seja decorrente de uma alteração do metabolismo de colágeno pelos fibroblastos gengivais. Os fármacos bloqueadores dos canais de cálcio e a droga imunossupressora ciclosporina (ciclosporina) também causam hiperplasia gengival em 10-20% dos pacientes. Além disso, uma hiperplasia leve é um fenômeno reconhecido com certos contraceptivos orais.

CARACTERÍSTICAS CLÍNICAS

Existe um aumento na massa de gengiva inserida e gengiva livre, principalmente nas papilas interdentárias (**294, 295**). Na hiperplasia induzida por fenitoína, as gengivas têm aparência rósea, firme e borrachoide, refletindo um maior conteúdo de colágeno. Com a hiperplasia induzida por ciclosporina (ciclosporina) e fármacos bloqueadores dos canais de cálcio, a aparência da massa hiperplásica varia de coloração de vermelha a rosa e em consistência de firme a esponjosa.

DIAGNÓSTICO

O diagnóstico é com base na apresentação clínica e na história de uso de um fármaco relacionado à produção de hiperplasia. A biópsia é inespecífica, exceto pelas lesões induzidas por fenitoína, que contêm colágeno extremamente denso e ilhotas de epitélio interpostas.

MANEJO

Em todos os casos, a higiene bucal precisa ser perfeita, uma vez que a inflamação parece precipitar ou até mesmo agravar a hiperplasia. A gengivoplastia frequentemente é necessária para tratar a hiperplasia gengival, principalmente nos casos induzidos por fenitoína, embora possa ser esperada uma certa regressão, se o uso do bloqueador dos canais de cálcio, ciclosporina (ciclosporin) ou contraceptivos orais for suspenso.

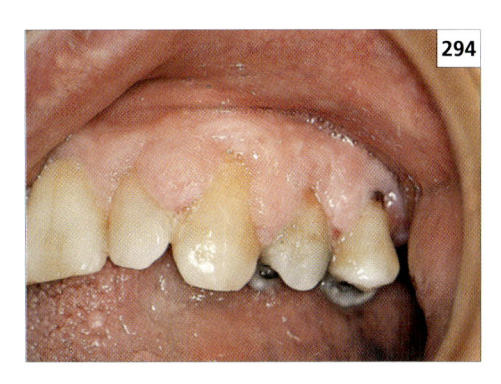

294, 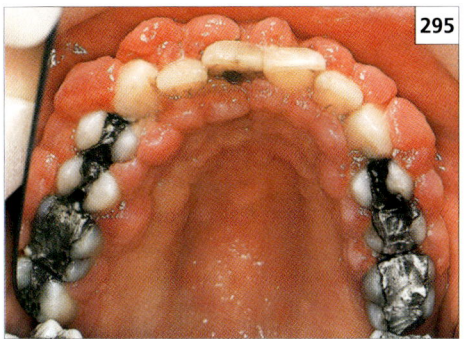 295 Hiperplasia gengival induzida por drogas.

Hiperplasia epitelial focal (doença de Heck)

ETIOLOGIA E ETIOPATOGENIA

Esta é uma condição benigna primeiramente descrita em nativos americanos e Inuites, mas também observada em outras populações. Foi demonstrada uma etiologia infecciosa, decorrente do HPV tipos 13 e 32, tanto em estudos epidemiológicos quanto moleculares.

CARACTERÍSTICAS CLÍNICAS

As lesões surgem como pápulas rosas, individuais ou agrupadas, com superfície lisa, mais frequentemente sobre a mucosa vestibular, mucosa labial, língua (**296**) e gengivas. As pápulas são assintomáticas.

DIAGNÓSTICO

O diagnóstico é feito ao exame do material obtido por biópsia, que revela um epitélio acantótico, hiperqueratótico contendo células fusiformes vacuolizadas. Exames de ultrassom irão revelar as partículas virais do HPV.

MANEJO

Não é preciso tratamento para os casos assintomáticos. Para lesões mais disseminadas, pode ser necessária a excisão cirúrgica usando eletrocautério ou *laser*. Foi observado que alguns casos de hiperplasia epitelial focal sofrem regressão espontânea.

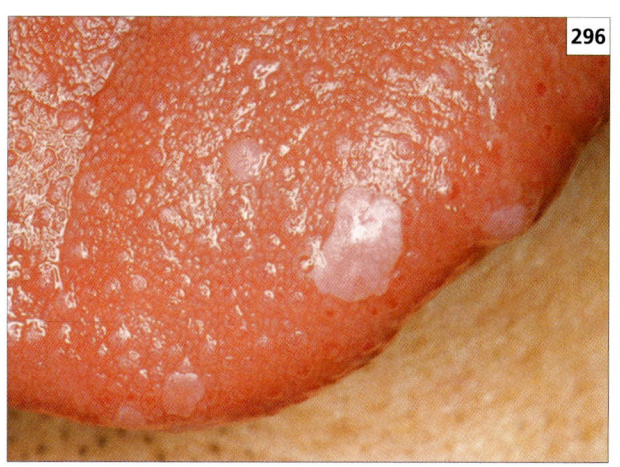

296 Múltiplas pápulas no dorso da língua na doença de Heck.

Hiperplasia induzida por prótese (granuloma por prótese)

ETIOLOGIA E ETIOPATOGENIA

A hiperplasia induzida por prótese desenvolve-se como um resultado da irritação crônica pelos bordos de próteses mal adaptadas ou hiperestendidas. Um excesso de colágeno é produzido, resultando em múltiplas massas submucosas.

CARACTERÍSTICAS CLÍNICAS

Essa condição geralmente apresenta-se como massas lobuladas, rosas e indolores nos vestíbulos mandibulares (**297**) ou maxilares (**298**) ou no palato (**299**). Uma ulceração frequentemente se desenvolve na base das pregas, onde se situa a porção gengival da prótese total. A aparência pode ser preocupante, tanto para o clínico quanto para o paciente, devido à similaridade com o CCE. Ocasionalmente, pode haver uma lesão única pediculada no palato (**300**).

DIAGNÓSTICO

O diagnóstico é feito com base na aparência clínica, sendo confirmado pelo exame do tecido excisado, que revela um tecido fibroso denso, recoberto por epitélio hiperplásico.

MANEJO

Em quase todos os casos, o tecido hiperplásico precisa ser excisado. Ocorrerá uma certa redução em curto prazo, se a base da prótese for desgastada. Contudo, a massa é composta por tecido cicatricial denso e não irá regredir significativamente, mesmo se a prótese for modificada. Uma vez que o tecido seja excisado, uma nova prótese pode ser confeccionada.

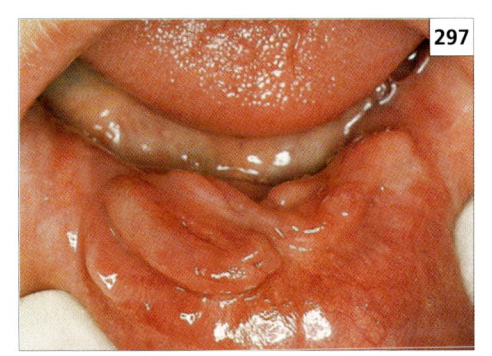

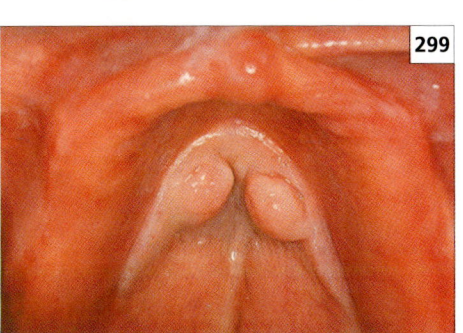

297–299 Dobras teciduais nas regiões correspondentes às bordas da prótese (hiperplasia induzida por prótese).

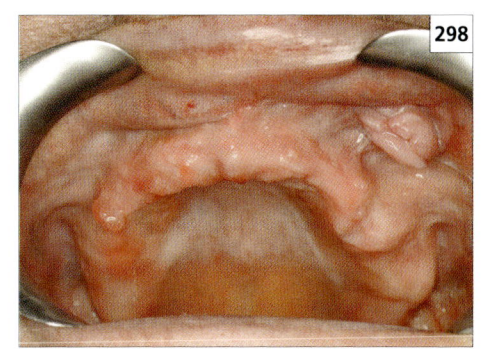

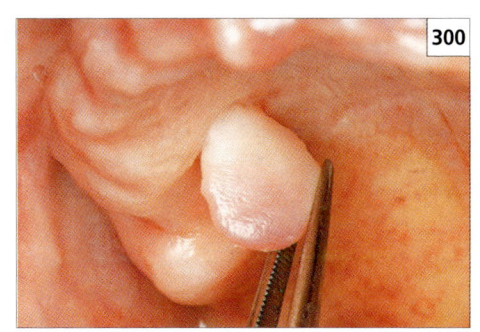

300 Hiperplasia pediculada ("fibroma foliáceo").

Granuloma piogênico (epúlide gravídica)

ETIOLOGIA E ETIOPATOGENIA

O granuloma piogênico é um crescimento exuberante de tecido de granulação em resposta a traumas ou irritação, por fatores como os cálculos ou corpos estranhos. A má higiene bucal também é um fator predisponente bem reconhecido. No entanto, um fator predisponente único é raramente identificado. Uma exceção a isso é a alteração hormonal durante a gravidez, que contribui em parte para o desenvolvimento de granuloma piogênico. Daí o termo "epúlide gravídica" usado nessa situação.

CARACTERÍSTICAS CLÍNICAS

O granuloma piogênico aparece como uma lesão nodular vermelha que é ulcerada e sangra facilmente ao toque (**301-303**). Essa lesão pode ocorrer em qualquer local, mas frequentemente surge na margem gengival.

DIAGNÓSTICO

Uma radiografia periapical deve ser feita, para determinar se houve alguma reabsorção do osso subjacente. O diagnóstico é confirmado pela biópsia excisional, revelando um nódulo de tecido conectivo frouxo que contém muitos vasos sanguíneos e um denso infiltrado inflamatório. Se forem observadas histologicamente calcificações distróficas, osso, ou estruturas cementoides no interior da lesão, um diagnóstico de fibroma ossificante periférico pode ser relatado.

MANEJO

O granuloma piogênico deve ser removido cirurgicamente. Qualquer irritante evidente deve ser eliminado. No caso de uma paciente grávida, lesões pequenas podem ser deixadas sem tratamento, uma vez que muitas delas vão regredir após o parto. Lesões volumosas e aquelas que sangram com frequência podem ser excisadas sob anestesia local. Ocasionalmente ocorrem recorrências, e elas normalmente estão relacionadas a traumatismo continuado, irritação persistente ou má higiene bucal.

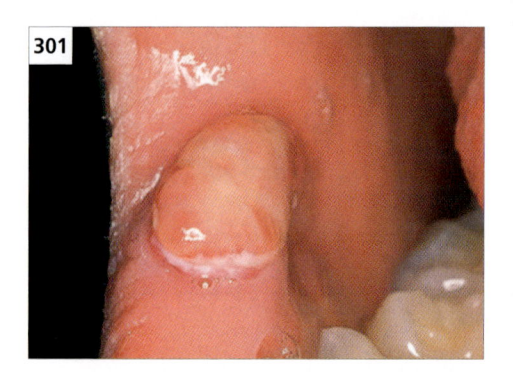

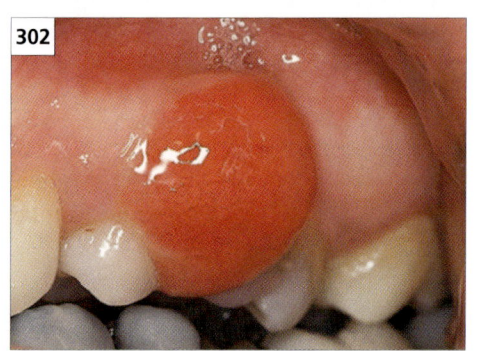

301, 302 Granuloma piogênico. Observe a natureza vascular e ulcerada desta lesão, que a diferencia da aparência suave e rósea do pólipo fibroepitelial.

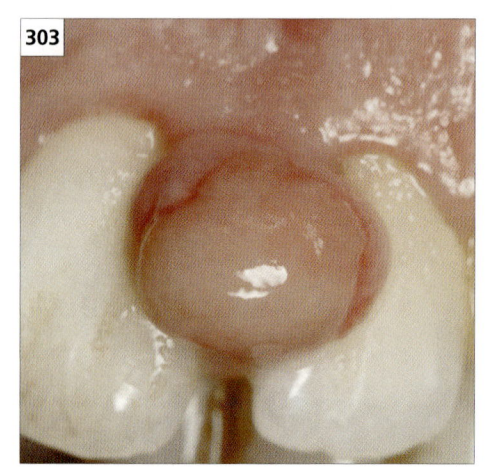

303 Granuloma piogênico em uma paciente grávida (epúlide gravídica).

Granuloma de células gigantes periféricas (epúlide de células gigantes)

ETIOLOGIA E ETIOPATOGENIA

Esta é uma resposta incomum de tecido conectivo hiperplásico à lesão. Considera-se que o granuloma de células gigantes periféricas tenha etiologia semelhante ao granuloma piogênico, mas histologicamente a lesão contém numerosas células gigantes do tipo corpo estranho.

CARACTERÍSTICAS CLÍNICAS

Esta lesão caracteristicamente apresenta-se como uma massa vermelha a azul, que pode ser ulcerada, sobre as gengivas anteriores aos primeiros molares (**304**). A reabsorção do osso alveolar subjacente pode ser observada radiograficamente, embora não seja extensa.

DIAGNÓSTICO

Clinicamente, a lesão é indistinguível de um granuloma piogênico, e a diferenciação só pode ser feita com base nos achados histopatológicos. O granuloma de células gigantes compreende um nódulo de mesênquima celular repleto de numerosas células gigantes. É importante excluir, por radiografia, a presença de um granuloma central de células gigantes que pode ter sofrido a extensão para os tecidos moles.

MANEJO

A lesão deve ser excisada cirurgicamente e todos os agentes irritantes devem ser removidos.

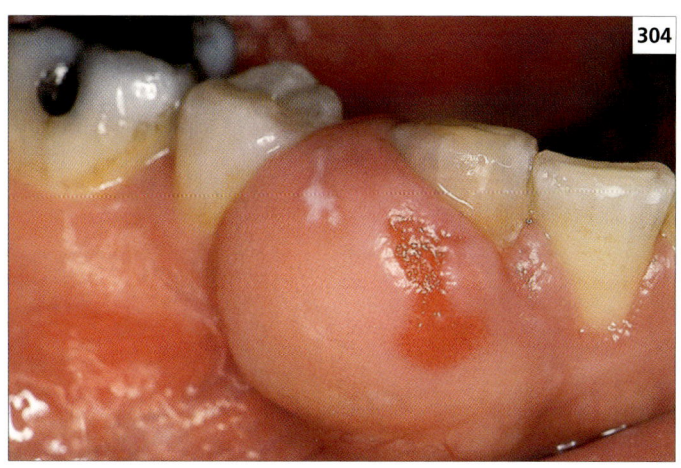

304 Granuloma periférico de células gigantes.

Papiloma escamoso

ETIOLOGIA E ETIOPATOGENIA

A causa do papiloma escamoso é desconhecida, mas já foi sugerido o envolvimento do HPV. Indícios de uma causa viral são fornecidos pela semelhança na aparência clínica com a verruga comum (verruga vulgar) que ocorre na pele e pela demonstração de partículas virais na lesão. A via de transmissão, se viral, não é conhecida, mas é provável que seja decorrente de contato direto.

CARACTERÍSTICAS CLÍNICAS

Os locais mais frequentes de envolvimento são a mucosa labial, palatos mole e duro, úvula e freio lingual. O papiloma escamoso é geralmente uma lesão relativamente pequena, com uma superfície branca, granular, produzindo uma aparência de "couve-flor" (**305-308**). As lesões são geralmente solitárias, mas podem ocorrer múltiplas lesões.

DIAGNÓSTICO

A aparência clínica é característica, mas a maioria das lesões é removida e, portanto, os achados histopatológicos podem confirmar o diagnóstico.

MANEJO

A excisão é geralmente curativa e a recorrência é rara, exceto em indivíduos imunocomprometidos.

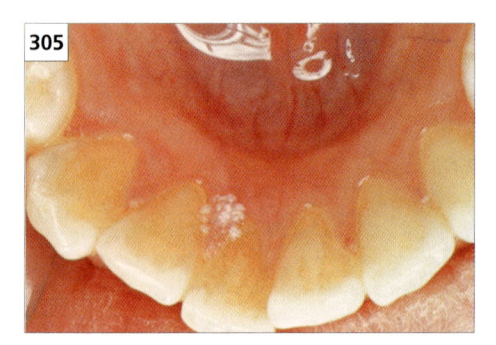

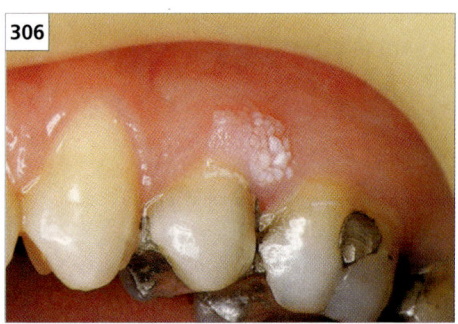

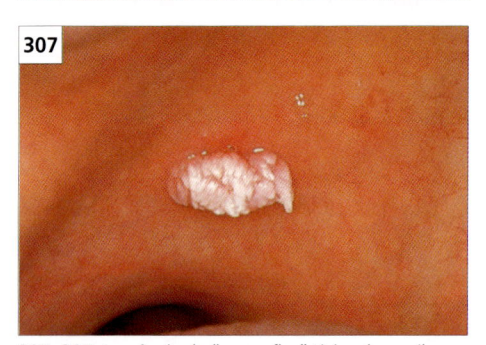

305–307 Aparência de "couve-flor" típica do papiloma de células escamosas.

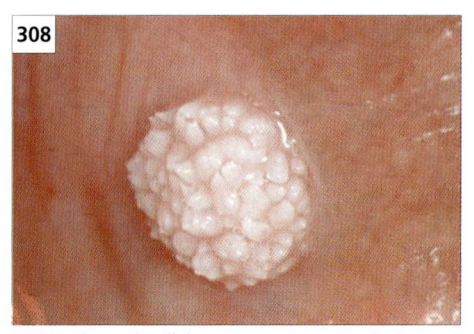

308 Papiloma de células escamosas com projeções epiteliais características.

Verrugas infecciosas (verruga vulgar, condilomas acuminados)

ETIOLOGIA E ETIOPATOGENIA

Mais de 70 tipos de HPV já foram descritos e alguns deles têm sido implicados nas lesões da mucosa bucal. A verruga vulgar intrabucal geralmente se desenvolve como resultado de transmissão de infecção envolvendo os HPV de tipos 2 e 4 de verrugas nas mãos ou dedos (**309**). Alternativamente, as lesões bucais podem surgir decorrentes de contato bucal direto com o condiloma acuminado (verrugas venéreas) (**310**) causado por HPV tipos 6, 11 e 60. A infecção pelo HIV foi associada a uma predisposição a múltiplas verrugas bucais.

CARACTERÍSTICAS CLÍNICAS

As mucosas labial e lingual são os locais mais frequentes para o desenvolvimento de verrugas bucais, que se apresentam como pequenos crescimentos localizados.

DIAGNÓSTICO

A aparência clínica é característica, mas a maioria das lesões é removida e, portanto, os achados histopatológicos podem confirmar o diagnóstico. Histologicamente, a estrutura é semelhante ao papiloma, mas existem grandes células claras (coilócitos) na camada de células espinhosas. A imunocoloração pode ser usada para detectar a presença do papiloma vírus.

MANEJO

A excisão é geralmente curativa e a recorrência é rara, exceto em indivíduos imunocomprometidos.

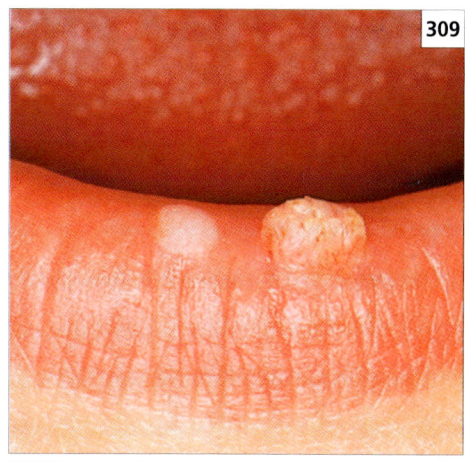

309 Verruga vulgar.

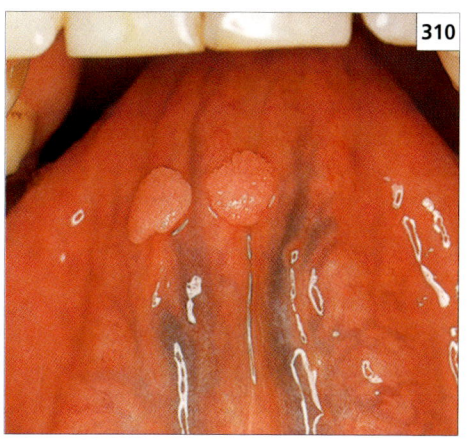

310 Condilomas.

Exostose óssea

ETIOLOGIA E ETIOPATOGENIA
Estes inchaços nodulares consistem em osso lamelar normal, embora lesões maiores possam ter um núcleo central de osso esponjoso. Não se sabe a causa destas exostoses, mas um padrão hereditário autossômico dominante foi descrito em alguns indivíduos.

CARACTERÍSTICAS CLÍNICAS
As exostoses ósseas aparecem como inchaços firmes, com mucosa sobrejacente normal. Quando ocorrem na linha mediana do palato duro são denominados "toros palatinos" (**311**) e quando se apresentam bilateralmente na região lingual de pré-molares inferires são chamados de "toros mandibulares" (**312, 313**). Surpreendentemente, os toros palatinos e mandibulares raramente são vistos juntos em um mesmo indivíduo. As prevalências de toro palatino e toro mandibular são de 20-25% e 6-12% da população em geral, respectivamente. Múltiplas exostoses ósseas podem desenvolver-se no osso alveolar vestibular da mandíbula ou maxila (**314, 315**). Frequentemente, os pacientes só descobrem uma exostose óssea mais tarde na vida (**316**), talvez após um trauma que possa ter chamado a atenção para a condição, apesar de ter estado presente por vários anos.

DIAGNÓSTICO
O diagnóstico é geralmente evidente a partir da aparência clínica. As radiografias podem ser úteis, para confirmar o diagnóstico e comprovar a presença de osso cortical denso. Uma biópsia raramente é necessária.

MANEJO
Nenhum tratamento ativo é necessário, além de tranquilizar o paciente quanto à natureza benigna da condição. Uma vez que a mucosa sobrejacente é delgada e susceptível a traumas, os pacientes algumas vezes talvez precisem usar um antisséptico de bochecho bucal, se houver o desenvolvimento de ulceração. Ocasionalmente, uma prótese dentária mal planejada pode prejudicar uma exostose, necessitando de remoção cirúrgica. A possibilidade de síndrome de Gardner (polipose adenomatosa familiar) deve ser considerada, no caso de múltiplas exostoses ósseas, especialmente quando combinadas com vários odontomas ou dentes supranumerários.

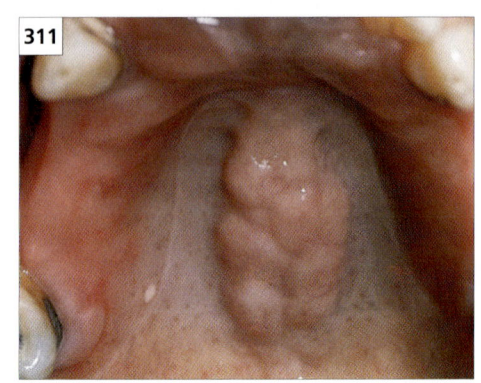

311 O toro palatino apresenta-se como um inchaço multinocular firme na porção mediana do palato. A mucosa sobrejacente é normal.

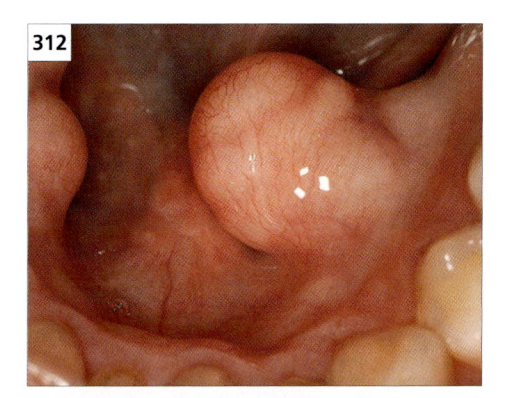

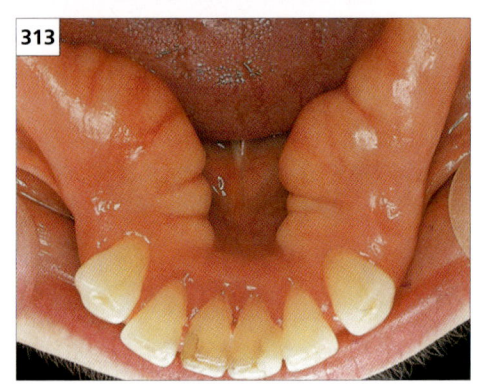

312, 313 Toro mandibular.

Exostose óssea **141**

314 Múltiplas exostoses ósseas que afetam a face vestibular da maxila.

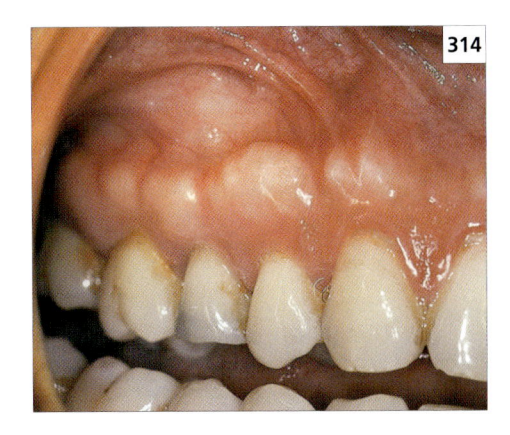

315 Múltiplas exostoses ósseas na gengiva vestibular.

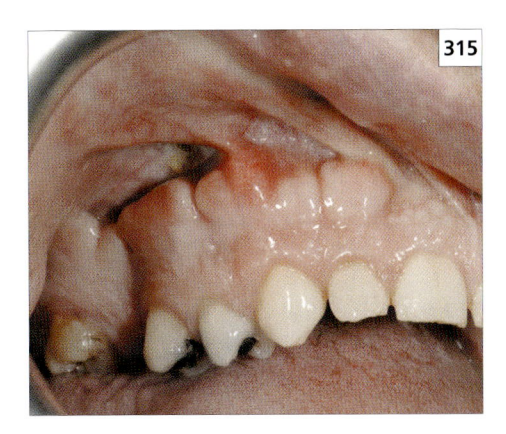

316 Exostose óssea única sobre a gengiva vestibular adjacente ao canino superior direito.

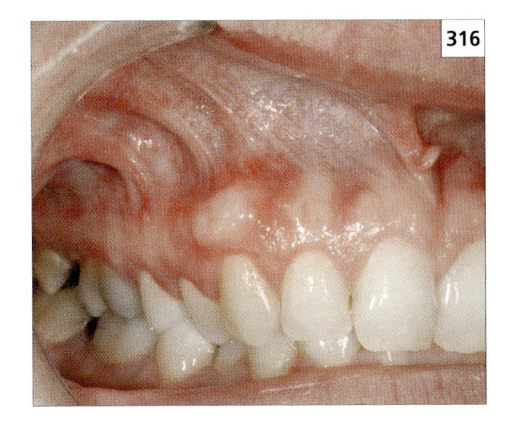

Sialolitos (cálculos salivares)

ETIOLOGIA E ETIOPATOGENIA

Um sialolito é um cálculo ou massa calcificada que pode-se desenvolver dentro das glândulas salivares. Acredita-se que tais cálculos surjam a partir da deposição de cálcio em torno de um nicho de bactérias, muco ou células epiteliais ductais. A causa exata dessas estruturas salivares é desconhecida, mas elas não estão relacionadas a um desequilíbrio sistêmico do metabolismo do cálcio. No entanto, sugeriu-se que tanto os altos níveis salivares de cálcio quanto a deficiência de sais de fósforo (fiatos) podem estar associados à formação de cálculos. Um cálculo pode-se desenvolver em qualquer ducto salivar maior ou menor, mas a glândula submandibular é a mais frequentemente acometida (**317**). Esta predileção pode ser um reflexo da secreção de muco espesso da glândula submandibular e da natureza tortuosa de seu ducto.

CARACTERÍSTICAS CLÍNICAS

Um cálculo causará, por fim, a obstrução do ducto salivar, resultando em dor episódica e início rápido de inchaço da glândula afetada na hora das refeições. Os sintomas variam e geralmente dependem do grau de obstrução, com cálculos maiores sendo mais propensos a produzir sintomas graves e frequentes. Se o cálculo estiver localizado perto da abertura do ducto, pode ser visualizado como uma massa amarela que é firme à palpação (**318**).

DIAGNÓSTICO

As radiografias podem ser usadas para demonstrar a presença de um sialolito (**319**). Cerca de 90% dos cálculos submandibulares são radiopacos; por outro lado, 90% dos cálculos no ducto parotídeo são radiopacos. Os cálculos localizados na extremidade glandular do ducto, ou aqueles que não são demonstrados pela imagem radiográfica convencional, podem ser detectados usando-se a sialografia.

MANEJO

Os cálculos pequenos ou aqueles situados dentro do ducto podem ser manipulados no sentido da abertura do ducto, para permitir sua remoção. Alternativamente, esses cálculos podem ser removidos utilizando-se a recuperação guiada por ultrassonografia ou a cirurgia guiada por endoscopia. Para cálculos maiores, pode ser necessário incisar o orifício do ducto parotídeo ou o teto do ducto submandibular, para conseguir acesso para a remoção. No caso de cálculos dentro do corpo da glândula, a remoção cirúrgica completa da glândula pode ser necessária. Nos últimos anos, está sendo avaliado o papel da litotripsia para a desintegração e a eliminação espontânea dos cálculos, com alguns resultados promissores.

Sialolitos (cálculos salivares) 143

317 Cálculo salivar no orifício do ducto submandibular.

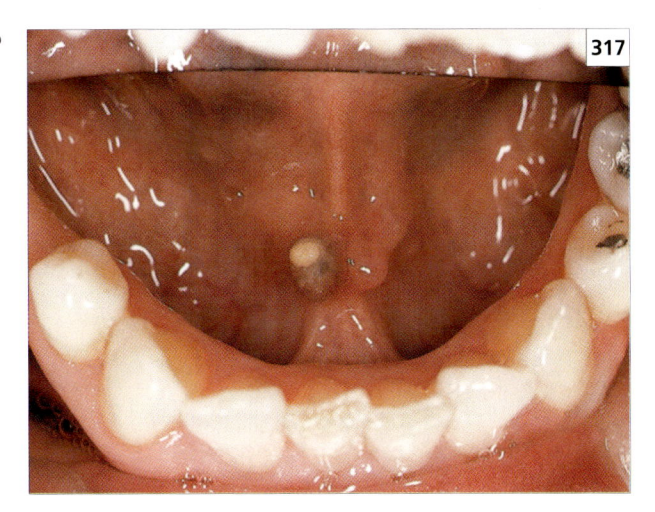

318 Cálculo salivar no orifício do ducto parotídeo.

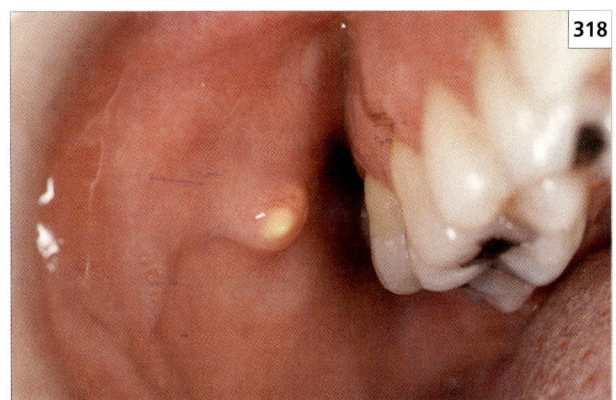

319 Radiografia mostrando um cálculo salivar no ducto submandibular.

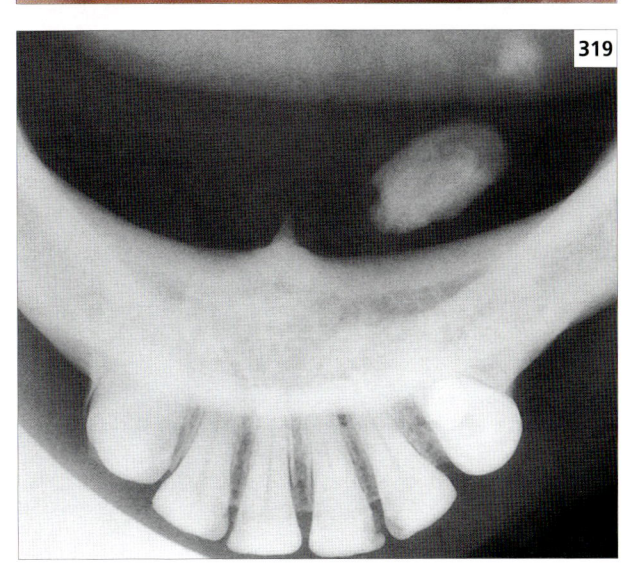

Piercing de língua

ETIOLOGIA E ETIOPATOGENIA

A moda da arte corporal inclui a colocação de *piercings* nos tecidos bucofaciais. O *piercing* de língua é especialmente popular. O rico suprimento vascular e linfático da língua predispõe a inchaço nos primeiros dias após a colocação do *piercing* de língua. Frequentemente, essa condição é complicada por infecção secundária da ferida não epitelizada.

CARACTERÍSTICAS CLÍNICAS

Um edema bilateral acentuado da língua é observado em torno do *piercing* no local da perfuração por aproximadamente 1 semana após a colocação. O edema pode ser tão acentuado que pode haver risco de asfixia. O edema acabará por resolver-se (**320 – 322**).

DIAGNÓSTICO

O diagnóstico é feito com base na aparência e na história clínica.

MANEJO

Quaisquer sintomas agudos no momento da colocação do *piercing* podem inicialmente ser tratados sintomaticamente com água e bicarbonato de sódio ou colutório antisséptico. A antibioticoterapia sistêmica pode ser necessária, para os casos que se tornem infectados secundariamente. Internação de emergência é necessária, se a via aérea se tornar comprometida. Já foram registrados casos de óbito após a colocação de *piercings* na língua.

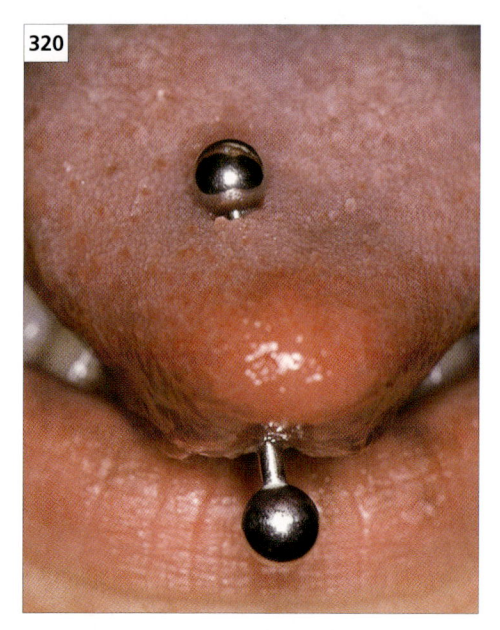

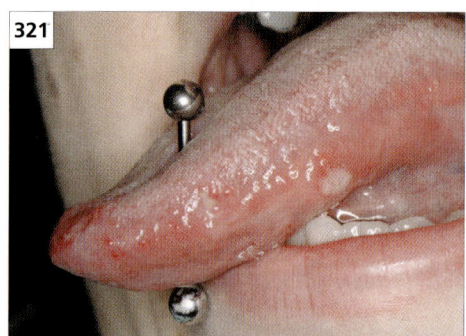

320, 321 *Piercing* lingual duplo.

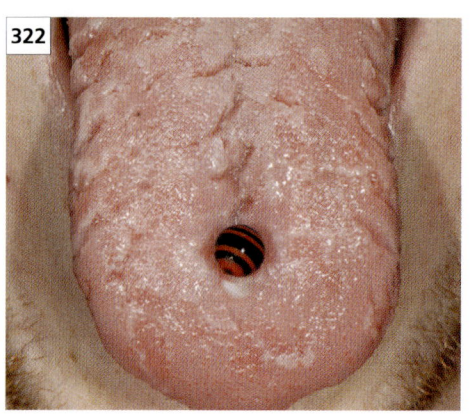

322 *Piercing* lingual simples.

Linfoma

ETIOLOGIA E ETIOPATOGENIA

O linfoma é responsável por menos de 5% de todas as condições malignas bucais, mas pode-se desenvolver em qualquer tecido linfoide ou sítio extranodal. A etiologia do linfoma é desconhecida, embora a exposição a certos produtos químicos tóxicos ou a altas doses de radiação tenha sido associada ao desenvolvimento de algumas formas. Além disso, o EBV está envolvido na condição rara de linfoma de Burkitt. O linfoma que se desenvolve em um paciente com imunodeficiência, em particular infecção por HIV, é relativamente comum.

CARACTERÍSTICAS CLÍNICAS

A maioria dos casos de linfoma surge em pacientes de meia idade e idosos, com exceção do linfoma de Burkitt, que é visto principalmente em crianças e adultos jovens. A apresentação é variável e depende do sítio primário e do tipo de linfoma. Uma ampla divisão de linfoma pode basear-se no local de apresentação relacionada aos linfonodos (nodais ou extranodais) e no tipo histológico (difuso ou folicular). O linfoma que se desenvolve dentro dos gânglios linfáticos geralmente se apresenta como uma massa assintomática, com crescimento lento. O linfoma extranodal também pode apresentar-se como uma massa, mas com dor, ulceração ou fratura patológica. O sítio intrabucal mais frequente é o palato (**323**). Os linfomas foliculares normalmente encontram-se amplamente difundidos no momento da apresentação, com envolvimento da medula óssea. Por outro lado, os linfomas difusos geralmente são localizados em um sítio, no momento da apresentação, e os pacientes muitas vezes são poupados do envolvimento da medula óssea.

DIAGNÓSTICO

O diagnóstico é feito pela biópsia, que mostra o tecido contendo linfócitos neoplásicos em estratos difusos ou em um padrão vagamente folicular. A análise imuno-histoquímica e molecular é necessária para estabelecer um diagnóstico definitivo e a classificação da lesão. Os tumores são classificados usando-se o esquema da Organização Mundial da Saúde (OMS), que se baseia em histomorfologia juntamente com imunofenotipagem.

MANEJO

O tratamento depende do tipo de linfoma e da extensão (estágio) de desenvolvimento da doença. Para a doença localizada, pode ser usada radioterapia, enquanto em casos mais generalizados são empregados regimes combinados de quimioterapia. A taxa de sobrevida em 5 anos para linfoma fase I, tratado por radioterapia, é de cerca de 50-70% e para os estágios II-IV esse valor é de 30-60%. É importante notar que alguns linfomas podem ter um curso clínico indolente, mas são essencialmente incuráveis, enquanto outros evoluem mais rapidamente, e ainda assim tem a melhor chance de cura. Em geral, a probabilidade de cura é superior para um linfoma difuso do que para um linfoma folicular.

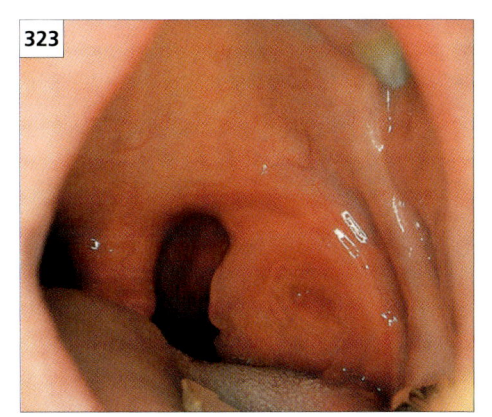

323 Linfoma apresentando-se como um inchaço ulcerado no palato mole. O paciente era conhecido por ser portador do vírus de imunodeficiência humana.

Lipoma

ETIOLOGIA E ETIOPATOGENIA

Embora o lipoma seja o tumor de ocorrência mais frequente nos tecidos moles, é raro na cavidade bucal. O lipoma é composto predominantemente por adipócitos maduros, possivelmente misturados com estrias colágenas e muitas vezes é bem demarcado com relação aos tecidos conectivos circundantes. Pode-se observar uma cápsula fibrosa delgada, e um padrão lobular distinto pode estar presente. Não existe consenso sobre a etiopatogenia do lipoma bucal.

CARACTERÍSTICAS CLÍNICAS

Um lipoma apresenta-se caracteristicamente como uma massa de superfície lisa, macia, de crescimento lento, dentro dos tecidos submucosos. Quando superficial, há uma descoloração amarela superficial (**324**), que resultou no termo "epúlide amarela" na primeira descrição de lipoma na boca. Quando bem encapsulados, os tumores são livremente móveis abaixo da mucosa.

DIAGNÓSTICO

A lesão tem uma aparência menos densa e mais uniforme do que os tecidos fibrovasculares circundantes, quando examinada por transiluminação. A IRM é útil para o diagnóstico clínico de lesões maiores, embora tais exames de imagem não sejam necessários para um lipoma pequeno. TC e ultrassonografia são menos confiáveis. O diagnóstico definitivo requer uma biópsia. Um recurso de diagnóstico adicional é que um lipoma irá flutuar na superfície do formol, quando colocado em um frasco de coleta de amostra.

MANEJO

O tratamento consiste na remoção cirúrgica.

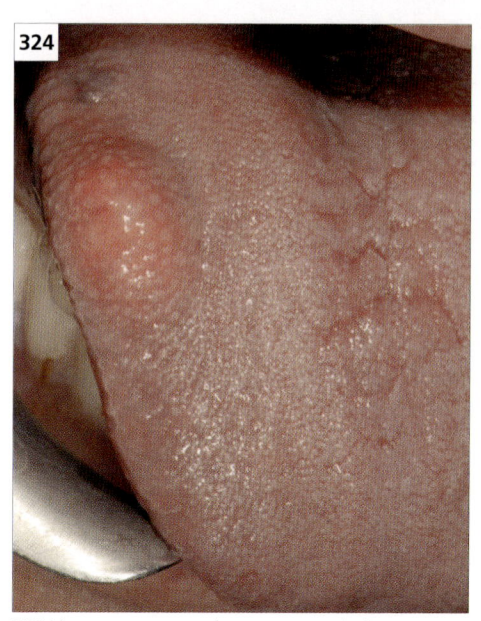

324 Lipoma apresentando-se como um inchaço "amarelo" sobre a margem lateral da língua.

CAPÍTULO 7

Pigmentação (inclusive por sangramento)

- Abordagem geral
- Tatuagem por amálgama (argirose focal)
- Hemangioma (nevo vascular)
- Síndrome de Sturge–Weber
- Nevo melanocítico (nevo pigmentado)
- Mácula melanótica
- Melanoma maligno
- Sarcoma de Kaposi
- Telangiectasia hemorrágica hereditária (doença de Rendu–Osler–Weber)
- Pigmentação fisiológica
- Doença de Addison
- Hábito de mascar noz de bétele/*paan*
- Síndrome de Peutz–Jegher
- Língua negra pilosa
- Pigmentação induzida por drogas
- Melanose associada ao tabagismo
- Trombocitopenia

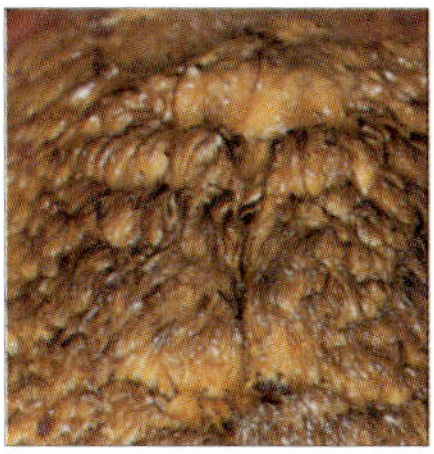

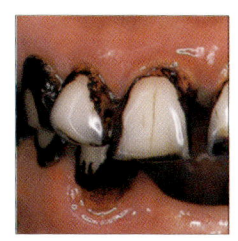

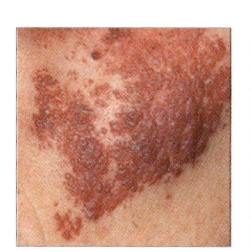

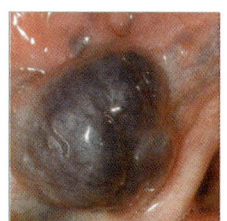

Abordagem geral

- A pigmentação da mucosa bucal pode ser decorrente da melanina, sangue ou material estranho.
- A pigmentação raramente é dolorosa.
- As lesões pigmentadas podem ser solitárias ou múltiplas.
- A pigmentação pode representar uma neoplasia e, portanto, deve ser feita uma biópsia, se houver qualquer suspeita de lesão maligna ou existir incerteza com relação ao diagnóstico.

As alterações pigmentadas podem ser divididas com base na extensão de seu envolvimento, sejam localizadas ou disseminadas *(Tabela 7)*.

Tabela 7 Padrões de pigmentação e diagnóstico diferencial

Área de pigmentação única ou localizada
- Tatuagem por amálgama
- Hemangioma
- Nevo melanocítico (nevo pigmentado)
- Mácula melanótica (pigmentações melânicas)
- Melanoma maligno
- Sarcoma de Kaposi

Áreas de pigmentação múltiplas ou generalizadas
- Síndrome de Sturge–Weber
- Telangiectasia hemorrágica hereditária
- Pigmentação fisiológica
- Doença de Addison
- Hábito de mascarnoz de bétele/*paan*
- Síndrome de Peutz–Jegher
- Língua negra pilosa
- Pigmentação induzida por drogas
- Melanose associada ao tabagismo
- Trombocitopenia

Tatuagem por amálgama (argirose focal)

ETIOLOGIA E ETIOPATOGENIA

A tatuagem por amálgama é uma lesão iatrogênica causada pela implantação traumática de partículas de amálgama nos tecidos moles. Essa tatuagem pode ocorrer durante uma extração dentária, pela colocação de uma restauração de amálgama ou durante o polimento do amálgama.

CARACTERÍSTICAS CLÍNICAS

A tatuagem por amálgama é a causa mais frequente de pigmentação intrabucal, sendo observada sobre a gengiva (**325**), palato, mucosa vestibular (**326 – 328**) e língua. A tatuagem aparece como uma mácula acinzentada/preta que não muda de aparência com o tempo.

DIAGNÓSTICO

Se houver qualquer dúvida sobre o diagnóstico clínico, é indicada a biópsia. O exame histológico mostrará partículas pretas de material estranho no tecido conectivo, que pigmenta as fibras de colágeno. Se as partículas de amálgama forem suficientemente grandes, poderão ser detectadas em uma radiografia intrabucal.

MANEJO

Nenhum tratamento é necessário, além do estabelecimento do diagnóstico.

Tatuagem por amálgama (argirose focal) 149

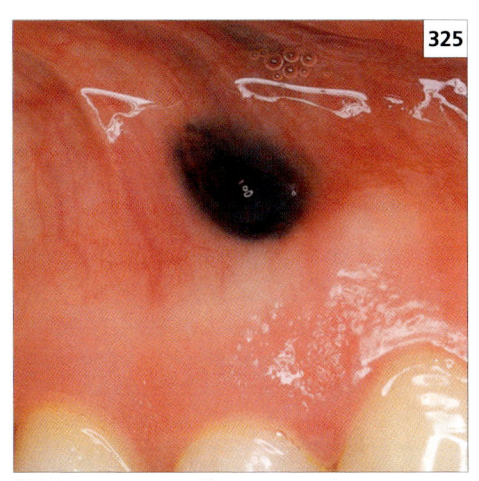

325 Tatuagem por amálgama na gengiva.

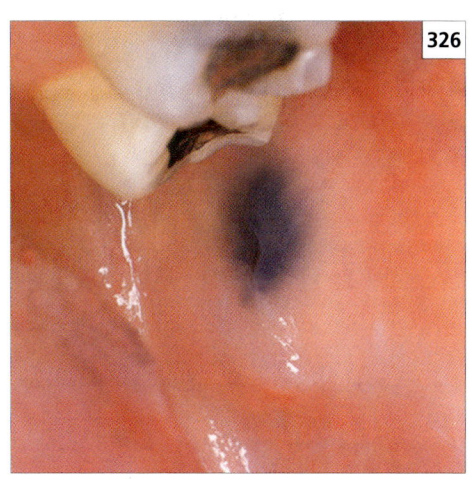

326 Tatuagem por amálgama na mucosa vestibular.

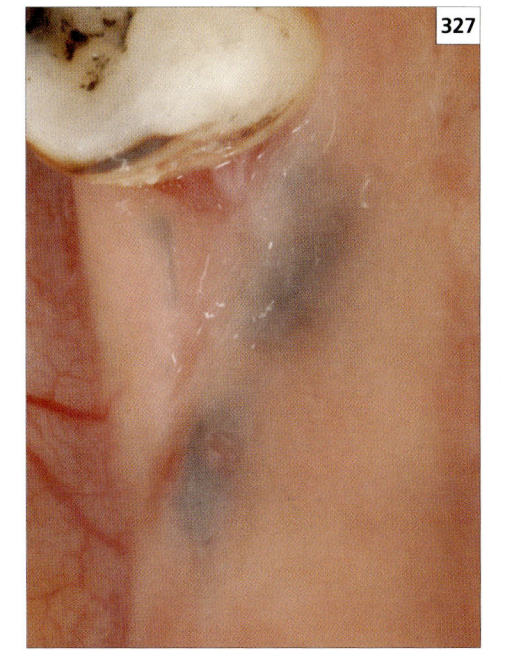

327 Tatuagens por amálgama no rebordo desdentado do segundo molar superior direito.

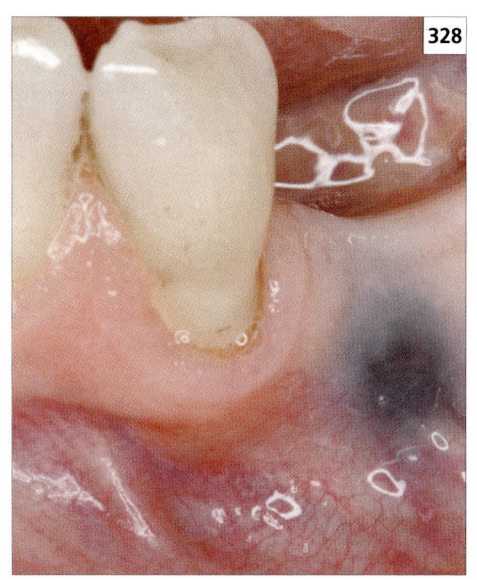

328 Tatuagem por amálgama na região de pré-molar inferior esquerdo.

Hemangioma (nevo vascular)

ETIOLOGIA E ETIOPATOGENIA

Hemangioma (ou nevo vascular) é uma malformação congênita dos vasos sanguíneos. O termo é mais frequentemente e corretamente aplicado a lesões vasculares cutâneas da pele que aparecem em lactentes, mas subsequentemente regridem durante a infância. A maioria das malformações vasculares bucais não tem natureza congênita, já que se desenvolvem na idade adulta e não regridem. No entanto, um hemangioma bucal é idêntico clínica e histologicamente ao hemangioma cutâneo. Embora não seja estritamente correto, o termo "hemangioma" também é aplicado a essas lesões bucais. Termos mais precisos seriam, provavelmente, "anomalia vascular" ou "malformação vascular". Os hemangiomas podem ser divididos em duas formas, dependendo do tipo e do tamanho dos vasos sanguíneos envolvidos. Um hemangioma capilar é composto por uma massa de pequenos e finos vasos capilares, enquanto um hemangioma cavernoso contém espaços vasculares grandes, de parede fina.

CARACTERÍSTICAS CLÍNICAS

O hemangioma pode ocorrer em qualquer localização intrabucal, embora a língua, lábios e mucosa vestibular sejam mais frequentemente afetados. Os hemangiomas aparecem como lesões bem circunscritas, planas ou elevadas, com uma descoloração azul (**329 – 334**).

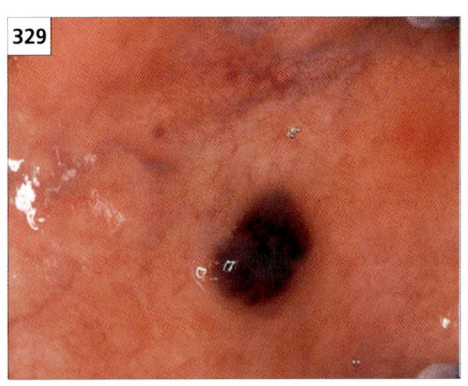

329 Hemangioma.

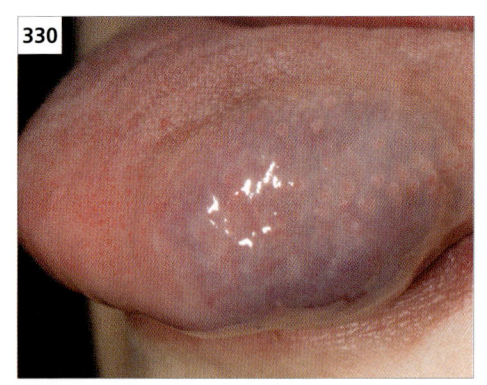

330 Hemangioma apresentando-se como um inchaço pigmentado na massa da língua.

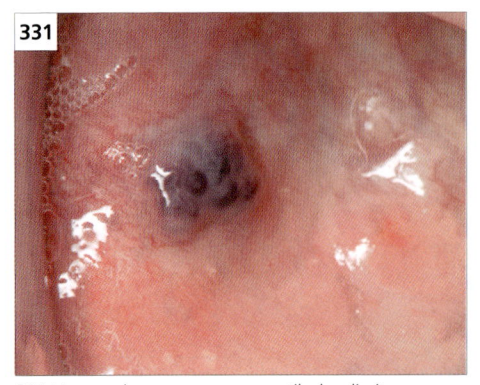

331 Hemangioma na mucosa vestibular direita.

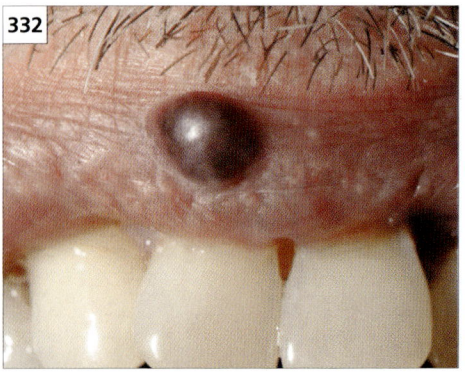

332 Hemangioma no lábio superior.

DIAGNÓSTICO

O branqueamento da lesão, quando se aplica pressão sobre ela usando uma lâmina de vidro (diascopia) pode ajudar a confirmar a presença de um hemangioma cavernoso (**335, 336**). Uma vez que os vasos sanguíneos de um hemangioma capilar são pequenos, este teste não é tão útil para o diagnóstico desta lesão.

MANEJO

A maioria dos casos de hemangioma não requer tratamento ativo. No entanto, as regiões proeminentes ou nodulares podem tornar-se progressivamente traumatizadas e dar origem a hemorragias. Se os sintomas persistirem, as lesões pequenas e localizadas podem ser removidas cirurgicamente ou tratadas com crioterapia. As lesões mais extensas ou profundas exigem tratamento especializado, inclusive cirurgia e a possível utilização de agentes esclerosantes ou embolização.

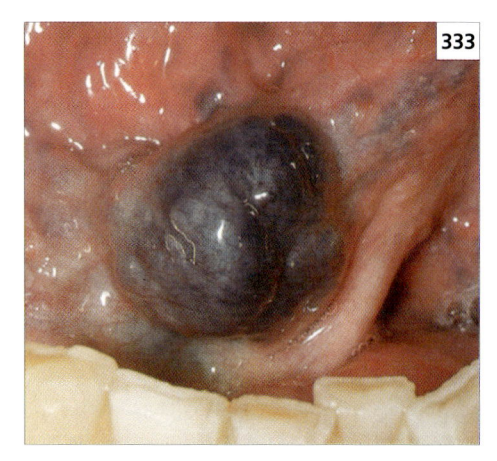

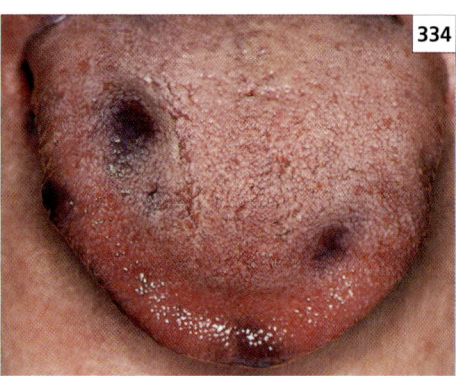

333, 334 Hemangioma.

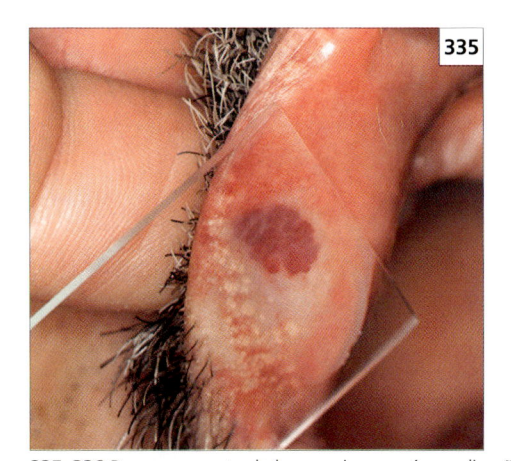

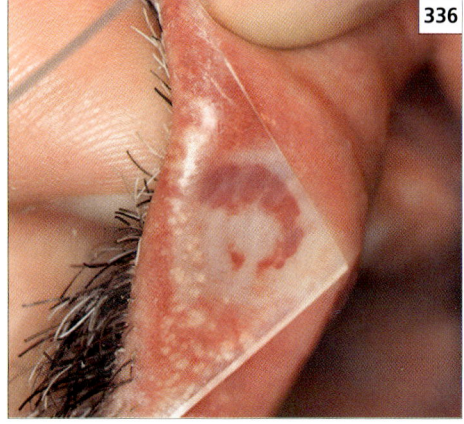

335, 336 Branqueamento do hemangioma após a aplicação de pressão sob uma lâmina de vidro.

Síndrome de Sturge-Weber

ETIOLOGIA E ETIOPATOGENIA

Esta condição congênita, também conhecida como angiomatose encefalotrigeminal, envolve um defeito angiomatoso associado à distribuição de um ou mais ramos do nervo trigêmeo.

CARACTERÍSTICAS CLÍNICAS

A característica marcante e visível é o aparecimento de "mancha vinho do Porto" da pele do rosto, que está presente desde o nascimento. O defeito capilar é caracteristicamente unilateral e limitado à distribuição de um ramo do nervo trigêmeo (**337, 338**). Outras características incluem uma anomalia vascular leptomeníngea ipsolateral, hemiplegia contralateral e epilepsia. Intrabucalmente, as gengivas e os tecidos moles na região afetada podem parecer azulados e inchados (**339**).

DIAGNÓSTICO

O diagnóstico é feito com base na aparência clínica. Radiografias simples, IRM ou TC podem revelar calcificações intracranianas e extensão dos angiomas.

MANEJO

Alguns pacientes beneficiam-se com diretrizes cosméticas para cobrir as lesões faciais. Qualquer tratamento odontológico envolvendo a extração de dentes deve ser feito em um ambiente hospitalar, em razão do risco de sangramento prolongado.

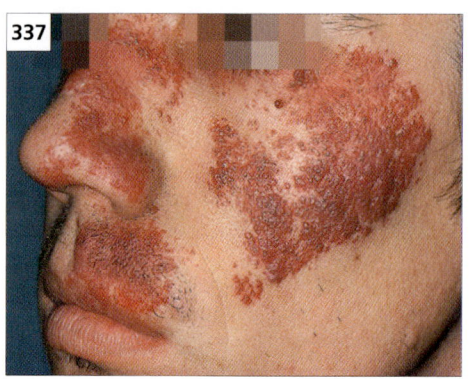

337 A aparência facial característica da síndrome de Sturge-Weber na divisão maxilar do nervo trigêmeo esquerdo.

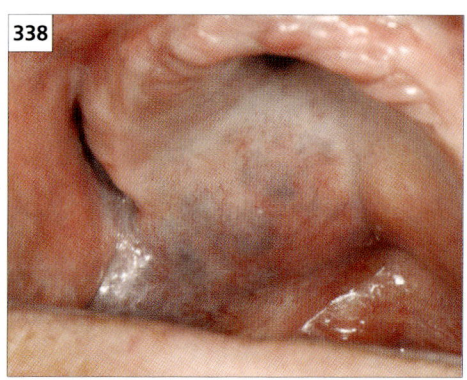

338 Pigmentação intrabucal do palato, decorrente da presença de uma lesão vascular subjacente.

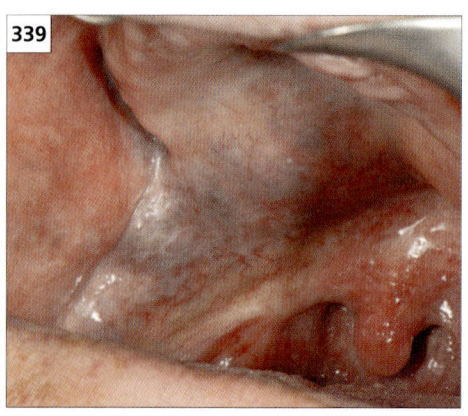

339 Descoloração azul e inchaço do palato decorrentes da anormalidade vascular da síndrome de Sturge-Weber.

Nevo melanocítico (nevo pigmentado)

ETIOLOGIA E ETIOPATOGENIA

O termo "nevo", em sentido genérico, significa qualquer malformação congênita. Não qualificado ou usado em referência aos melanócitos, o termo refere-se à neoplasia benigna de melanócitos que é adquirida ou congênita. Os nevos melanocíticos podem ser juncionais, compostos ou intramucosos. Os nevos juncionais contêm melanócitos localizados inteiramente dentro do epitélio; os nevos compostos contêm melanócitos no epitélio e nos tecidos conectivos superficiais; e os nevos intramucosos contêm melanócitos somente nos tecidos conectivos. Um quarto tipo de nevos, denominado "nevo azul", é composto por células fusiformes pigmentadas, localizadas nos tecidos conectivos. Os nevos juncionais desenvolvem-se para nevos intramucosos, passando pela fase de nevos compostos. Portanto, os nevos juncionais são mais comuns em crianças, enquanto os nevos intramucosos geralmente são vistos em adultos. Na pele, o risco de transformação maligna de nevos melanocíticos para melanoma não é totalmente estabelecido. Alguns estudos detectaram que 1/3 dos melanomas contêm um nevo melanocítico preexistente. No entanto, aceita-se que, em algumas situações, o nevo melanocítico tenha um maior risco de transformação maligna, como em indivíduos com muitos nevos atípicos e história familiar de melanoma. Não se concluiu se o nevo melanocítico adquirido da boca é, necessariamente, a lesão precursora do melanoma bucal. Não foi relatada a ocorrência de nevos atípicos na boca.

CARACTERÍSTICAS CLÍNICAS

Todos os nevos melanocíticos bucais aparecem como lesões marrons ou azuis, dependendo do tipo e da profundidade da melanina. As lesões têm uma coloração uniforme, uma fronteira bem definida e são mais frequentemente menores que 0,5 cm de diâmetro (**340, 341**). Tanto os nevos juncionais quanto os nevos intramucosos são planos, mas os nevos compostos são elevados. Variações na cor, bordas indistintas, ulceração e tamanho maior são as características que deveriam levar a considerar a presença de um melanoma maligno.

DIAGNÓSTICO

O diagnóstico só pode ser feito a partir da aparência histológica do material coletado por biópsia.

MANEJO

Uma vez que é quase impossível diferenciar os nevos adquiridos de outras lesões pigmentadas, inclusive o melanoma, todos os nevos devem ser biopsiados, para estabelecer o diagnóstico. Em sua maioria, as lesões são pequenas e, portanto, passíveis de biópsia excisional. Uma vez estabelecido o diagnóstico, deve ser realizado o seguimento clínico, incluindo registros fotográficos, uma vez que não está claro se as lesões podem sofrer transformação maligna.

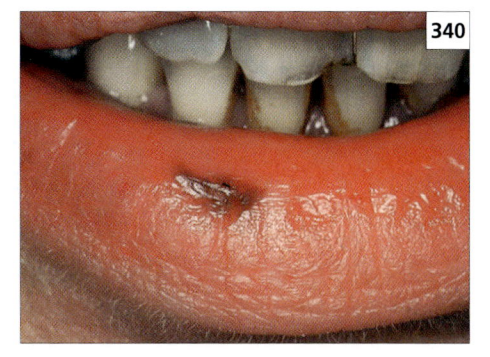

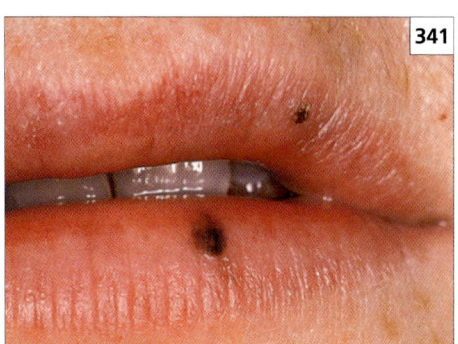

340, 341 Nevo melanocítico.

Mácula melanótica

ETIOLOGIA E ETIOPATOGENIA
A mácula melanótica é uma pigmentação focal dentro da cavidade bucal, causada pelo acúmulo de melanina no epitélio e tecidos conectivos superficiais. A causa é desconhecida, mas algumas máculas representam pigmentações intrabucais e outras são processos reacionais aos danos causados pelo sol, inflamação ou trauma.

CARACTERÍSTICAS CLÍNICAS
As máculas melanóticas aparecem como máculas uniformemente lisas, marrons, com bordas distintas, geralmente com menos de 0,5 cm de tamanho. As localizações mais comuns são os lábios (**342**), a mucosa vestibular (**343, 344**) e as gengivas. As lesões são assintomáticas, mas podem causar problemas estéticos.

DIAGNÓSTICO
Embora as características clínicas sejam relativamente específicas, a biópsia deve ser realizada para obter um diagnóstico definitivo.

MANEJO
Nenhum tratamento é necessário. Em sua maioria, as máculas são pequenas e excisadas no momento da biópsia diagnóstica. No caso de lesões múltiplas, é útil ter um registro fotográfico, para determinar se ocorrer qualquer alteração na aparência. Uma mudança na aparência geraria o aumento da necessidade de biópsia.

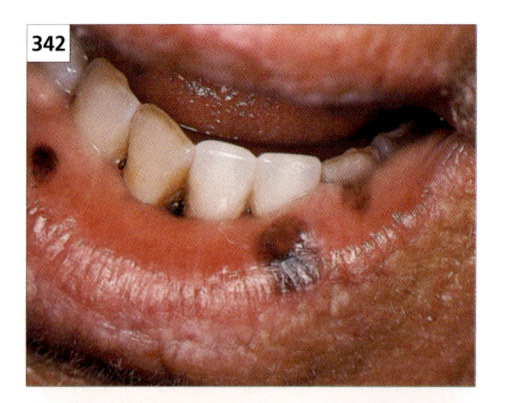

342–344 Máculas melanóticas.

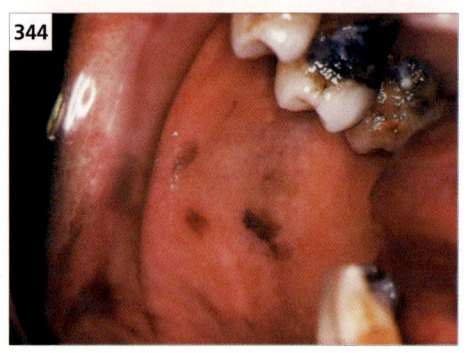

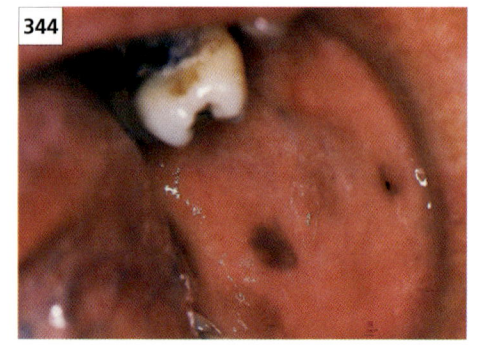

Melanoma maligno

ETIOLOGIA E ETIOPATOGENIA
Em contraste com o melanoma maligno da pele, onde a exposição excessiva à radiação ultravioleta do sol é um fator de risco estabelecido, existem fatores predisponentes conhecidos para o melanoma intrabucal.

CARACTERÍSTICAS CLÍNICAS
Um melanoma maligno intrabucal pode desenvolver-se na mucosa clinicamente normal ou dentro de uma área preexistente de pigmentação. Quase todos os casos de melanoma contêm algum grau de pigmentação (**345**). As lesões podem ser planas ou nodulares, dependendo da fase de crescimento do tumor. As características clínicas sugestivas de melanoma incluem uma variação na cor, de preto para vermelho, tamanho maior que 1 cm, bordas irregulares e mal definidas, e ulceração.

DIAGNÓSTICO
O exame histopatológico do material de biópsia é essencial para o diagnóstico.

MANEJO
O tratamento baseia-se na ressecção radical da área de envolvimento, aliada à dissecção dos linfonodos regionais. A quimioterapia é usada frequentemente, suplementada por imunoterapia. O prognóstico baseia-se no tipo histológico de melanoma e na profundidade de invasão do tumor nos tecidos circundantes. Considera-se que tumores apresentando invasão mais profunda nos tecidos conectivos tenham pior prognóstico. Em contraste com o melanoma cutâneo, no qual a taxa de sobrevida em 5 anos é de cerca de 65%, o prognóstico para o melanoma bucal é ruim, com uma taxa de sobrevida em 5 anos de cerca de 20%. Os possíveis fatores relacionados ao mau prognóstico do melanoma bucal, em comparação com a doença cutânea, incluem detecção tardia, a complexidade da excisão cirúrgica e uma doença inerentemente mais agressiva. Além disso, o melanoma bucal muitas vezes está acompanhado de envolvimento linfático, pulmonar e hepático na época da deteção.

345 Melanoma maligno, observado como uma lesão pigmentada escura sobre a crista palatina direita. Note que este paciente também tem outras áreas de pigmentação.

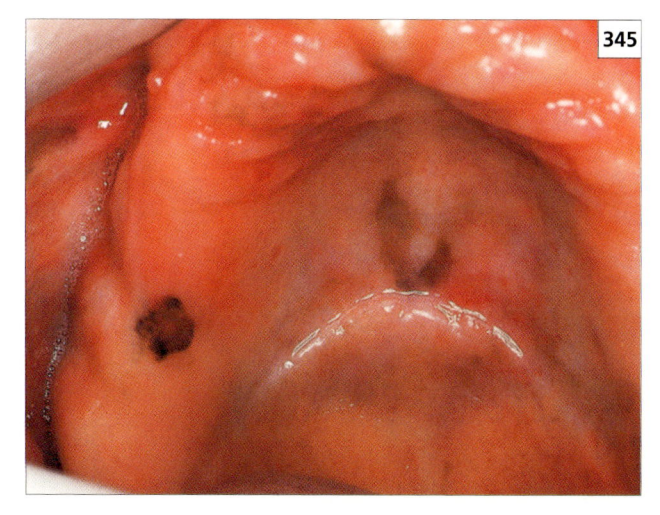

Sarcoma de Kaposi

ETIOLOGIA E ETIOPATOGENIA

O sarcoma de Kaposi é uma proliferação de células endoteliais, produzindo uma massa. Vários fatores têm sido propostos para o desenvolvimento desta condição, incluindo uma predisposição genética, fatores ambientais, infecção e alteração no sistema imunológico. O herpes-vírus humano tipo 8 (HHV8), também conhecido como herpes-vírus associado ao sarcoma de Kaposi (KSHV), foi identificado em todas as formas de sarcoma de Kaposi e agora acredita-se que seja o agente etiológico.

CARACTERÍSTICAS CLÍNICAS

Existem três formas clínicas de sarcoma de Kaposi. O tipo clássico de lesão, descrito pela primeira vez por Kaposi em 1872, consiste de nódulos cutâneos vermelhos, que ocorrem nas extremidades inferiores de homens mais velhos, procedentes da bacia do Mediterrâneo. A condição tem um curso relativamente indolente. O tipo endêmico de sarcoma de Kaposi é visto em crianças e adultos da África. O sarcoma de Kaposi do tipo imunodeficiência é visto em adultos, principalmente em associação à infecção pelo HIV e síndrome da imunodeficiência adquirida (AIDS), mas ocasionalmente em outros pacientes imunodeprimidos. Apenas a forma imunodeficiência está associada a lesões bucais. Cerca de metade dos pacientes com AIDS que desenvolvem o sarcoma de Kaposi da pele ou vísceras desenvolverão lesões bucais. Os sítios bucais mais acometidos são o palato (**346, 347**), gengivas e língua. O sarcoma de Kaposi bucal pode-se apresentar como uma lesão única ou em vários sítios. A aparência clínica varia desde máculas pequenas até massas exofíticas grandes, nodulares, que são de cor vermelha a azul.

DIAGNÓSTICO

O diagnóstico é feito pela biópsia. Microscopicamente, as lesões iniciais podem assemelhar-se a um hemangioma ou granuloma piogênico, e as lesões finais consistem em uma massa de células fusiformes.

MANEJO

As lesões que não causam qualquer problema funcional ou cosmético não requerem tratamento ativo. As lesões pequenas podem ser excisadas ou tratadas com baixas doses de radioterapia ou por injeção de drogas quimioterápicas como vimblastina. As lesões maiores podem exigir o uso de quimioterapia sistêmica.

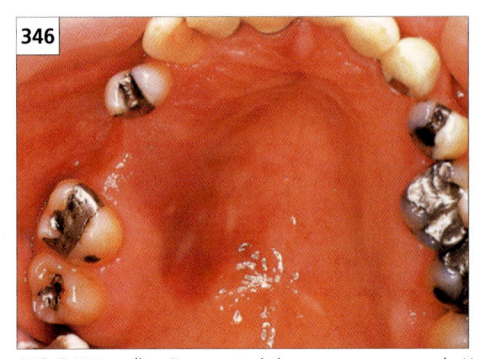

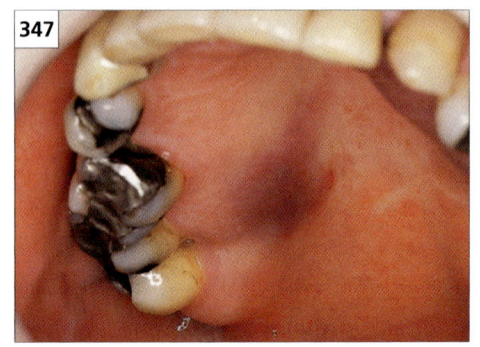

346, 347 Localização característica para o sarcoma de Kaposi do palato duro.

Telangiectasia hemorrágica hereditária (doença de Rendu–Osler–Weber)

ETIOLOGIA E ETIOPATOGENIA

Esta condição rara é herdada em um padrão autossômico dominante. A aparência clínica é causada pela dilatação dos vasos sanguíneos terminais da pele e mucosas.

CARACTERÍSTICAS CLÍNICAS

Numerosas áreas telangiectásicas aparecem na pele e na mucosa bucal (**348**), no início da vida, e persistirem ao longo da vida adulta. O sangramento das lesões bucais é um problema frequente. As lesões intranasais muitas vezes também levam à epistaxe, o que é uma característica de apresentação frequente desta doença. Se prolongado e recorrente, esse sangramento pode levar à anemia.

DIAGNÓSTICO

O diagnóstico é feito com base nos achados clínicos, principalmente sangramentos recorrentes e uma história familiar de lesões semelhantes.

MANEJO

O tratamento dependerá da extensão dos sintomas. O manejo dos episódios agudos de sangramento requer o uso de cirurgia, cauterização ou crioterapia.

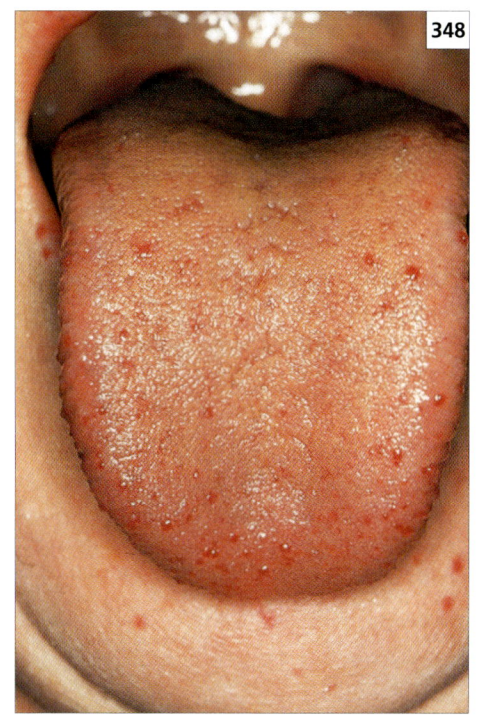

348 Múltiplas telangiectasias.

Pigmentação fisiológica

ETIOLOGIA E ETIOPATOGENIA
Variações no grau de pigmentação dos tecidos moles bucais são achados relativamente frequentes. O aumento da produção e deposição de melanina é muitas vezes um processo fisiológico, especialmente em indivíduos com pele escura.

CARACTERÍSTICAS CLÍNICAS
Embora qualquer área da mucosa bucal possa ser afetada, as gengivas são o local mais frequente. A pigmentação pode variar do marrom a preto e pode ser simétrica ou assimétrica (**349 – 352**).

DIAGNÓSTICO
O diagnóstico pode ser feito a partir da apresentação clínica e da história, mas a biópsia pode ser necessária para excluir a presença de lesão maligna, se o paciente relatar qualquer alteração na aparência da lesão.

MANEJO
Nenhum tratamento é necessário.

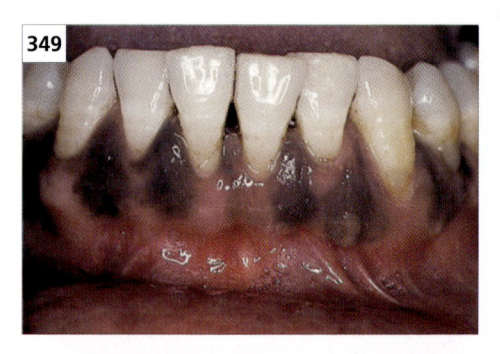

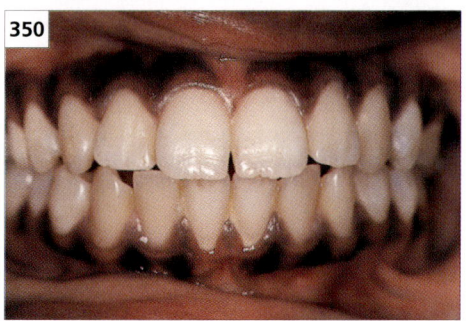

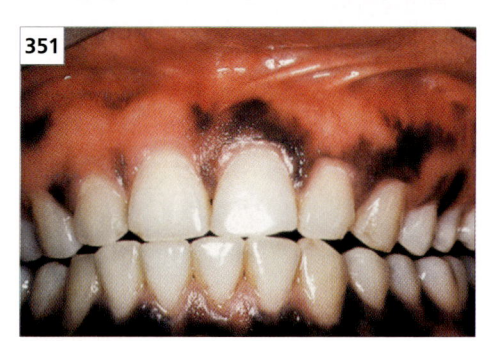

349–351 Graus variados de pigmentação fisiológica sobre a gengiva inserida.

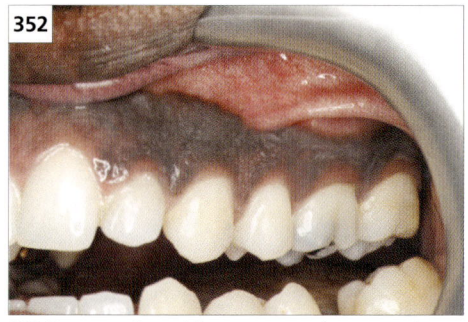

352 Pigmentação racial extensa que afeta a gengiva inserida.

Doença de Addison

ETIOLOGIA E ETIOPATOGENIA
A doença de Addison é causada pela insuficiência adrenocortical, decorrente da doença autoimune, infecção (geralmente tuberculose) ou fatores idiopáticos. A redução dos níveis séricos de cortisol induz um aumento da produção de hormônio adrenocorticotrófico (ACTH), resultando em hiperpigmentação da pele e mucosas.

CARACTERÍSTICAS CLÍNICAS
Há hiperpigmentação da pele, semelhante a um bronzeado. Intrabucalmente, várias máculas melanóticas desenvolvem-se sobre a gengiva, mucosa vestibular e lábios (353). Os sintomas de insuficiência adrenocortical incluem fraqueza, perda de peso, náuseas e vômitos e hipotensão.

DIAGNÓSTICO
A biópsia de uma área pigmentada revela características inespecíficas. O diagnóstico baseia-se na demonstração de baixos níveis séricos de cortisol e ACTH elevado. Outras alterações séricas inespecíficas incluem baixos níveis de sódio, cloreto, bicarbonato e glicose.

MANEJO
A condição é tratada com terapia de reposição de esteroides. Nenhum tratamento específico é necessário para a pigmentação bucal.

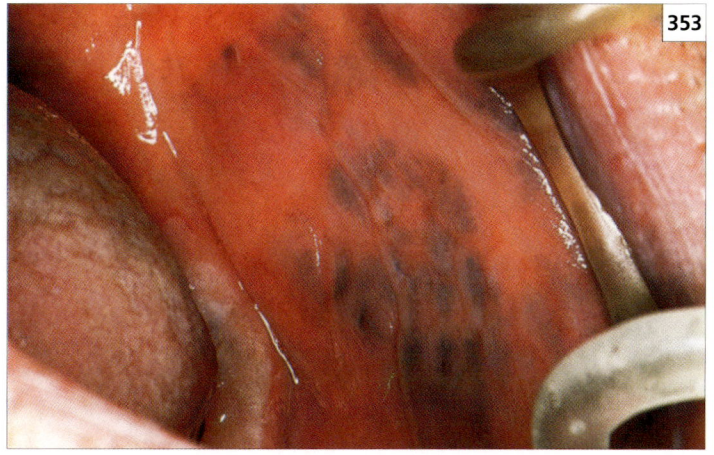

353 Pigmentação na mucosa vestibular, devido à doença de Addison.

Hábito de mascar noz de bétele/*paan*

ETIOLOGIA E ETIOPATOGENIA
Os pigmentos da noz de areca (bétele) e *paan* podem ser depositados nos tecidos bucais.

CARACTERÍSTICAS CLÍNICAS
A característica intrabucal mais marcante é a coloração extrínseca preta dos dentes (**354**). No entanto, também pode haver pigmentação marrom generalizada da mucosa bucal, principalmente da mucosa vestibular e da língua (**355 – 357**).

DIAGNÓSTICO
O diagnóstico é feito com base em uma história clínica que revela o uso frequente e regular de bétele ou *paan*.

MANEJO
Nenhum tratamento é necessário, embora os pacientes devam ser encorajados a abandonar o hábito de mascar essas substâncias, devido a uma associação ao desenvolvimento de fibrose submucosa (Capítulo 4, p. 90) e CCE bucal (Capítulo 2, p. 30).

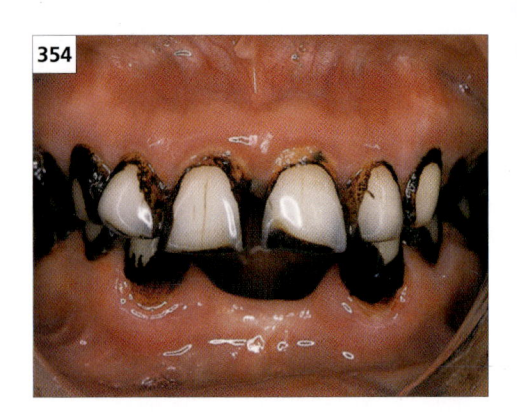

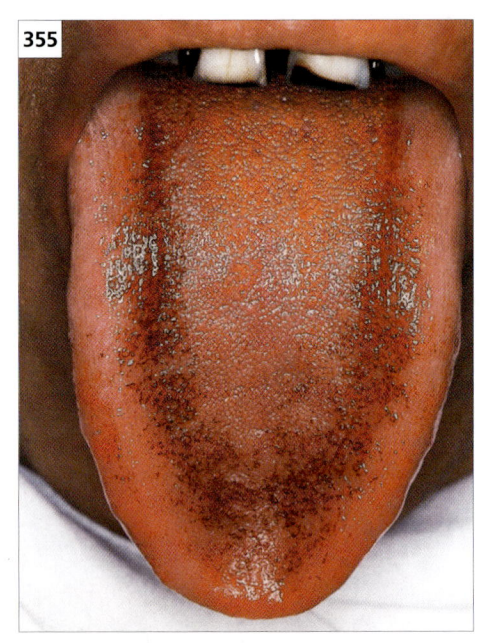

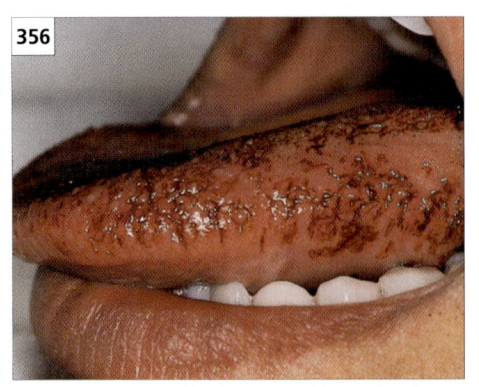

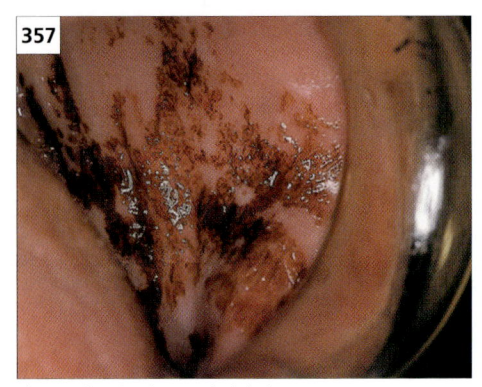

354–357 Coloração dos dentes e tecidos moles, decorrente da mastigação de noz de bétele.

Síndrome de Peutz–Jegher

ETIOLOGIA E ETIOPATOGENIA
A síndrome de Peutz-Jegher é herdada de forma autossômica dominante, sendo caracterizada por um grande número de pigmentações peribucais (efélides) e pólipos intestinais hamartomatosos. A condição é causada por uma mutação no gene LKB1, que codifica para uma quinase serina-treonina que desempenha um papel relevante na apoptose.

CARACTERÍSTICAS CLÍNICAS
Várias pigmentações estão presentes no bordo do vermelhão dos lábios e na pele peribucal (**358, 359**). Pólipos hamartomatosos pequenos estão presentes no jejuno, cólon e mucosa gástrica e estão presentes em 75% dos pacientes com idade superior a 40 anos. Os pacientes podem apresentar dor abdominal, sangramento retal e diarreia.

DIAGNÓSTICO
O diagnóstico é feito pela aparência clínica das pigmentações peribucais e por uma história familiar de lesões semelhantes. A biópsia das lesões pigmentadas apresenta características inespecíficas. Biópsia e endoscopia flexível podem ser necessárias para examinar o trato gastrointestinal inferior pesquisando a presença de polipose e para confirmar o diagnóstico.

MANEJO
Não há tratamento específico para as pigmentações peribucais. Os protetores solares podem ser úteis, uma vez que as lesões muitas vezes escurecem e tornam-se mais evidentes com a exposição ao sol.

358, 359 Máculas melanóticas múltiplas em paciente com síndrome de Peutz–Jegher.

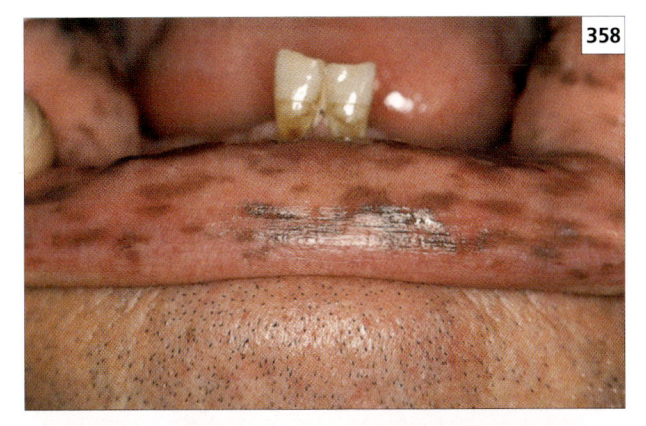

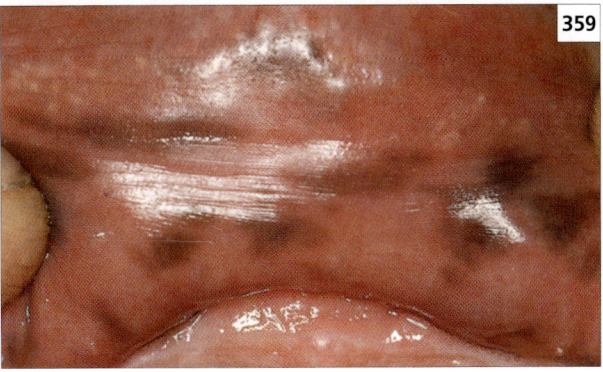

Língua negra pilosa

ETIOLOGIA E ETIOPATOGENIA

O alongamento das papilas filiformes produz uma aparência de pelos no dorso da língua. A causa da pigmentação preta subsequente é desconhecida, embora espécies de *Aspergillus* e bactérias cromogênicas tenham sido implicadas. Uma gama de fatores predisponentes já foi sugerida, incluindo tabagismo, uso de antibióticos, terapia esteroide e tratamento com suplementos de ferro.

CARACTERÍSTICAS CLÍNICAS

O dorso da língua é recoberto por papilas filiformes emaranhadas, alongadas e espessadas (**360, 361**). A cor varia de marrom até marrom-escuro. Além de problemas estéticos, não há nenhum outro sintoma.

DIAGNÓSTICO

As características clínicas são tão específicas que a biópsia é desnecessária.

MANEJO

É importante buscar a causa da língua negra pilosa e, se puder ser identificada, então deve ser eliminada. A superfície da língua pode ser limpa por escovação vigorosa e pelo uso de um enxaguatório bucal com bicarbonato de sódio/água. Alternativamente, um raspador de língua pode ser útil para remover as camadas superficiais. O paciente deve ser tranquilizado que a condição, embora inestética, é totalmente benigna.

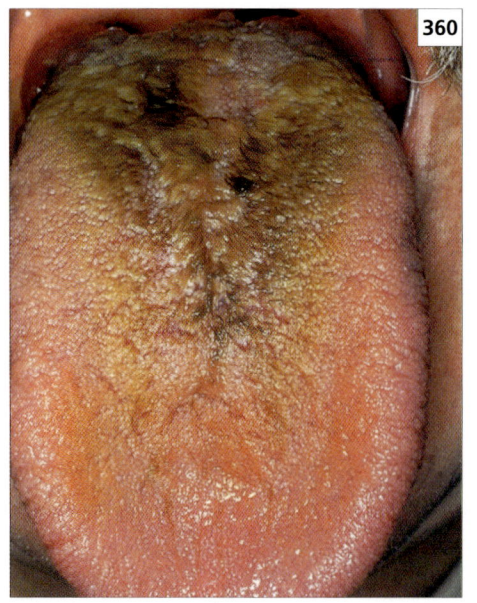

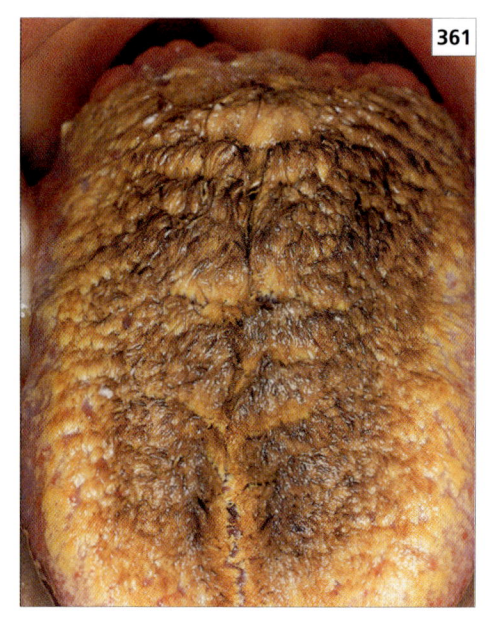

360, 361 Língua negra pilosa.

Pigmentação induzida por drogas

ETIOLOGIA E ETIOPATOGENIA

Sabe-se que diversas drogas, incluindo a cloroquina, ciclofosfamida, azidotimidina (AZT) e amiodarona têm o efeito adverso de pigmentação intrabucal. Acredita-se que o mecanismo seja devido à estimulação da produção de melanina pelos melanócitos.

CARACTERÍSTICAS CLÍNICAS

As localizações intrabucais mais comuns são o palato, a mucosa vestibular e as gengivas. Minociclina e cloroquina produzem uma coloração azulada característica na linha mediana do palato duro (362). A pele também pode-se tornar pigmentada, principalmente em superfícies expostas ao sol, como os braços e as pernas.

DIAGNÓSTICO

O diagnóstico é feito com base na história de surgimento de pigmentação após o início do uso de drogas e pela aparência clínica. A biópsia pode ser necessária para descartar outras lesões pigmentadas, como melanoma, embora a histologia da pigmentação induzida por drogas seja inespecífica.

MANEJO

Não há tratamento específico para a condição, além da suspensão da medicação. Com o tempo, pode haver a resolução da pigmentação, embora algumas lesões possam persistir.

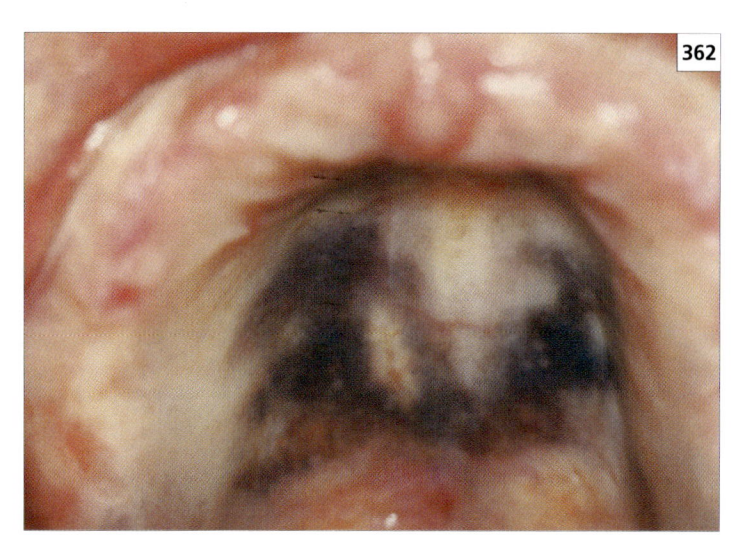

362 Pigmentação do palato associada à terapia com quinidina.

Melanose associada ao tabagismo

ETIOLOGIA E ETIOPATOGENIA
Acredita-se que o conteúdo da fumaça de tabaco estimule a produção de melanina pelos melanócitos. Fatores hormonais também são susceptíveis de desempenhar um papel relevante, uma vez que a condição é mais comum em mulheres e naquelas que usam um contraceptivo oral.

CARACTERÍSTICAS CLÍNICAS
A apresentação consiste de pigmentação difusa, que afeta mais frequentemente as gengivas vestibulares anteriores, o palato (**363**) e a mucosa vestibular (**364, 365**). A intensidade da pigmentação é dependente da dose e da duração do consumo de tabaco. A condição não é vista em associação com o uso de produtos de tabaco sem fumaça.

DIAGNÓSTICO
O diagnóstico é feito com base na aparência clínica e na história de uso de tabaco. A biópsia não revela características específicas e parece idêntica à pigmentação fisiológica, com um aumento na quantidade de melanina nos melanócitos e queratinócitos adjacentes.

MANEJO
Não há nenhum tratamento específico para a condição, além de incentivar a cessação do tabagismo. A pigmentação geralmente resolve-se com o tempo, se o consumo de tabaco for eliminado.

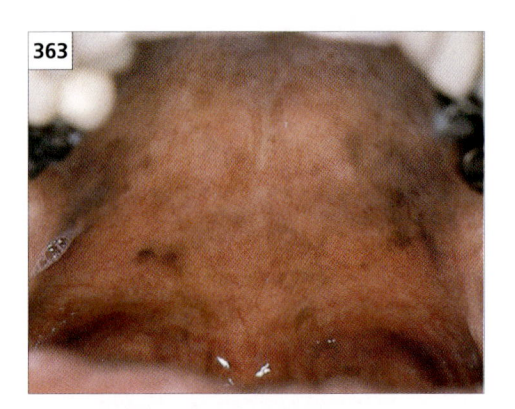

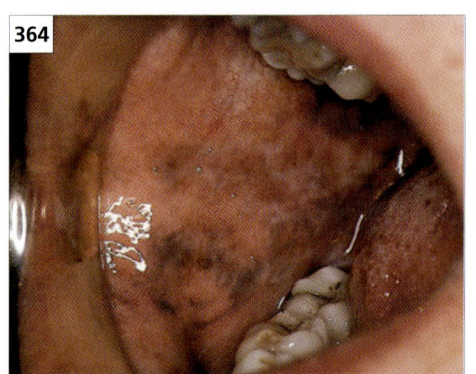

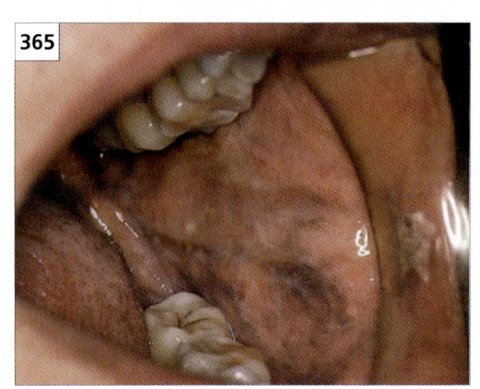

363–365 Pigmentação mucosa secundária ao hábito de fumar.

Trombocitopenia

ETIOLOGIA E ETIOPATOGENIA

A trombocitopenia é definida como uma redução do número de plaquetas circulantes abaixo dos níveis normais. Existem três principais causas de trombocitopenia: uma produção inadequada de plaquetas pela medula óssea; um aumento da destruição desses elementos nos tecidos periféricos; ou sequestração esplênica. As condições clínicas nas quais a trombocitopenia pode ocorrer incluem insuficiência da medula óssea (anemia aplástica), leucemia, metástase de câncer na medula óssea, AIDS, reações medicamentosas, hiperesplenismo, pós-tranfusão, formação de imunocomplexos e a produção de anticorpos IgG antiplaquetários.

CARACTERÍSTICAS CLÍNICAS

Petéquias e púrpura são observadas na pele e mucosas (366, 367). Há facilidade de formação de hematomas e sangramento gengival espontâneo (368). Epistaxe, melena, hematúria e sangramento menstrual aumentado também são sinais comuns.

DIAGNÓSTICO

O diagnóstico é feito hematologicamente em um hemograma mostrando contagem de plaquetas abaixo de 150×10^9/L. O exame microscópico do sangue e da medula óssea também será necessário, em uma tentativa de determinar a causa subjacente da trombocitopenia.

MANEJO

O tratamento destina-se à identificação e correção da causa da trombocitopenia. Para a trombocitopenia idiopática (TPI), os esteroides são o tratamento de escolha, muitas vezes com esplenectomia.

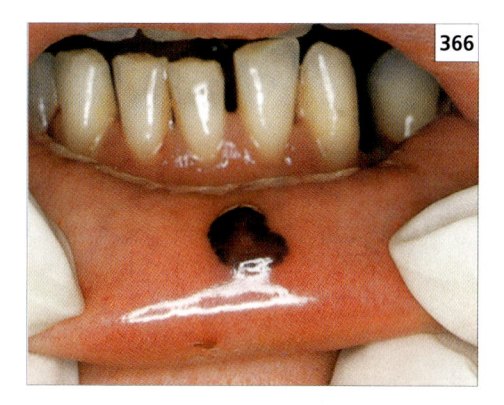

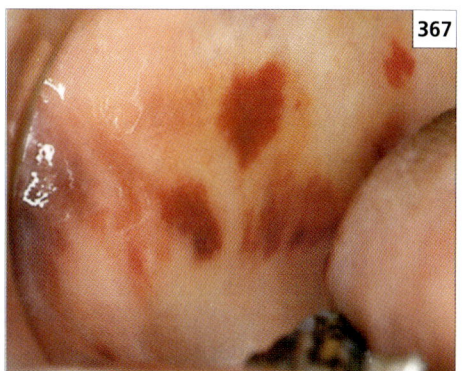

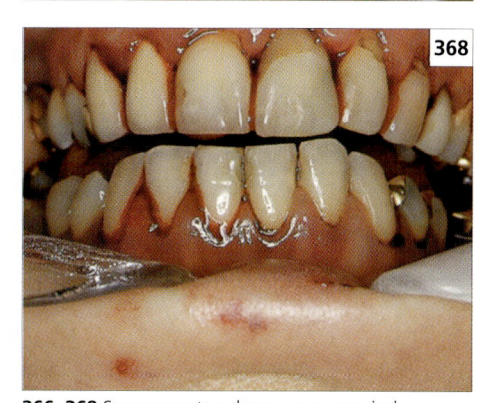

366–368 Sangramento submucoso e gengival decorrente da trombocitopenia.

CAPÍTULO 8

Dor bucofacial (inclusive transtornos sensitivos e motores)

- Abordagem geral
- Nevralgia do trigêmeo
- Nevralgia glossofaríngea
- Nevralgia pós-herpética
- Arterite de células gigantes
- Síndrome da ardência bucal
- Dor facial atípica
- Odontalgia atípica
- Disfunção da articulação temporomandibular
- Paralisia do nervo facial (paralisia de Bell)
- Parestesia ou anestesia do nervo trigêmeo

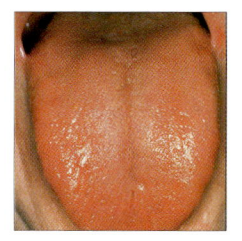

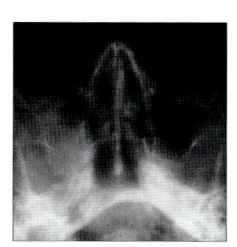

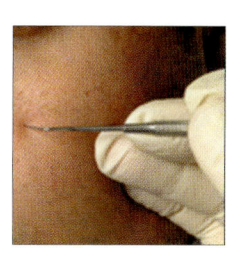

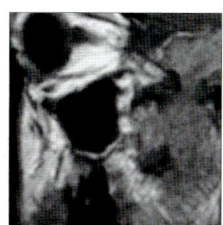

Abordagem geral

- A dor bucofacial é, muitas vezes, a razão pela qual um paciente procura uma clínica dentária. Na maioria dos casos, o exame clínico irá revelar uma causa dentária evidente dos sintomas, como um dente cariado, restaurações perdidas ou um abscesso dentoalveolar agudo. Em tais circunstâncias, o diagnóstico em geral é relativamente simples e pode ser fornecido um tratamento adequado. (A dor de origem dentária não é assunto deste livro.)
- Os pacientes também podem apresentar-se com dor, para a qual não há nenhuma causa dentária aparente clinicamente ou radiograficamente. Neste caso, um diagnóstico só pode ser feito com base em uma avaliação detalhada do caráter da dor, incluindo fatores como duração, localização, gravidade, fatores desencadeantes e fatores de alívio. O exame clínico e a anamnese revelarão outros achados típicos associados a cada condição.

A dor bucofacial pode ser dividida inicialmente nas condições em que os sintomas são episódicos e aquelas nas quais a dor é constante *(Tabelas 8-10)*. Este capítulo abrange também as doenças neurológicas que podem apresentar-se com sensibilidade alterada ou com perda de função motora.

Tabela 8 Padrões de dor e diagnóstico diferencial

Dor episódica
- Nevralgia do trigêmeo
- Nevralgia glossofaríngea
- Nevralgia pós-herpética
- Arterite de células gigantes

Dor constante
- Síndrome da ardência bucal
- Dor facial atípica
- Odontalgia atípica
- Nevralgia pós-herpética
- Disfunção da articulação temporomandibular

Perda de função ou sensibilidade
- Paralisia do nervo facial (paralisia de Bell)
- Parestesia de nervo trigêmeo

Tabela 9 Sintomas de dor episódica

	Nevralgia do trigêmeo	Nevralgia glossofaríngea	Arterite de células gigantes
Localização	Face	Garganta, região tonsiliana	Têmporas
Natureza	Aguda, em facadas, lancinante	Aguda, em facadas, lancinante	Dor monótona
Gravidade	Pior dor experimentada	Pior dor experimentada	Intensa
Fatores desencadeantes	Leve toque, lavar a região	Deglutição, mastigação	Alimentação
Fatores de alívio	Nenhum	Nenhum	Nenhum

Tabela 10 Sintomas de dor constante

	Síndrome da ardência bucal	Dor facial atípica	Odontalgia atípica
Localização	Boca	Face	Dente
Natureza	Em queimação	Dor monótona e incômoda	Dor de dente monótona e incômoda
Intensidade	Moderada à intensa	Moderada à intensa	Moderada à intensa
Fatores desencadeantes	Nenhum	Nenhum	Nenhum
Fatores de alívio	Nenhum	Nenhum	Nenhum

Nevralgia do trigêmeo

ETIOLOGIA E ETIOPATOGENIA

Várias teorias têm sido propostas sobre a etiologia da nevralgia do trigêmeo. O exame histopatológico do material de autópsia de pacientes com história de nevralgia do trigêmeo levou a sugerir que a dor pode ocorrer devido à presença de áreas de desmielinização ao longo da distribuição do nervo trigêmeo, principalmente onde o nervo emerge da base do crânio. Alternativamente, outros estudos usando IRM implicaram o envolvimento de vasos intracranianos aberrantes na região pontocerebelar. Raramente, uma doença orgânica concomitante, como uma neoplasia na nasofaringe, no seio maxilar, orelha média ou base do crânio, ou um aneurisma vascular com relação próxima com o nervo trigêmeo, pode produzir sintomas atribuíveis à nevralgia do trigêmeo. A nevralgia do trigêmeo é uma condição relativamente comum em indivíduos mais velhos; no entanto, o diagnóstico em pacientes com idade inferior a 40 anos deve levantar a suspeita da presença de uma doença sistêmica subjacente, em especial esclerose múltipla ou infecção pelo HIV.

CARACTERÍSTICAS CLÍNICAS

A dor da neuralgia do trigêmeo é característica, já que é unilateral e limitada ao trajeto anatômico de um dos três ramos principais (mandibular, maxilar ou oftálmico) do nervo trigêmeo. A dor é de curta duração, apenas uma fração de segundos. No entanto, apesar de ser curta, a gravidade dos sintomas é extrema, e muitos pacientes relatam que a dor é a pior que já sentiram na vida. A natureza da dor é lancinante, em facadas ou como um "choque elétrico". Alguns pacientes podem descrever pontos de gatilho na pele ou na boca, enquanto outros relatam que sorrir, comer ou lavar o rosto podem desencadear em um ataque. Nos homens, um ponto de desencadeamento pode impedi-los de fazerem a barba em uma determinada área do rosto, resultando em uma área de crescimento de pelos faciais (**369**). O exame clínico não irá revelar nenhuma anormalidade, além da localização de um ponto de gatilho. Na verdade, o exame intrabucal pode ser complicado ou limitado, devido ao medo do paciente de que o movimento ou o contato com os tecidos faciais possa precipitar uma crise de dor. A presença de quaisquer sinais neurológicos ou de outros sintomas, como fraqueza muscular ou sensação de nervo alterado, indica a necessidade de uma avaliação neurológica completa.

DIAGNÓSTICO

O diagnóstico baseia-se na história clínica e na natureza dos sintomas. Deve-se realizar uma TC ou IRM em qualquer paciente com suspeita de nevralgia do trigêmeo, para afastar a possibilidade de doença orgânica, como um tumor de tronco encefálico, embora essa estratégia possa não ser adequada a todos os contextos clínicos.

MANEJO

A nevralgia do trigêmeo geralmente pode ser tratada farmacologicamente com êxito usando-se a droga anti-

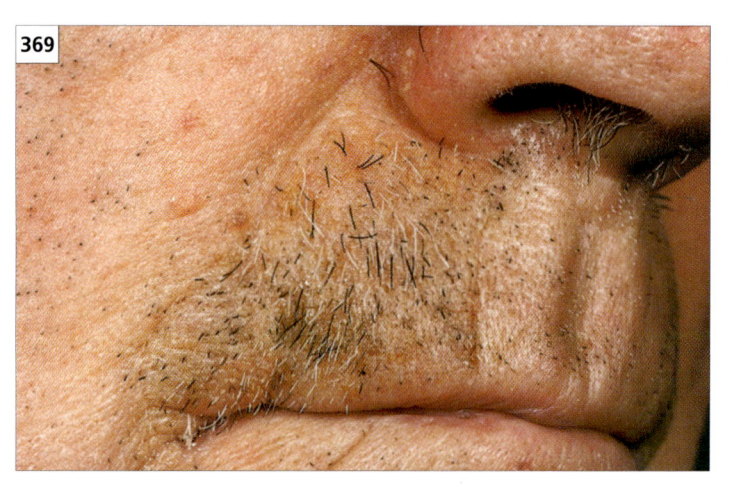

369 Área não barbeada em razão de um ponto de gatilho no lábio superior.

convulsivante carbamazepina. O tratamento inicial deve incluir a carbamazepina 100 mg, tomados a cada 8 horas. É provável que a dose tenha que ser aumentada ao longo dos dias subsequentes, para conseguir o controle completo da dor. Na prática, uma dose de 600-800 mg, em tomadas divididas, é geralmente necessária. A carbamazepina pode ser administrada em níveis de até 1.600 mg/dia. A meia-vida da carbamazepina varia, dependendo da frequência da posologia prescrita e, portanto, quanto mais frequentemente a droga for administrada, menor será sua meia-vida. Se um esquema de doses divididas não for capaz de controlar a dor, vale a pena tentar uma abordagem em dose única ou duas tomadas ao dia. Alternativamente, a terapia pode ser alterada para uma preparação de liberação prolongada, a carbamazepina *retard*.

A duração do tratamento continua sendo especulativa, mas a maioria dos pacientes pode reduzir gradualmente a terapia depois de 6-12 meses livres de sintomas. Prescrever a terapia para curtos períodos de tempo (1-2 meses) vai certamente resultar em uma recorrência da dor. A terapia com carbamazepina tem efeitos colaterais reconhecidos sobre a supressão da produção de leucócitos e a indução de enzimas hepáticas. Levando em conta esses efeitos, um hemograma completo basal e provas de função hepática (PFH) devem ser feitos antes do início da terapia. Estes exames devem ser repetidos em intervalos de aproximadamente 3 meses, enquanto o tratamento estiver sendo administrado. Se for encontrada uma neutropenia progressiva, então a droga deve ser mudada. Em primeiro lugar, a oxcarbazepina, que pode ser dada em doses de até 2.400 mg por dia, com menor probabilidade de induzir neutropenia, pode ser tentada. Além disso, a carbamazepina pode produzir outros efeitos adversos, em particular, náuseas, ataxia e uma erupção cutânea eritematosa e pruriginosa. Casos de eritema multiforme também foram relatados em associação com o uso de carbamazepina.

Se terapia com carbamazepina for considerada ineficaz ou tiver que ser descontinuada em virtude dos efeitos colaterais mencionados acima, então se pode considerar o uso de fenitoína, clonazepam, valproato de sódio, gabapentina ou pregabalina. Caso todos os tipos de terapia clinica fracassem, então o tratamento cirúrgico pode ter que ser considerado. Técnicas periféricas, envolvendo bloqueios nervosos com álcool ou glicerol, são eficazes em alguns casos, embora os sintomas sempre retornem após aproximadamente 18 meses. Crioterapia, secção cirúrgica, rizotomia fracionada ou termocoagulação também já foram tentadas, com sucesso variável. Infelizmente, as técnicas cirúrgicas produzem anestesia facial permanente e um risco de disestesia, que pode ser incômoda para o paciente. A descompressão microvascular (DMV) é um procedimento neurocirúrgico, envolvendo o deslocamento de vasos aberrantes, afastando-os do contato imediato com o nervo trigêmeo (**370**). A DMV alcançou uma elevada taxa de sucesso, mas o uso desta técnica deve ser considerado de forma individual, em razão dos riscos significativos de morbidade ou mortalidade.

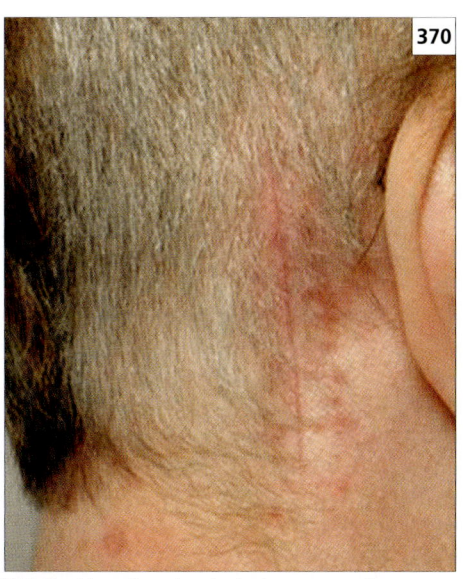

370 Cicatriz após a cirurgia de descompressão microvascular.

Nevralgia glossofaríngea

ETIOLOGIA E ETIOPATOGENIA

A etiologia da nevralgia glossofaríngea é incerta. No entanto, uma vez que os sintomas dessa doença são semelhantes aos da nevralgia do trigêmeo, mecanismos similares podem estar envolvidos. Por outro lado, a nevralgia glossofaríngea é uma condição rara e tende a afetar uma faixa etária ligeiramente mais jovem do que a nevralgia do trigêmeo. É importante lembrar que, muitas vezes, os casos de nevralgia glossofaríngea representam a presença de um tumor na base da língua ou na orofaringe.

CARACTERÍSTICAS CLÍNICAS

A dor da nevralgia glossofaríngea é idêntica à da nevralgia do trigêmeo (acima), mas nesta condição a sensação intensa e lancinante está situada na região da tonsila ou orofaringe, possivelmente com irradiação para o ouvido. Os sintomas geralmente são desencadeados pela deglutição, mastigação ou tosse.

DIAGNÓSTICO

O diagnóstico baseia-se na história clínica e na natureza dos sintomas. Como na nevralgia do trigêmeo, a presença de doença orgânica, em especial o carcinoma faríngeo ou a neoplasia de glândulas salivares, deve ser excluída através de um exame adequado da orofaringe, suplementado com TC (**371**) ou IRM.

MANEJO

A carbamazepina é geralmente bem sucedida no controle da dor. A resolução dos sintomas após um curso experimental de carbamazepina em um caso suspeito pode apoiar o diagnóstico. As opções cirúrgicas podem ser consideradas, nos casos que não respondem à terapia medicamentosa.

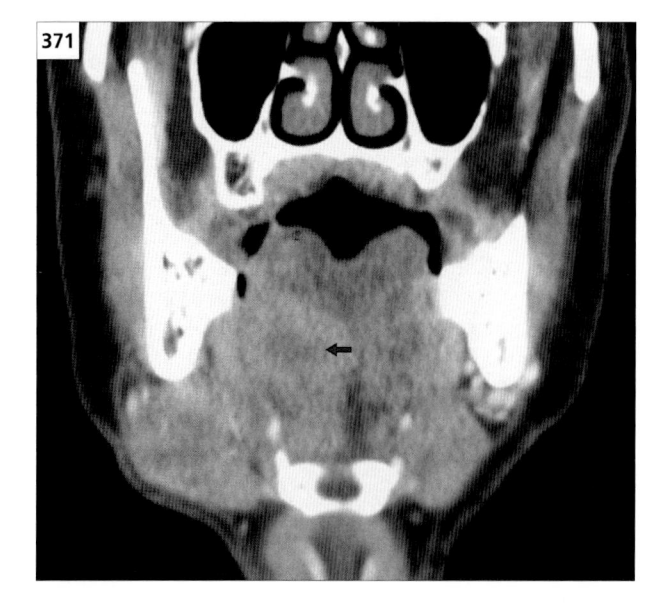

371 TC mostrando carcinoma espinocelular na base da língua (seta).

Nevralgia pós-herpética

ETIOLOGIA E ETIOPATOGENIA
Aproximadamente 10% dos pacientes que sofreram uma infecção recorrente do nervo trigêmeo por VZV (herpes, herpes-zóster) posteriormente desenvolvem nevralgia persistente. A persistência de VZV no nervo trigêmeo ou os danos ao tecido neural tem sido implicados nessa condição.

CARACTERÍSTICAS CLÍNICAS
A dor é de caráter variável, podendo ser desde dor episódica, intensa, lancinante, até uma sensação constante de ardência. A área afetada pode revelar sinais de pigmentação pós-inflamatória ou cicatrizes do episódio anterior de herpes-zóster (**372 – 374**).

DIAGNÓSTICO
O diagnóstico é feito com base na natureza dos sintomas e pela história anterior de infecção herpética.

MANEJO
A nevralgia pós-herpética é extremamente resistente ao tratamento. A terapia sistêmica com carbamazepina, fenitoína ou gabapentina raramente é eficaz. No entanto, observou-se que baixas doses de um antidepressivo tricíclico, como a amitriptilina, aliviam alguns sintomas. Observou-se que a estimulação elétrica nervosa transcutânea (TENS) e a aplicação tópica externa de creme de capsaicina são úteis em alguns pacientes. As abordagens cirúrgicas não produzem nenhum benefício.

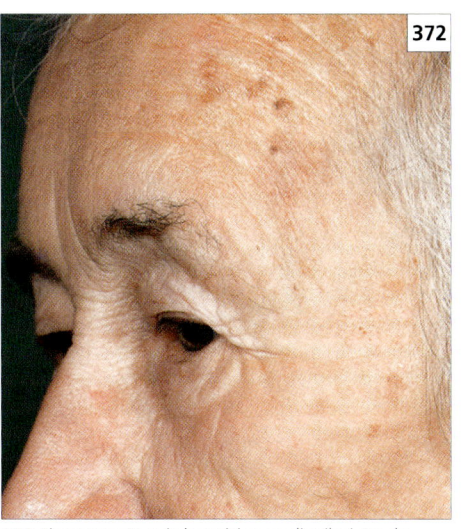

372 Pigmentação pós-herpética na distribuição do nervo oftálmico.

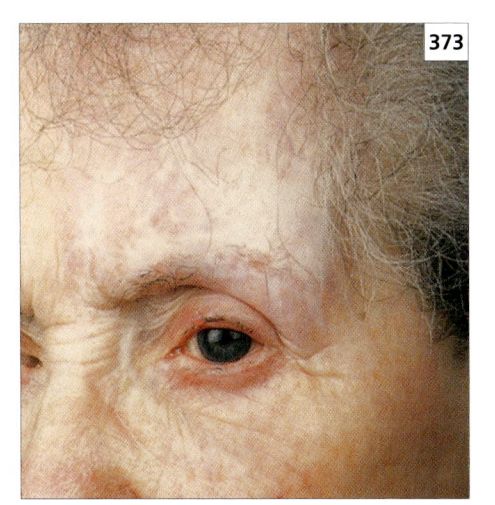

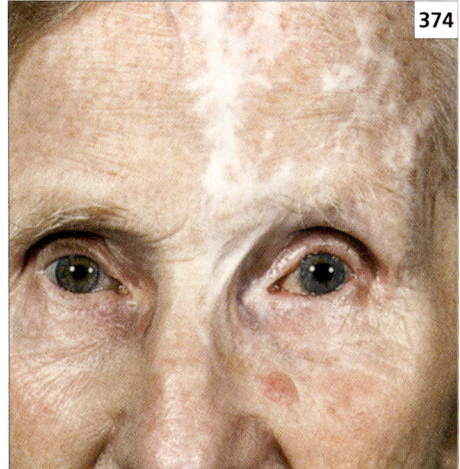

373, 374 Pigmentação pós-herpética na distribuição do nervo oftálmico.

Arterite de células gigantes

ETIOLOGIA E ETIOPATOGENIA

A arterite de células gigantes é uma vasculite granulomatosa que anteriormente era denominada "arterite temporal". Este termo foi substituído desde que foi detectado que a condição afeta os vasos na cabeça ou pescoço, excetuando-se a artéria temporal. Se não for tratada, os pacientes podem desenvolver vasculite da retina com uma subsequente perda da visão.

CARACTERÍSTICAS CLÍNICAS

A condição geralmente ocorre em indivíduos com idade superior a 60 anos e apresenta-se principalmente como "dor tipo cefaleia" unilateral na região temporal ou occipital. É uma das poucas causas de dor bucofacial na qual alguns pacientes descrevem perturbação sistêmica, incluindo a perda de peso, fraqueza muscular e letargia, embora, a biópsia muscular, a enzimologia e eletromiografia revelem resultados normais. A dor pode ser desencadeada pela ingestão de alimentos e, portanto, o paciente só consegue comer por períodos curtos, antes de descansar para permitir que a dor diminua. Considera-se que essa limitação da alimentação normal seja de natureza isquêmica e tenha sido erroneamente denominada "claudicação mandibular".

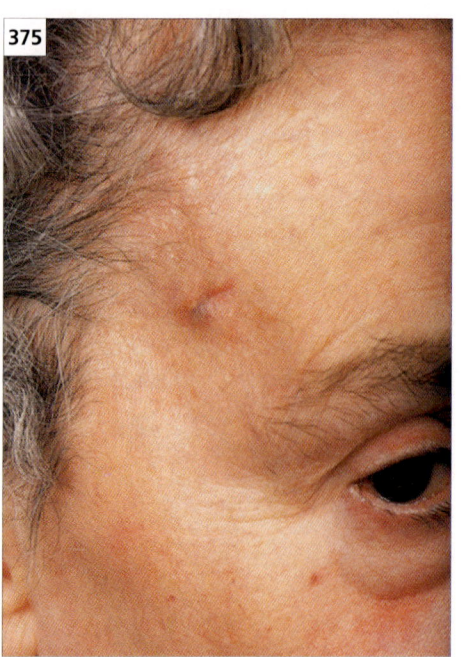

DIAGNÓSTICO

O exame de sangue mostrará geralmente elevação do VHS e possivelmente dos níveis de proteína C reativa (PCR). Foi proposto que a biópsia da artéria temporal (**375**) possa ser valiosa para confirmar o diagnóstico. No entanto, as lesões granulomatosas ocorrem esporadicamente ao longo do vaso (lesões disseminada) e, portanto, várias biópsias podem ser necessárias para detectá-las. E mais importante inda, a demora na obtenção dos resultados de tal biópsia pode ser perigosa devido ao possível desenvolvimento de cegueira.

MANEJO

O tratamento deve começar imediatamente, se houver suspeita de um diagnóstico de arterite de células gigantes. Prednisolona oral (prednisona) na dose de 40-60 mg diariamente é uma terapia inicial de rotina. Depois que os sintomas tiverem sido controlados, a posologia pode ser reduzida, embora uma dose de manutenção baixa possa ser necessária por 3-6 meses. A VHS é uma diretriz razoável para a atividade da doença e seus valores devem cair para níveis normais (menos de 20 mm/hora) após a instituição da terapia com esteroides.

375 Cicatriz no local de uma biópsia da artéria temporal.

Síndrome da ardência bucal

ETIOLOGIA E ETIOPATOGENIA

Diversos termos, como glossopirose, glossodínia, estomatopirose, estomatodínia e disestesia bucal, têm sido usados para descrever a queixa de uma sensação de ardência que afeta a mucosa bucal, na ausência de qualquer anormalidade evidente da mucosa. Nos últimos anos, o termo "síndrome da ardência bucal" (SAB) tem sido usado cada vez mais nesta situação. A etiologia da SAB é incerta, embora uma série de fatores tenha sido sugerida, incluindo deficiência hematínica (vitamina do complexo B, ferro ou ácido fólico), diabetes não diagnosticado ou mal controlado, candidose (candidíase), falhas no desenho da prótese total, xerostomia e alergias alimentares. Quase invariavelmente encontram-se pacientes com SAB que desenvolvem ansiedade ou depressão, relacionadas a eventos adversos anteriores ou atuais de sua vida.

CARACTERÍSTICAS CLÍNICAS

A SAB afeta predominantemente mulheres, mas ocasionalmente pode desenvolver-se em homens. Geralmente, indivíduos mais velhos são afetados, com uma incidência máxima entre os 50 e 60 anos de idade. A ardência invariavelmente é constante, embora em alguns pacientes os sintomas tendam a se tornar mais graves com o decorrer do dia. O paciente muitas vezes tem um padrão de sono inadequado e relatará que acorda muito cedo, um indicador reconhecido de depressão. Qualquer área do corpo pode ser afetada, embora os lábios e a língua sejam mais frequentemente envolvidos. O exame da boca na SAB não revelará anormalidades da mucosa (**376**). Às vezes, o paciente pode manifestar preocupação com áreas específicas dentro da boca, mas estas são geralmente papilas linguais proeminentes (**9, 10**), glândulas salivares menores ou glândulas sebáceas ectópicas (**14**).

DIAGNÓSTICO

O diagnóstico pode ser feito clinicamente, com base em uma queixa de ardência bucal, na ausência de anormalidades mucosas. Devem ser realizados exames de sangue, para excluir a presença de deficiência hematínica e diabetes melito. Pode ser detectada a presença de espécies de *Candida* pela coleta de um esfregaço, *swab*, cultura por pressão superficial ou enxágue bucal. Uma vez que o atrito sobre a língua é frequentemente uma causa importante de ardência localizada, é necessário examinar os dentes, restaurações dentárias ou próteses procurando deectar possíveis bordas traumáticas. Todas as próteses usadas pelo paciente devem ser examinadas, procurando-se detectar formatos inadequados e evidências de facetas de desgaste (**377**). A taxa de fluxo estimulado da parótida deve ser medida, se houver uma indicação clínica de xerostomia.

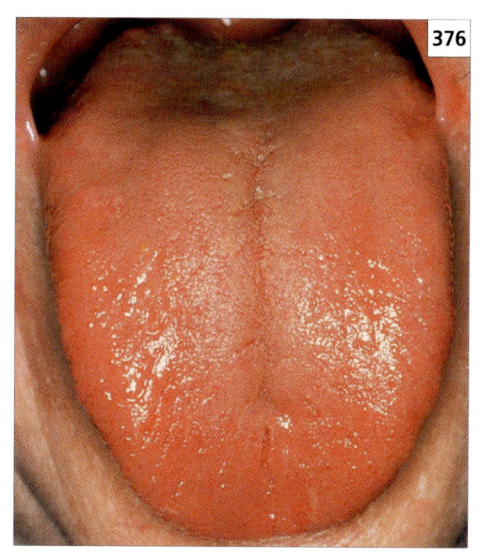

376 Dorso da língua sem anormalidade mucosa, na síndrome da ardência bucal.

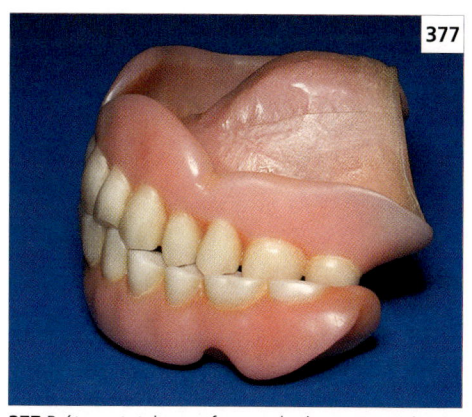

377 Próteses totais com facetas de desgaste e má oclusão.

A presença de um hábito parafuncional pode ser evidenciada, por exemplo, por edentações nas margens laterais da língua (**378**).

A gravidade da ardência deve ser registada em uma escala de 10 pontos, onde zero indica "sem ardência" e 10 é "a pior ardência possível". O grau de cancerofobia pode ser avaliado pedindo-se ao paciente para avaliar seu medo de ter um câncer bucal em uma escala de zero a 10, onde zero indica "sem preocupação de câncer", e 10 indica "uma terrível preocupação com o câncer". A presença de condições domésticas adversas ou de problemas da vida também pode ser detectada usando-se uma escala semelhante, no qual o zero corresponde a "as coisas não poderiam ser piores" e 10 indica que "as coisas não poderiam ser melhores". Este tipo de anamnese, muitas vezes revela fatores como problemas conjugais, condições de habitação inadequadas ou doença de parentes. A escala de ansiedade e depressão hospitalar (HAD) pode ser usada para determinar a probabilidade de o paciente ter ansiedade ou depressão.

MANEJO

O tratamento inicialmente deve envolver a tranquilização do paciente sobre a natureza comum da SAB e a ausência de problemas subjacentes graves, câncer de boca em particular, uma vez que os pacientes frequentemente têm um nível significativo de cancerofobia. Os resultados dos exames de sangue e dos testes microbiológicos devem ser revistos, e o paciente deve ser tratado adequadamente, se qualquer anormalidade for detectada. Arestas cortantes de dentes ou restaurações devem ser suavizadas ou um contentor fino deve ser fabricado em resina, para uso contínuo ou apenas durante a noite.

A terapia com antidepressivos desempenha um papel importante no manejo da SAB, uma vez que outros fatores precipitantes tenham sido excluídos. Alguns fármacos tricíclicos, como a dosulepina (doxepina) e a amitriptilina, têm atividade ansiolítica, antidepressiva e relaxante muscular, e detectou-se que são de grande benefício para pacientes com SAB. A dosulepina (doxepina), na dose de 50-75 mg, administrada antes de dormir, é uma estratégia padrão. No entanto, a boca seca é um efeito colateral relativamente frequente dos fármacos tricíclicos, e a terapia pode ter que ser descontinuada. Um inibidor seletivo da recaptação de serotonina (ISRS), como a fluoxetina, fluvoxamina ou paroxetina, pode ser utilizado, uma vez que foi sugerido que esses agentes têm menos efeitos colaterais do que os antidepressivos tricíclicos, em particular, menos efeitos adversos sobre o tempo de reação. Alternativamente, podem ser utilizadas baixas doses de clonazepam. Em pacientes que não desejam tomar medicamentos antidepressivos, o ácido alfalipoico pode ser considerado.

O tratamento de pacientes com SAB requer um trabalho conjunto entre profissionais médicos e odontológicos. Em alguns pacientes, pode ser necessário recorrer a cuidados especializados combinados do estomatologista, dermatologista, psiquiatra ou psicólogo clínico.

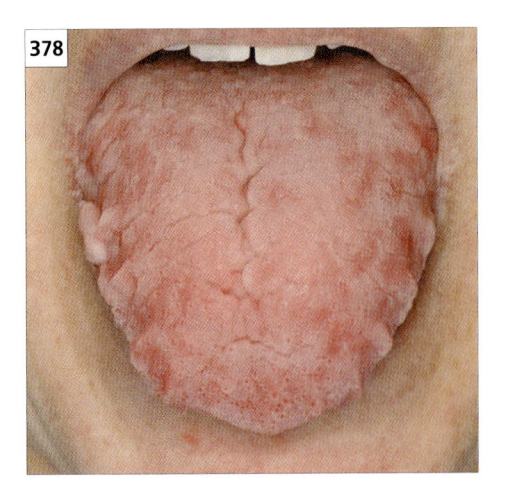

378 Aparência "recortada" das margens laterais da língua.

Dor facial atípica

ETIOLOGIA E ETIOPATOGENIA

Dor facial atípica é uma dor crônica de etiologia desconhecida. Até 50% dos pacientes com dor facial atípica terão também ansiedade ou depressão, relacionadas a eventos adversos da vida, embora a natureza dessa relação não esteja esclarecida. Alternativamente, pode haver uma história de doença dental crônica, geralmente envolvendo procedimentos cirúrgicos e infecção, em uma determinada área da boca.

CARACTERÍSTICAS CLÍNICAS

A dor facial atípica afeta predominantemente as mulheres com idade superior a 30 anos. Esta condição é uma entidade clínica distinta, com sintomas "típicos" consistindo de uma dor constante, unilateral, maçante ou monótona. A dor é crônica, estando presente todos os dias, desde o momento de acordar até que o paciente ir dormir. Estes sintomas não despertam o paciente do sono, mas como a condição está em geral associada à depressão, um distúrbio do sono (nestes casos, acordar muito cedo) está frequentemente presente. Embora mal localizada, a dor afeta mais frequentemente um dos lados da maxila. O cruzamento das fronteiras anatômicas é uma característica ocasional; por exemplo, a dor pode cruzar a linha mediana da maxila ou da mandíbula.

O exame clínico não será capaz de revelar anormalidades, mas as radiografias da região afetada devem ser feitas, para excluir a presença de doença sinusal maxilar ou dentária (**379**).

DIAGNÓSTICO

O diagnóstico é feito com base na história clínica e na ausência de qualquer causa dentária de dor. Deve ser realizada uma avaliação da função dos nervos cranianos, e deve-se realizar uma TC ou IRM, se qualquer anormalidade for detectada, para excluir a presença de lesão maligna na base do crânio. A escala HAD é útil para determinar a presença de ansiedade ou depressão.

MANEJO

A dor facial atípica responde bem à terapia farmacológica com antidepressivos em doses baixas. Dosulepina (doxepina), 50-75 mg antes de dormir, é a posologia farmacológica de escolha. Amitriptilina ou nortriptilina, começando em 25 mg à noite, também tem sido usada com sucesso como uma alternativa. Normalmente, uma dose pequena é iniciada, sendo aumentada gradualmente, progredindo, até que a dor seja controlada. Nos últimos anos, fluoxetina, fluvoxamina, paroxetina e venlafaxina também têm sido usadas no manejo desta condição. Independentemente de qual fármaco for escolhido, a terapia precisa ser fornecida por pelo menos 6 meses.

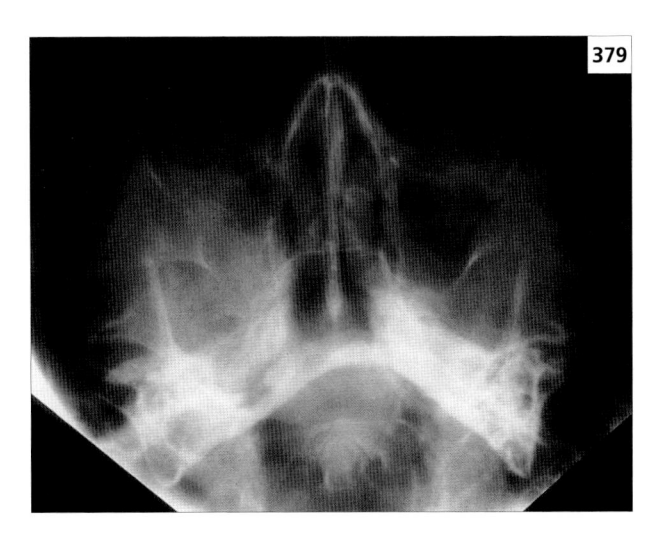

379 Radiografia occipito-mento-placa mostrando uma massa radiopaca no seio maxilar direito. Esta lesão foi diagnosticada como um carcinoma. Os sintomas de apresentação eram semelhantes aos da dor facial atípica.

Odontalgia atípica

ETIOLOGIA E ETIOPATOGENIA

Esta condição está estreitamente relacionada à dor facial atípica e é provável que tenha um componente psicológico semelhante. Muitos casos têm uma história longa e complicada de fracasso no tratamento dentário, embora esta relação esteja mal definida.

CARACTERÍSTICAS CLÍNICAS

A queixa é de uma dor monótona e constante, que é de natureza incômoda. Os sintomas são localizados a um dente ou área desdentada que é clínica e radiograficamente normal.

DIAGNÓSTICO

O diagnóstico baseia-se na história clínica e na ausência de patologia dental. A escala HAD pode ser útil para determinar a presença de ansiedade ou depressão.

MANEJO

O tratamento baseia-se na utilização da terapia com antidepressivos, como a dosulepina (doxepina) 50-75 mg, amitriptilina 25-75 mg ou fluoxetina 20 mg, tomada antes de dormir.

Disfunção da articulação temporomandibular

ETIOLOGIA E ETIOPATOGENIA

A etiologia da disfunção da articulação temporomandibular (ATM) continua a ser um assunto de opiniões contraditórias, apesar de uma quantidade considerável de pesquisas sobre a condição. A confusão na literatura pode ser parcialmente decorrente da variedade de termos que têm sido utilizados para descrever a queixa e que incluíram disfunção facial dolorosa, disfunção de dor miofacial e artromialgia facial. Embora a causa da disfunção de ATM permaneça incerta, é provável de estar associada a um ou mais dos seguintes fatores: anormalidades oclusais; falta de dentes posteriores; hábitos parafuncionais de apertamento dos dentes; bruxismo noturno; ansiedade e depressão. Ocasionalmente, um paciente pode relatar o aparecimento de dor em resposta a um incidente agudo de trauma local, ao comer ou bocejar.

CARACTERÍSTICAS CLÍNICAS

Os sintomas consistem em uma dor auricular ou pré-auricular constante e maçante, unilateral ou bilateral, que pode sofrer exacerbações agudas e que se irradia para as têmporas, maxila ou região occipital. Além disso, o paciente pode queixar-se de trismo, movimentos limitados da mandíbula, sensibilidade da articulação e cefaleia. Comum a todos os casos é dor à mastigação, bocejos ou fala. O exame clínico provavelmente irá revelar sensibilidade em uma ou ambas as ATMs e músculos da mastigação associados. Um clique audível pode estar presente ao movimento da mandíbula. Pode haver evidências de bruxismo na forma de facetas de desgaste dos dentes. A falta de dentes posteriores, combinada com uma ausência de próteses parciais, é outra associação ocasional. O exame radiográfico das articulações geralmente é desnecessário, porque na maioria dos casos não há nenhuma anormalidade visível. No entanto, em alguns casos, uma radiografia panorâmica mostrará perda maciça do osso alveolar (**380**) e falta de suporte para uso satisfatório de próteses totais.

DIAGNÓSTICO

O diagnóstico é feito pela história e pelo exame clínico. É importante diferenciar entre disfunção de ATM, que envolve atividade física anormal da articulação, e doença de ATM, em que há uma alteração patológica da articulação. Avaliação radiográfica, incluindo a artrografia de ATM, pode ser necessária se os sinais e os sintomas de apresentação forem sugestivos da presença de doença estrutural da ATM (**381, 382**).

MANEJO

As opiniões sobre o tratamento da disfunção de ATM são amplamente divididas. No entanto, o uso de uma placa de resina dura, com recobrimento oclusal total, que seja usada durante a noite, melhora bastante os sintomas em muitos pacientes. A decisão de construir uma placa superior ou inferior, com uma superfície oclusal plana, pode ser determinada em função do número e da posição dos dentes em cada arcada. Repouso e limitação da movimentação, suplementados com calor úmido, aplicado sobre o músculo e a articulação afetada, podem fornecer uma melhora significativa da condição. Em casos agudos ou graves, pode ser útil fornecer um ansiolítico leve e relaxante muscular, como o diazepam, por alguns dias. Detectou-se que a terapia com antidepressivo tricíclico também pode produzir melhora sintomática e pode ser considerada quando o tratamento com placa oclusal é inviável ou não é eficaz. Também foi relatado que a técnica de artrocentese é útil, mas seu valor para todos os pacientes ainda não está claro.

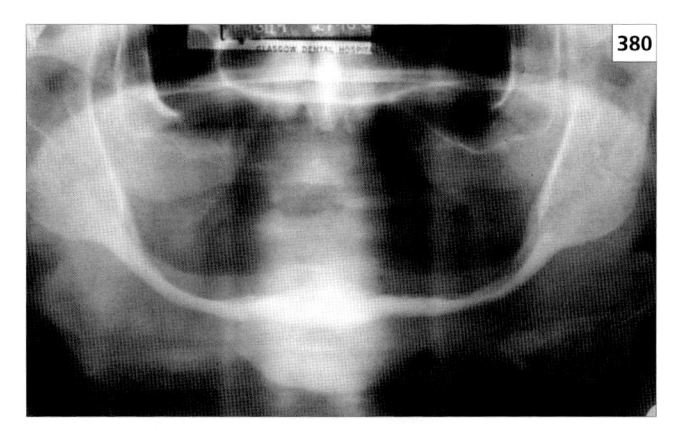

380 Radiografia panorâmica de um indivíduo desdentado com perda extensa do osso alveolar.

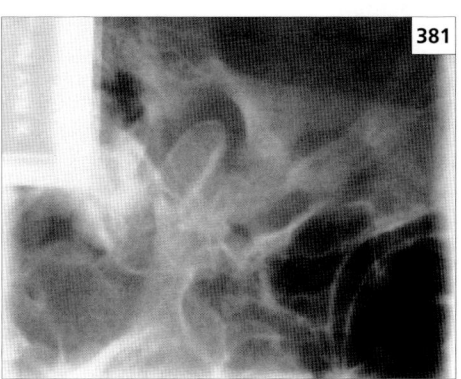

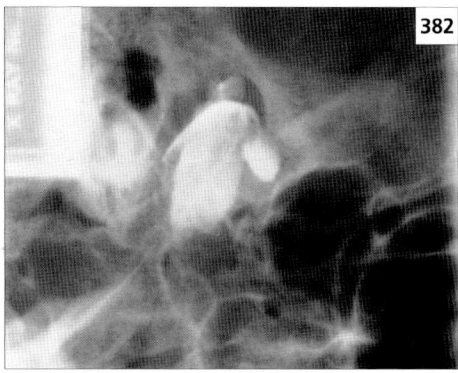

381, 382 Vista simples (**381**) e artrograma (**382**) da articulação temporomandibular. Meio de contraste radiopaco foi injetado localmente para demonstrar a arquitetura dos espaços articulares, superior e inferior.

Paralisia do nervo facial (paralisia de Bell)

ETIOLOGIA E ETIOPATOGENIA

A paralisia do nervo facial pode ocorrer tanto por causa de um acidente vascular encefálico (lesão motora alta) ou por paralisia de Bell (lesão motora baixa). O sítio da lesão é importante, uma vez que os músculos da parte superior do rosto recebem inervação bilateral, enquanto aqueles na parte inferior da face recebem impulsos unilaterais, apenas do córtex motor contralateral. A paralisia de Bell é decorrente de um efeito inflamatório de pressão sobre o nervo facial, que atravessa o canal estilomastoideo. A pressão do fluido ou da inflamação neste sítio, muitas vezes, desenvolve-se durante a gravidez ou por infecção viral envolvendo HSV ou VZV. Tumores da base do crânio ou a glândula parótida podem também produzir pressão sobre o nervo facial, resultando em paralisia de Bell.

CARACTERÍSTICAS CLÍNICAS

As lesões motoras altas apresentam-se com uma paralisia facial unilateral, embora haja alguma função dos músculos frontal e orbicular dos olhos. A presença de paresia no braço ou na perna do lado afetado também apontaria para a presença de um defeito motor alto. No caso de lesões motoras baixas, a paralisia unilateral é total, com ausência de movimentos voluntários dos músculos faciais.

DIAGNÓSTICO

Deve-se pedir que o paciente realize uma série de movimentos com os músculos faciais, como franzir a testa (**383**), levantar as sobrancelhas, fechar os olhos, assobiar e sorrir (**384**). Um tumor de glândula salivar deve ser descartado pelo exame clínico, complementado pela avaliação radiográfica.

MANEJO

A função dos outros nervos cranianos, em especial V e VI, deve ser testada. A orelha externa deve ser examinada e a audição deve ser avaliada. A paralisia de Bell deve ser tratada prontamente com terapia corticosteroide em altas doses (40-50 mg de prednisolona [prednisona] por via oral) e terapia antiviral sistêmica, como aciclovir, valaciclovir ou fanciclovir. Um protetor ocular deve ser fornecido, para limitar a possibilidade de danos à córnea. A maioria dos casos de paralisia de Bell resolve-se dentro de 3 a 4 semanas. A terapia esteroide pode ser reduzida gradualmente durante este tempo, proporcionalmente ao retorno da função nervosa. Infelizmente, se não for tratada, a paralisia pode ser permanente.

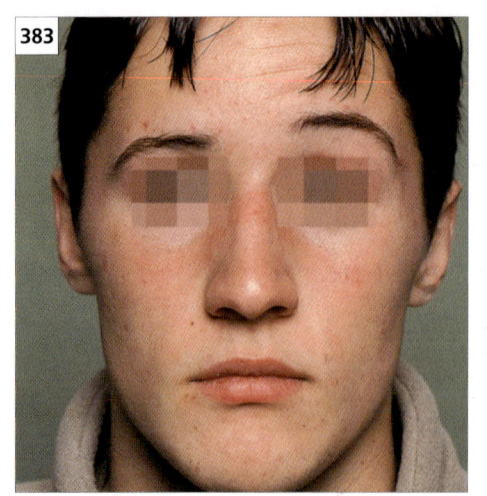

383 Paralisia do nervo facial impedindo o enrugamento do lado direito da testa.

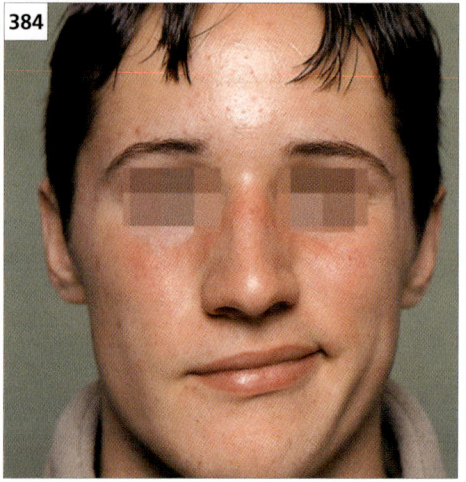

384 Paralisia do nervo facial impedindo a elevação do canto direito da boca, enquanto a paciente tenta sorrir.

Parestesia ou anestesia do nervo trigêmeo

ETIOLOGIA E ETIOPATOGENIA

Além do trauma direto sobre o nervo, a alteração da função pode ser a característica de apresentação de neoplasias benignas e malignas de cabeça e pescoço. Alternativamente, a disfunção do nervo pode ocorrer após uma infecção viral, já que muitos vírus, em especial os membros do grupo herpes, são neurotrópicos e residem em forma latente nos nervos sensitivos. A deficiência de ferro, as doenças autoimunes e o diabetes também têm sido implicados como causa de alteração da função dos nervos sensitivos.

CARACTERÍSTICAS CLÍNICAS

Os pacientes queixam-se mais frequentemente de início súbito de perda da sensibilidade unilateral, parcial ou total, no trajeto de distribuição do nervo trigêmeo. Todos os três ramos do nervo geralmente são afetados. Ocasionalmente, o início é gradual e afeta apenas um ramo do nervo.

DIAGNÓSTICO

Testes táteis e com estimulação dolorosa podem confirmar a perda da função (385). TC ou IRM deve ser usada para detectar a presença de qualquer patologia associada ao nervo trigêmeo (386).

MANEJO

O manejo inicial deve envolver a avaliação dos 12 nervos cranianos. O exame clínico deve excluir a presença de qualquer outra patologia extra e intrabucal. Testes hematológicos devem incluir a avaliação dos níveis de ferro e glicose.

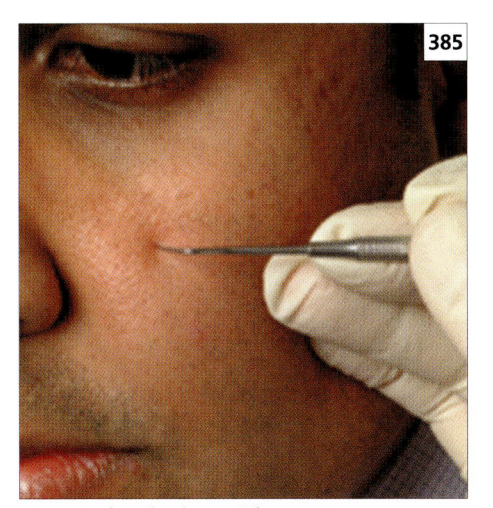

385 Teste de estimulação tátil.

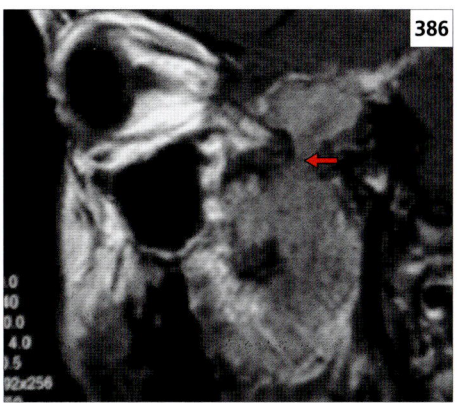

386 Imagem por IRM mostrando um tumor penetrando o forame oval (seta) da fossa craniana média e levando à destruição do nervo trigêmeo. O paciente apresentou-se com anestesia na distribuição do nervo mandibular.

CAPÍTULO 9

Boca seca, salivação excessiva, língua recoberta, halitose e alteração do paladar

- Abordagem geral
- Salivação excessiva (sialorreia)
- Xerostomia (boca seca)
- Síndrome de Sjögren
- Síndrome CREST
- Língua saburrosa
- Halitose (mau hálito)
- Alteração do paladar

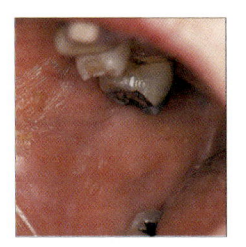

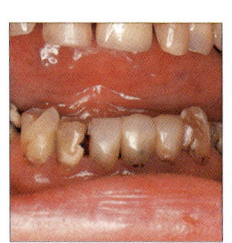

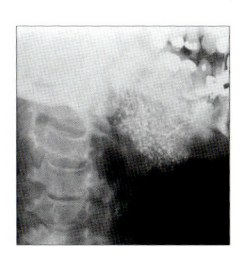

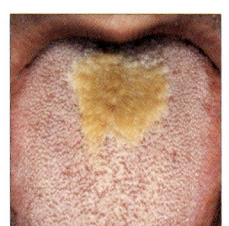

Abordagem geral

- Embora a presença de xerostomia ou salivação excessiva geralmente possa ser determinada facilmente, o êxito do manejo dessas condições envolve uma série de investigações clínicas e exames especiais, para determinar a causa subjacente.
- A língua tem um grau natural de revestimento branco em condições de saúde. No entanto, esse revestimento pode tornar-se excessivo ou sofrer alterações de cor.
- Mau hálito (halitose) e alterações do paladar são queixas frequentes. Essa condição geralmente representa um problema de higiene bucal, mas uma doença subjacente não deve ser descartada, se não for encontrada uma causa local.

Salivação excessiva (sialorreia)

ETIOLOGIA E ETIOPATOGENIA

A produção basal de saliva é muitas vezes maior em um paciente que tem ulceração bucal ou está usando uma prótese nova pela primeira vez. Em tais circunstâncias, a hiperestimulação das glândulas salivares resolve-se uma vez que a ulceração cicatrize ou tecidos bucais se adaptem à nova prótese. Certas doenças neuromusculares, em especial a doença de Parkinson e a paralisia cerebral, limitam a capacidade de engolir e podem resultar em aparente excesso de saliva.

CARACTERÍSTICAS CLÍNICAS

Pode haver acúmulo de saliva evidente no assoalho da boca (**387**) e incontinência salivar. No entanto, não é raro que pacientes se queixem de salivação excessiva, mas nenhuma anormalidade clínica esteja presente.

DIAGNÓSTICO

Não existem exames específicos para confirmar a presença de salivação excessiva. O diagnóstico é feito apenas pela observação clínica.

MANEJO

Foi relatado que a aplicação de um curativo autoadesivo de hioscina (escopolamina) a cada 72 horas pode ser útil na redução da produção de saliva em alguns pacientes. O redirecionamento cirúrgico dos ductos excretores das glândulas salivares maiores para a porção posterior da orofaringe pode também ser considerado. Se o exame clínico não revelar nenhuma evidência de excesso de saliva, uma avaliação psicológica deve ser agendada.

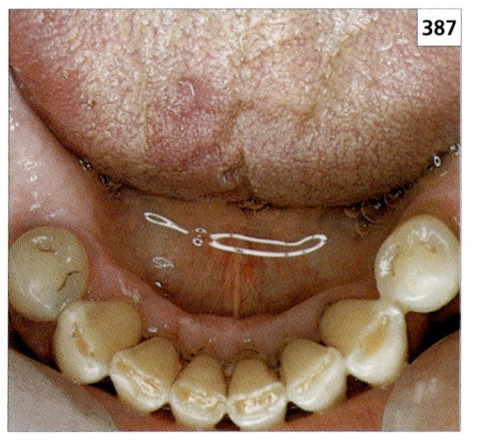

387 Acúmulo de saliva no assoalho da boca.

Xerostomia (boca seca)

ETIOLOGIA E ETIOPATOGENIA
Uma redução da produção de saliva é geralmente decorrente de um dos seguintes fatores: um efeito adverso da terapia medicamentosa, uma doença relacionada à imunidade, danos por radiação ou desidratação. A ansiedade também pode limitar a produção de saliva, tanto aguda quanto cronicamente. A xerostomia em razão das anomalias congênitas ou da falha de desenvolvimento das glândulas salivares é extremamente rara.

CARACTERÍSTICAS CLÍNICAS
A apresentação clínica da xerostomia ou da diminuição da produção salivar é a mesma, independentemente da causa. Os pacientes queixam-se de uma série de sintomas, em particular dificuldade para falar ou engolir, alteração do paladar, desconforto bucal generalizado e, se antigas, retenção inadequada das próteses totais. Uma redução do fluxo de saliva maior que 50% é geralmente necessária antes que se desenvolvam sintomas clínicos. O exame irá revelar a falta de saliva no assoalho da boca e a incapacidade de obter um fluxo de saliva pelas aberturas dos ductos salivares maiores por pressão externa sobre a glândula. Além de ser reduzida em quantidade, a saliva que estiver presente pode ser espumosa (**388**). A mucosa vestibular torna-se pegajosa e adere à face de um espelho clínico colocado em contato. A falta de saliva produzirá um eritema generalizado da mucosa bucal (**389, 390**) e uma aparência lobulada no dorso da língua (**391**).

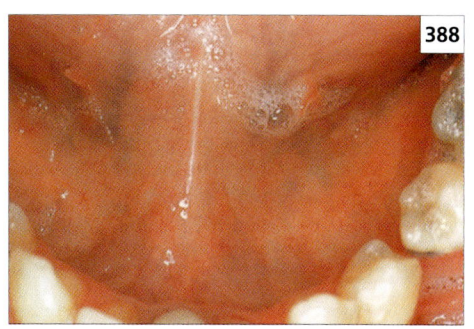

388 Saliva "espumosa".

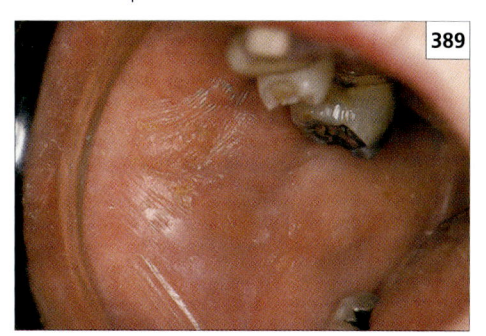

389 Mucosa eritematosa e atrófica decorrente de xerostomia.

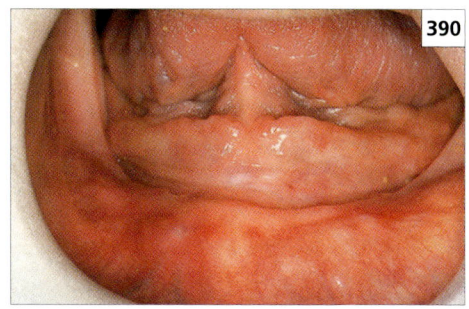

390 Mucosa eritematosa e atrófica decorrente de xerostomia.

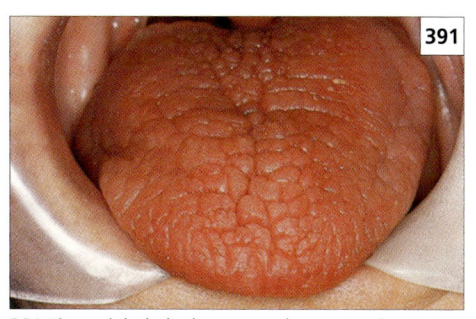

391 Língua lobulada decorrente de xerostomia.

Há também a probabilidade de haver evidências de candidose (candidíase) e queilite angular. Os dentes são propensos à cárie cervical, e as restaurações existentes podem ser condenadas, devido a cáries recorrentes (**392 – 395**). Os pacientes com xerostomia também estão predispostos a episódios recorrentes de sialoadenite bacteriana, principalmente da glândula parótida (Capítulo 6, p. 116).

DIAGNÓSTICO

A xerostomia pode ser diagnosticada clinicamente com base na presença de pouca ou nenhuma saliva acumulada no assoalho da boca em repouso. Infelizmente, a determinação da causa subjacente da xerostomia pode ser problemática e exige uma série de exames especiais. A história médica do paciente pode revelar a possibilidade da xerostomia induzida por drogas, principalmente se o início dos sintomas coincidir com a administração de um novo medicamento. Os medicamentos que são conhecidos por produzir xerostomia incluem antidepressivos, anti-histamínicos, agentes anticolinérgicos, diuréticos potentes e narcóticos. Da mesma forma, uma história de radioterapia prévia na região de cabeça e pescoço, insuficiência renal ou hemorragia pode ser relatada pelo paciente. A investigação hematológica deve incluir a determinação da glicemia de jejum, e a dosagem de ureia e eletrólitos. Testes hematológicos adicionais e outros exames especiais, incluindo sialografia e cintilografia, são necessários, se houver suspeita de síndrome de Sjögren (*Tabela 11* e Capítulo 1, pp. 17-18).

MANEJO

Se a xerostomia for em decorrência de uma reação medicamentosa adversa, deve-se considerar a mudança da medicação do paciente, embora isto nem sempre possa ser possível, especialmente quando há uma longa história de terapia antidepressiva. A xerostomia decorrente de diabetes não diagnosticado ou mal controlado deve melhorar uma vez que o controle glicêmico seja alcançado. No caso de doenças relacionadas à imunidade ou danos pós-radioterapia, pouco pode ser feito para corrigir a deficiência, e o manejo da condição é limitado a minimizar os efeitos da falta de saliva.

Substitutos artificiais da saliva, com base em carboximetilcelulose ou mucina, estão disponíveis comercialmente e fornecem uma fonte de reposição de saliva. No entanto, o uso de tais preparações é insatisfatório porque, apesar de um certo grau de alívio obtido, ele dura apenas alguns minutos. A saliva artificial é relativamente cara e tem poucas vantagens sobre a água. Mascar chiclete ou chupar pastilhas sem açúcar produz um fluxo salivar dos tecidos funcionais remanescentes, sendo considerado útil por muitos pacientes. Estimulantes salivares (sialagogos), a base de preparações contendo glicerina e limão, só devem ser usados em pacientes desdentados, já que seu pH baixo estimulará a formação de cárie dentária em indivíduos dentados. O papel da pilocarpina sistêmica, um estimulante da secreção de glândulas exócrinas, tem sido decepcionante já que, embora o fluxo salivar possa ser obtido antes das refeições, os pacientes muitas vezes reclamam de eventos adversos significativos, em especial uma maior sudorese. Medidas rigorosas de higiene bucal e regimes preventivos, como bochecho de flúor diariamente ou terapia com flúor tópico aplicada profissionalmente, devem ser instituídos, para reduzir o risco de cáries dentárias. A orientação dietética deve ser dada, especialmente sobre a limitação da ingestão de açúcar.

Xerostomia (boca seca) 187

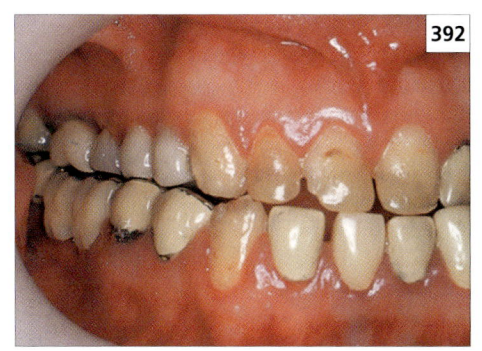

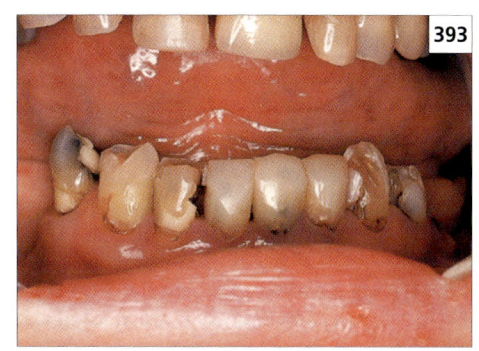

392, 393 Fracasso de restaurações em um caso de xerostomia.

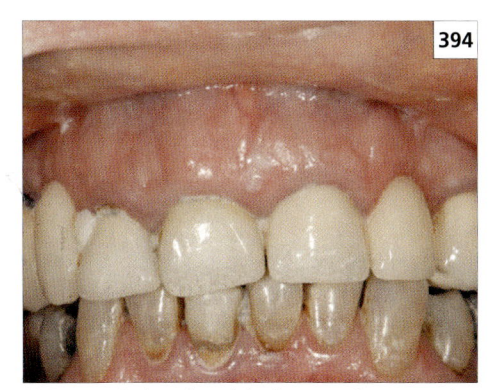

394 Impacção interdental de alimentos decorrente de xerostomia.

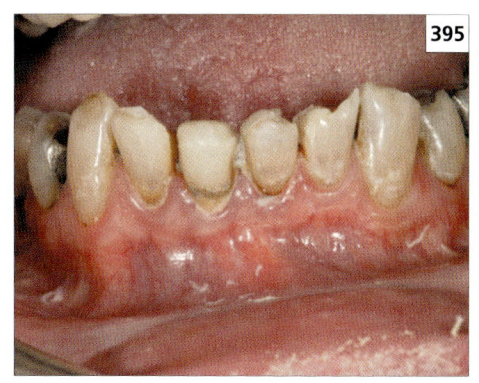

395 Fracasso de restaurações decorrente de xerostomia.

Síndrome de Sjögren

ETIOLOGIA E ETIOPATOGENIA

Henrick Sjögren descreveu pela primeira vez uma associação entre a boca seca e olhos secos em 1933. Desde então, mais pesquisas revelaram um envolvimento dos transtornos dos tecidos conectivos e a doença autoimune. Duas formas de síndrome de Sjögren são agora reconhecidas. A síndrome de Sjögren primária, anteriormente conhecida como síndrome sicca, consiste de olhos secos e boca seca. Na síndrome de Sjögren secundária, o paciente tem um transtorno dos tecidos conectivos, além de sofrer de olhos secos e/ou boca seca. A síndrome de Sjögren é uma condição relativamente comum e estima-se que aproximadamente 15% dos pacientes com artrite reumatoide sejam afetados.

CARACTERÍSTICAS CLÍNICAS

Os pacientes com síndrome de Sjögren secundária são susceptíveis a apresentar manifestações extrabucais evidentes de artrite reumatoide (**396**), LES (**397**), esclerose sistêmica progressiva ou cirrose biliar primária. No caso de síndrome de Sjögren primária, os sinais e os sintomas limitam-se à boca e aos olhos. As manifestações bucais são as descritas acima, por alguma causa de boca seca. O inchaço das glândulas salivares parótidas ocorre em aproximadamente 1/3 dos casos de síndrome de Sjögren (**398**).

DIAGNÓSTICO

O diagnóstico de síndrome de Sjögren, usando os critérios de classificação europeus, baseia-se na compilação dos resultados de uma série de observações clínicas e investigações especiais, incluindo a determinação das taxas de fluxo salivar, avaliação do fluxo lacrimal (teste lacrimal de Schirmer) (**35**), biópsia de glândulas labiais (**34**), sialografia (**399**) e estudos imunológicos para a determinação de marcadores no sangue venoso (*Tabela 11*).

MANEJO

O tratamento do componente bucal da síndrome de Sjögren é idêntico ao para a xerostomia por qualquer outro motivo (pp. 185-186). As lesões linfoepiteliais salivares, também conhecidas como lesões linfoepiteliais benignas ou sialoadenite mioepitelial, são vistas na síndrome de Sjögren e podem progredir para o linfoma de células B (normalmente a forma de zona marginal) e presentam-se como inchaço persistente e endurecido da glândula salivar (**400**). O ácido gama linolênico (óleo de prímula) foi considerado útil em pacientes com síndrome de Sjögren. Os pacientes devem ser informados da existência das associações que reúnem pacientes com síndrome de Sjögren a grupos de ajuda a pacientes com lúpus, que são grupos liderados por pacientes, que fornecem apoio e ajuda para quem é portador da doença.

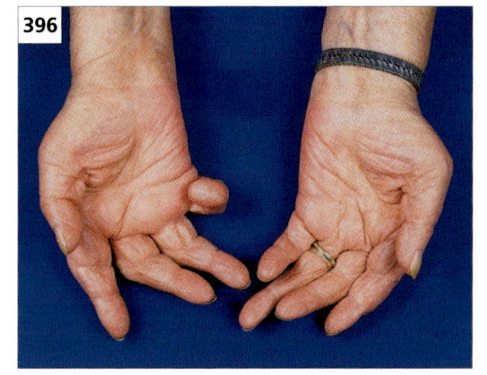

396 Desvio ulnar e deformidades em "pescoço de cisne" nas mãos devido à artrite reumatoide.

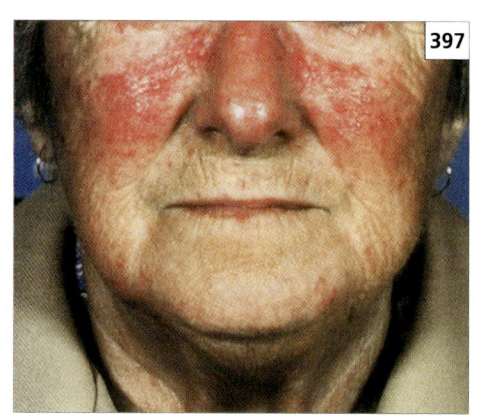

397 Erupção cutânea facial em "asa de borboleta" do lúpus eritematoso sistêmico.

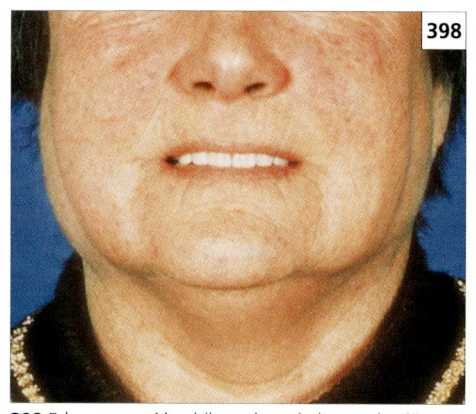

398 Edema parotídeo bilateral na síndrome de Sjögren.

Tabela 11 Características dos exames especiais na síndrome de Sjögren

Taxa de fluxo salivar estimulado parotídeo	Menos de 0,5 mL/minuto
Biópsia das glândulas labiais	Infiltrado linfocítico focal Dilatação do ducto Perdas acinares Fibrose periductal
Sialografia	Sialectasia na glândula parótida
Marcadores imunológicos	
Fator reumatoide	Positivo em: 50% SS primária 90% SS secundária
Anticorpo do ducto salivar	Positivo em: 10-40% SS primária 70% SS secundária
Anti-Rro (SS-A/SjD)	Positivo em: 10% SS primária 65% SS secundária
AntiLa (SS-B/SjT)	Positivo em: 60% SS primária 5% SS secundária
SS = síndrome de Sjögren	

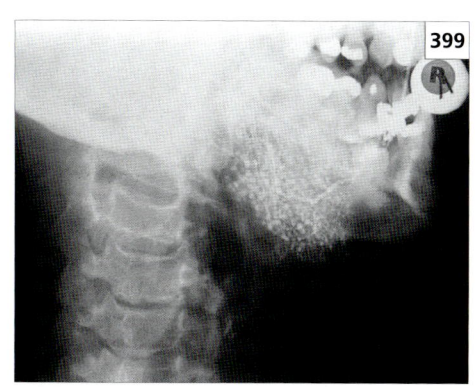

399 Sialograma parotídeo mostrando sialectasia *punctata* em "tempestade de neve".

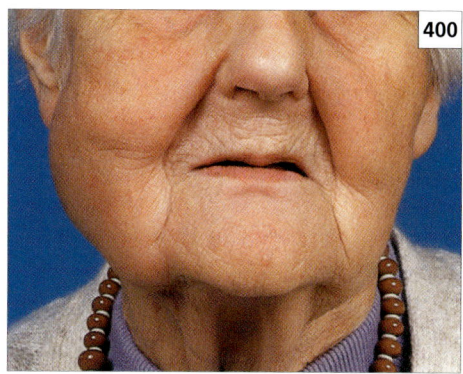

400 Inchaço da glândula parótida direita decorrente de linfoma em paciente com síndrome de Sjögren.

Síndrome CREST

ETIOLOGIA E ETIOPATOGENIA
Esta condição é uma variante da esclerose sistêmica, embora a etiologia seja desconhecida.

CARACTERÍSTICAS CLÍNICAS
Os pacientes com esta síndrome podem apresentar uma queixa inicial de boca seca. As características específicas que dão à condição o nome de CREST compreendem **C**alcinose subcutânea, fenômeno de **R**aynaud, disfunção **E**sofágica, E**S**clerodactilia e **T**elangiectasia.

DIAGNÓSTICO
Não há testes específicos ainda disponíveis, embora a presença de uma gama de marcadores de autoanticorpos esteja sendo explorada. O diagnóstico geralmente é feito com base nas características clínicas.

MANEJO
As manifestações bucais são tratadas como para qualquer paciente com xerostomia (p. 186). O tratamento específico para a condição subjacente pode envolver o uso de agentes imunossupressores ou plasmaferese.

Língua saburrosa

ETIOLOGIA E ETIOPATOGENIA
A língua tem um revestimento natural em condições de saúde, em razão da esfoliação das células epiteliais superficiais. No entanto, a incapacidade das células serem descamadas pode levar à formação de uma camada superficial (recobrimento) que pode produzir uma aparência branca ou descolorida para a língua. A língua saburrosa é um achado relativamente frequente em pacientes com doenças febris ou pacientes com uma dieta pobre em fibras.

CARACTERÍSTICAS CLÍNICAS
O revestimento da língua pode variar de cor, desde o branco, laranja até marrom, dependendo de fatores externos, como fumar ou beber do chá/café (**401, 402**). A xerostomia pode predispor à formação de revestimento da língua (**403**).

DIAGNÓSTICO
O diagnóstico é feito com base na aparência clínica.

MANEJO
O paciente deve ser tranquilizado da ausência de qualquer doença grave. A higiene lingual, envolvendo a escovação suave da língua, é útil.

Língua saburrosa 191

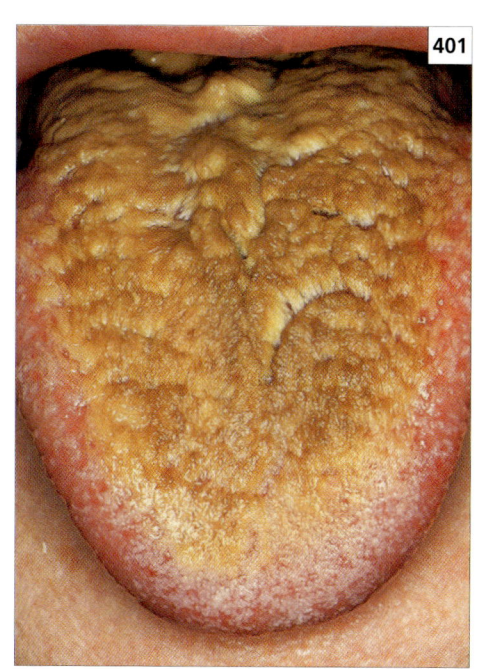

401 Alongamento das papilas linguais produz uma aparência como de pelos, que pode então se tornar pigmentada (língua pilosa marrom ou preta).

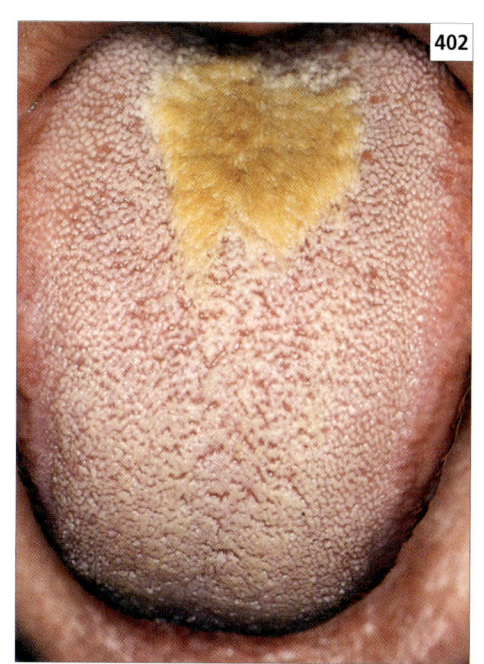

402 Recobrimento da língua em paciente que fumava.

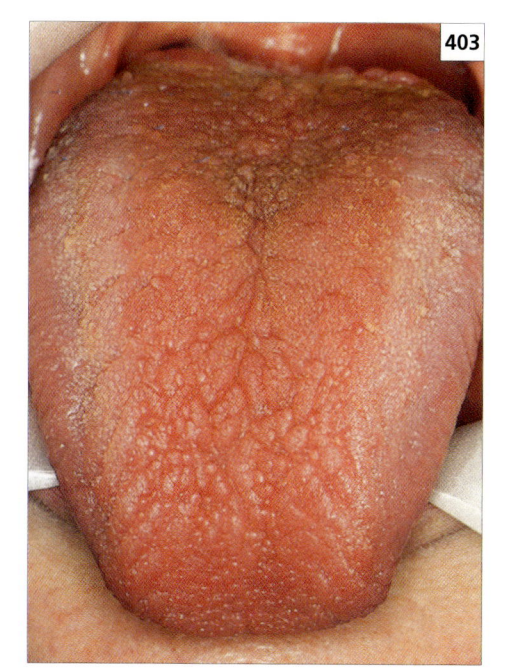

403 Língua recoberta em associação à xerostomia.

Halitose (mau hálito)

ETIOLOGIA E ETIOPATOGENIA

A má higiene bucal ou a presença de infecção na boca são as causas mais frequentes de halitose. O odor desenvolve-se em virtude da produção de compostos sulfurados voláteis (enxofre) por bactérias bucais, principalmente anaeróbios estritos. Um cheiro desagradável ou acentuado também ocorre na desidratação, insuficiência renal, infecção do trato respiratório, cirrose ou cetose diabética.

CARACTERÍSTICAS CLÍNICAS

Os pacientes reclamam que eles próprios ou outras pessoas notaram a presença de mau hálito. Uma higiene bucal evidentemente inadequada pode estar presente (**404, 405**). No entanto, não é raro ver um paciente queixando-se de halitose que tenha uma boa higiene bucal e nenhum problema evidente. Essa condição é conhecida como halitose delirante.

DIAGNÓSTICO

A halitose geralmente pode ser detectada pelo simples cheiro de ar exalado. No entanto, estão disponíveis instrumentos para uso clínico, para medir os compostos sulfurosos voláteis (enxofre) na respiração e estes podem ser úteis.

MANEJO

O tratamento deve identificar qualquer causa local e qualquer doença sistêmica subjacente. Um bom nível de higiene bucal, incluindo a limpeza interproximal, deve ser alcançado em todos os pacientes. O uso de bochechos à base de clorexidina, bicarbonato de sódio, peróxido de hidrogênio ou perborato de sódio pode ser útil. Bochechos à base de álcool secam a mucosa, e seu uso deve ser desencorajado. A tranquilização é a única estratégia que pode ser adotada no caso de halitose delirante.

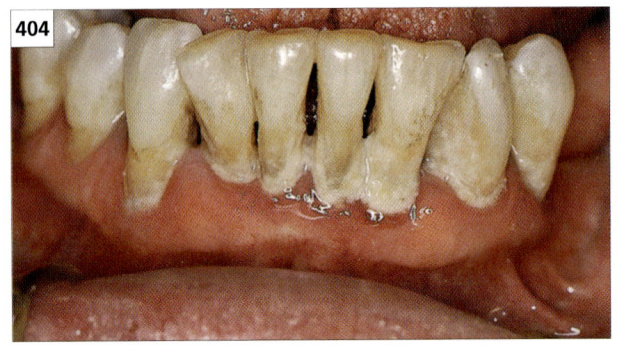

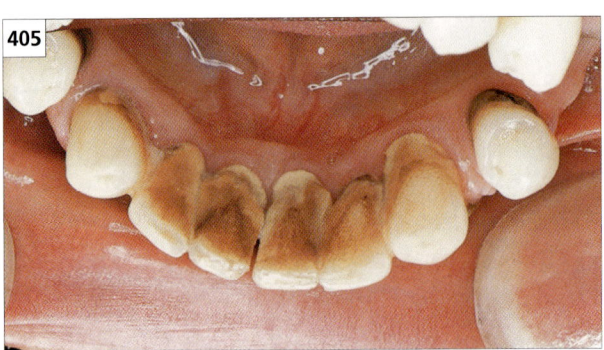

404, 405 Acúmulo exuberante de cálculos supragengivais, causando mau hálito.

Alteração do paladar

ETIOLOGIA E ETIOPATOGENIA

Os transtornos do paladar podem ser causados por uma série de alterações. Os fatores locais incluem infecção de vias aéreas superiores (IVAS), xerostomia, tabagismo, radioterapia e medicamentos. A doença neurológica, envolvendo danos ao nervo lingual, corda do tímpano, nervo facial ou a presença de um tumor intracraniano, podem resultar na alteração ou perda do paladar.

CARACTERÍSTICAS CLÍNICAS

Os tecidos bucais e linguais geralmente parecem saudáveis, e o único sintoma é a perda do paladar. Ocasionalmente, o paciente também pode se queixar de perda de olfato, já que estas duas sensações estão intimamente relacionadas.

DIAGNÓSTICO

O paladar pode ser testado através da aplicação de substâncias como sal, açúcar ou limão, sobre o dorso da língua.

MANEJO

Alguns autores sugerem que o uso de zinco, sob a forma de um enxaguatório bucal, preparado a partir de um comprimido de 125 mg sulfato de zinco dissolvido em água, possa ser útil. O líquido para bochechos deve ser mantido na boca por 2 minutos, 3 vezes ao dia.

Autoavaliação

Os vinte casos a seguir destinam-se a reforçar as informações clínicas sobre algumas doenças e condições descritas nos capítulos anteriores. Nas respostas, são apresentadas referências cruzadas para a(s) página(s) relevante(s) nos respectivos capítulos.

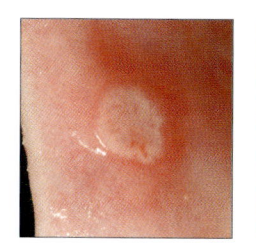

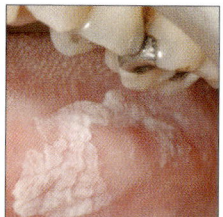

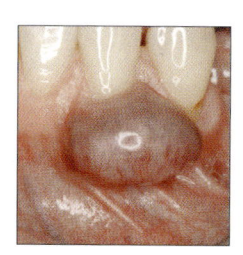

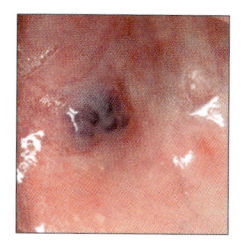

Caso 1

Uma mulher de 23 anos de idade apresenta uma história de episódios de ulceração bucal dolorosa que duram entre 10 e 14 dias e se repetem aproximadamente a cada 2 meses. Ela tende a ter duas ou três úlceras pequenas (cerca de 5 mm de diâmetro) em cada episódio, na mucosa vestibular e na face interna de seu lábio inferior (**406**). Ela já apresentou dor abdominal ocasional, mas é saudável em relação aos demais parâmetros, e o único medicamento que utiliza é um contraceptivo oral.

i. Qual é o diagnóstico provável?

ii. Que exames hematológicos devem ser realizados?

iii. Que perguntas você faria sobre a dieta da paciente?

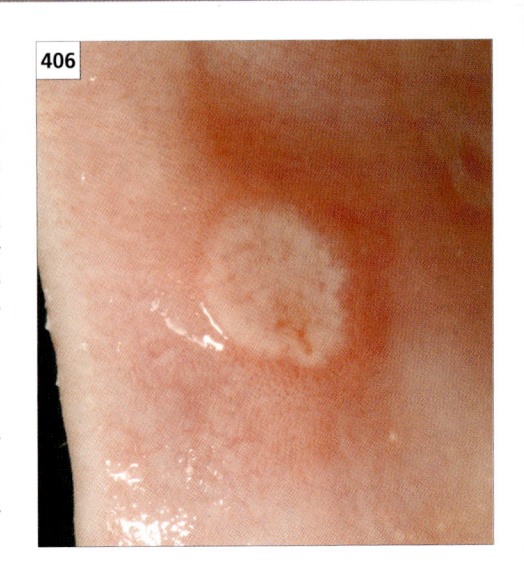

Caso 2

Um paciente do sexo masculino, de 55 anos de idade, desenvolveu recentemente essas manchas brancas intrabucais (**407**). Ele foi diagnosticado com diabetes tipo 2 há 2 meses e agora está tomando metformina.

i. Qual é o diagnóstico diferencial?

ii. Que regiões da pele devem ser examinadas?

iii. Que características clínicas de apresentação poderiam ajudar o diagnóstico?

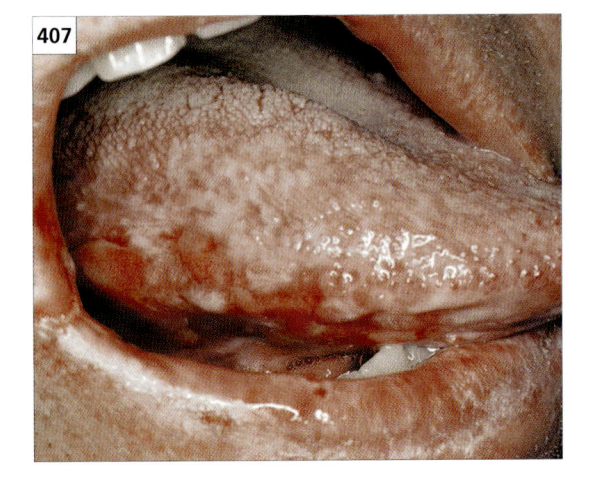

Caso 3

Uma enfermeira de 57 anos de idade queixa-se de áreas eritematosas dolorosas nos cantos da boca (**408**). Essas lesões estão presentes há cerca de 6 meses, mas têm variado em gravidade durante este período de tempo. Ela também relata episódios ocasionais de desconforto nasal. Ela possui a dentição completa. Sua história médica é normal, exceto pelo fato de ter apresentado deficiência de ferro após um parto. Ela não está tomando nenhuma medicação neste momento. Você suspeita que a paciente tenha queilite angular.

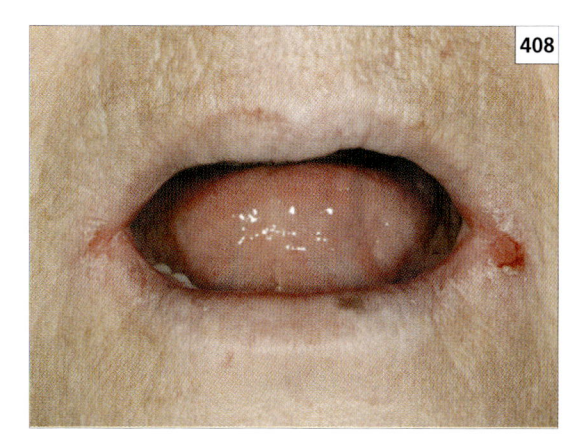

i. Quais os microrganismos mais frequentemente recuperados em tais lesões, e qual é o mais provável nesta paciente em particular?

ii. Que exames hematológicos são necessários?

iii. Que tratamento tópico inicial pode ser útil?

Caso 4

Uma mulher de 60 anos de idade apresenta-se com uma queixa de dor constante em queimação afetando a ponta da língua (**409**). Os sintomas estão presentes há mais de 3 meses e começaram logo após a morte de seu marido. Ela consultou seu médico, que solicitou um hemograma completo e avaliou os níveis sanguíneos de ferritina, vitamina B_{12} e folato. Todos esses exames hematológicos tiveram resultados normais.

i. Que exame de sangue adicional deve ser realizado?

ii. Que ferramenta de avaliação clínica pode ser usada para ajudar a detectar a presença de fatores psicológicos subjacentes?

iii. Como você pode determinar até que ponto a paciente está preocupada com a presença de câncer?

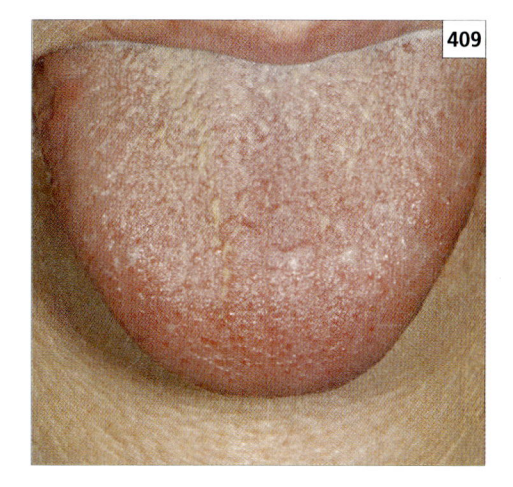

Respostas do Caso 1

i. Estomatite aftosa recorrente menor (EAR-Men). Todas as formas de EAR são dolorosas, mas podem ser classificadas em três tipos, dependendo das características clínicas de tamanho, número, duração e locais afetados. As úlceras de menos de 1 cm de diâmetro que ocorrem em grupos de uma a cinco úlceras, duram menos de 14 dias e afetam somente sítios bucais queratinizados caracterizam-se como EAR-Men. As úlceras maiores que 1 cm de diâmetro, ocorrem em grupos de uma a cinco úlceras, duram entre 4 e 6 semanas e afetam sítios queratinizados ou não queratinizados são classificadas como EAR-Mai. A ulceração envolvendo múltiplas úlceras pequenas, muitas vezes entre 10-50 úlceras e que duram menos de 14 dias são classificadas como EAR herpetiforme.

ii. O hemograma completo e os níveis de ferritina (ferro), vitamina B_{12} e folato corrigido no sangue total. É importante excluir a deficiência hematínica nos casos de ulceração bucal. Tal deficiência pode ser secundária à presença de doença inflamatória intestinal e deve-se suspeitar dessa condição em pacientes com sintomas abdominais ou intestinais. Um ensaio para anticorpos IgA antigliadina e transglutiminase pode ser realizado, se houver suspeita de doença celíaca.

iii. Em primeiro lugar, "A paciente é vegetariana ou vegana?" A dieta restrita pode levar à deficiência de ferro, principalmente em mulheres que também podem ter aumento da demanda por ferro devido à perda excessiva de sangue menstrual. Em segundo lugar, "A paciente observou uma associação entre comer certos alimentos, como batatas fritas, chocolate, tomates ou bebidas gasosas e o aparecimento de úlceras?" A eliminação desses alimentos da dieta pode reduzir drasticamente a frequência e a gravidade da EAR em alguns pacientes.

Para mais informações, consulte a página 26.

Respostas do Caso 2

i. A aparência clínica seria compatível com líquen plano ou uma reação medicamentosa (hipersensibilidade) liquenoide.

ii. As superfícies flexoras dos braços (face interna do punho e antebraço) e das pernas (porção posterior dos joelhos) devem ser examinadas. O líquen plano cutâneo é caracterizado pelo desenvolvimento de lesões maculares ou papulares pruriginosas nesses locais. A presença ou história prévia de tais lesões daria respaldo, embora não excluiria, um diagnóstico de líquen plano em vez de uma reação liquenoide.

iii. Distribuição bilateral e simétrica das lesões bucais, especialmente se acompanhadas de lesões de pele, é um forte indicativo de um diagnóstico de líquen plano. Uma distribuição assimétrica, sem lesões de pele, seria mais sugestiva de uma reação medicamentosa liquenoide. A metformina é reconhecida como uma causa de reação liquenoide bucal, então o aparecimento de lesões após o início da terapia com essa droga também deve ser considerado no diagnóstico.

Para mais informações, consulte as páginas 39, 40, 66, 70, 96.

Respostas do Caso 3

i. *Candida albicans* e/ou *Staphylococcus aureus*. Nessa paciente, *S. aureus* é o microrganismo mais provável e possivelmente disseminou de uma colonização crônica do nariz. Espécies de *Candida* são raramente encontradas na queilite angular, na ausência de uma prótese, e esta paciente é dentada. Por outro lado, quando o paciente tem uma prótese de resina, Candidas, ao invés de estafilococos, são os microrganismos predominantes.

ii. Hemograma completo, ferritina, vitamina B_{12}, folato e glicose. A queilite angular é uma infecção oportunista que está associada a qualquer causa de redução da imunidade, deficiências hematínicas, anemia por deficiência de ferro, anemia perniciosa e diabetes não diagnosticado.

iii. Miconazol tópico, uma vez que essa droga antimicrobiana tem atividade contra espécies de *Candida*, mas também contra espécies bacterianas gram-positivas, inclusive estafilococos.

Para mais informações, consulte a página 103.

Respostas do Caso 4

i. Glicemia. Sabe-se que o diabetes tipo 2 não diagnosticado pode apresentar-se, inicialmente, como uma sensação de queimação na boca e, como tal, deve ser excluído em todos os casos de suspeita de síndrome de boca ardente (SBA). Neste caso, a língua não tem nenhuma anormalidade mucosa, já que o leve revestimento é normal e, portanto, a SBA é o diagnóstico mais provável.

ii. Escala hospitalar de ansiedade e depressão (HADS). A escala HADS é uma ferramenta psicológica extremamente útil, que é composta por 14 perguntas, cada qual com quatro respostas possíveis. As perguntas, das quais sete avaliam a ansiedade e sete avaliam a depressão, são de natureza norteadora e, como tal, os pacientes consideram-na simples de responder. A somatória dos resultados para as respostas indica a probabilidade da presença de ansiedade e/ou depressão.

iii. O grau de cancerofobia pode ser avaliado pedindo-se ao paciente para avaliar seu medo de ter um câncer bucal em uma escala de 0 a 10, onde zero indica "sem preocupação de câncer", e 10 indica "uma terrível preocupação com o câncer".

Para mais informações, consulte a página 175.

Caso 5

Paciente do sexo feminino notou essas manchas brancas e vermelhas (**410**), que se limitam ao dorso da língua, há cerca de 2 anos. A aparência muda de um dia para outro e a paciente relata que a língua se torna dolorosa quando ela come algum alimento condimentado com tempero forte ou picante.

i. **Qual é o diagnóstico?**

ii. **Esta condição tem uma etiologia infecciosa?**

iii. **Qual condição cutânea tem características microscópicas semelhantes?**

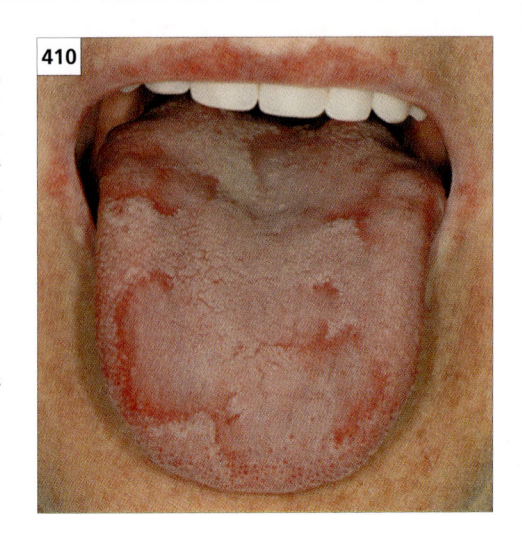

Caso 6

Um paciente do sexo masculino queixou-se desta placa branca aderente (**411**) na língua há aproximadamente 3 anos. Ele fumava cinco a dez cigarros por dia durante muitos anos e consome álcool regularmente nos fins de semana. Uma biópsia incisional revelou hiperqueratose e displasia epitelial leve, mas nenhuma outra característica histopatológica.

i. **Que termo clínico pode ser usado para descrever a lesão?**

ii. **Qual é o risco de transformação maligna?**

iii. **Que conselho você daria ao paciente?**

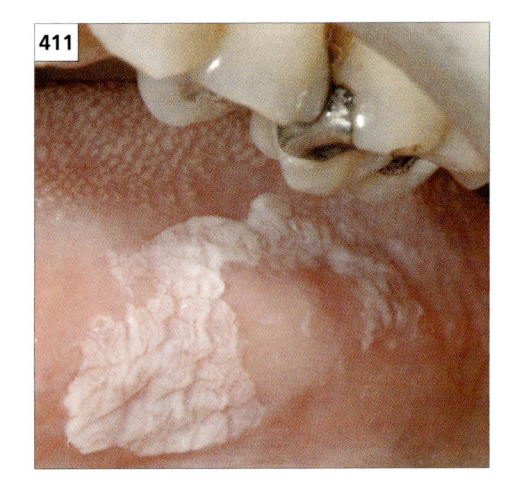

Caso 7

Uma mulher de 55 anos de idade queixa-se de boca seca (**412**) e olhos secos. Você observa evidências de artrite reumatoide nas mãos da paciente, em forma de inchaço do seu articulações falângicas metacárpicas e articulações interfalângicas proximais.

   i. Cite cinco causas de boca seca?
  ii. Qual é a causa mais provável da condição desta paciente?
 iii. Que exames podem ser usados para confirmar o diagnóstico?

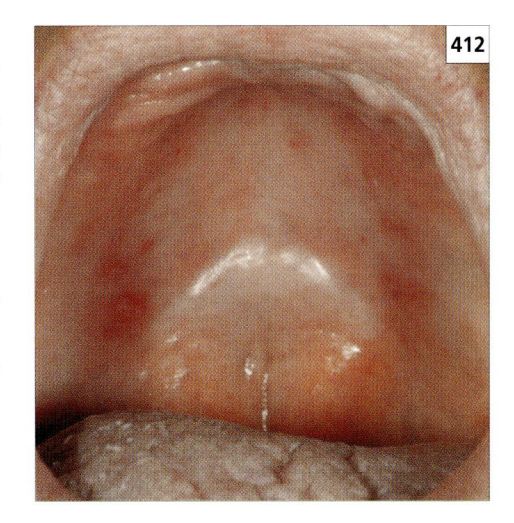

Caso 8

Uma paciente do sexo feminino sofre episódios recorrentes de formação de bolhas nos lábios, que ulceram 24 horas antes de formar crostas e se reparam em 10 dias (**413**).

   i. Qual é o diagnóstico?
  ii. Que vírus está envolvido?
 iii. Que fatores desencadeantes foram propostos?

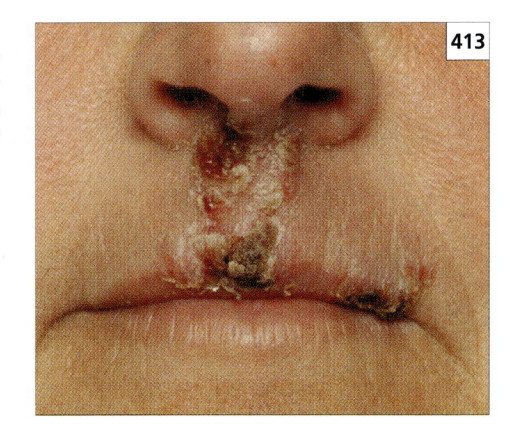

Caso 9

Paciente do sexo feminino, de 45 anos de idade, queixando-se do início súbito de extensas lesões bucais dolorosas que ela descreve como uma sensação de "formação de bolhas" (**414**). Ela está bem, em relação aos demais parâmetros e não toma qualquer medicação.

   i. Qual é o diagnóstico diferencial?
  ii. Que exame é imperativo para se obter o diagnóstico?
 iii. Que tipo de terapia farmacológica provavelmente deve ser administrada?

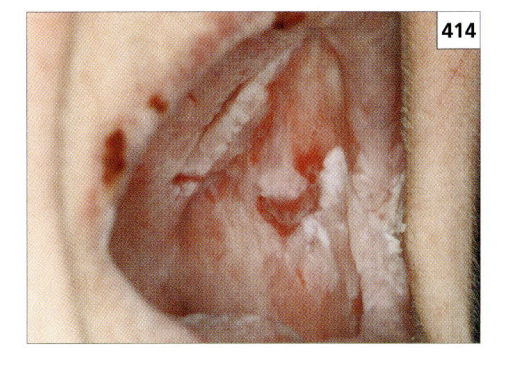

Respostas do Caso 5

i. Língua geográfica. A aparência da língua e a história clínica são clássicas para essa condição. Nomes alternativos para esta condição incluem glossite migratória benigna, eritema migratório e erupção migratória da língua.

ii. Não. No entanto, não é raro que um paciente erroneamente acredite que a condição é "contagiante" e que existe um risco de que a lesão possa ser "passada adiante" através de beijos. O paciente deve ser tranquilizado que a língua geográfica ocorre muito frequentemente na população e não existe risco infeccioso.

iii. Psoríase, embora a língua geográfica não esteja relacionada à psoríase.

Para mais informações, consulte a página 104.

Respostas do Caso 6

i. O termo clínico que poderia ser usado é "leucoplasia", que foi definido como "uma mácula ou placa branca, que não pode ser raspada e não pode ser caracterizada clinicamente como qualquer doença específica". Esta é a situação nesta paciente. A aparência clínica não é típica de nenhuma condição que seja conhecida por apresentar-se como uma placa branca e os achados histopatológicos não são específicos para as formas conhecidas de doença mucosa.

ii. Nos países ocidentais, apenas 1-2% de tais lesões irão sofrer alteração maligna durante um período de 5 anos. No entanto, em outros países, como Índia, Paquistão e Sri Lanka, foram relatadas taxas de transformação de até 20%. Quando comparada com a leucoplasia em outros locais da boca, o bordo lateral da língua deve ser considerado como de "alto risco".

iii. Explicar que a leucoplasia é considerada como uma condição potencialmente maligna. Como tal, o paciente deve suspender a ingestão de álcool e limitar o hábito de fumar, uma vez que esses hábitos sociais são conhecidos fatores de risco para o desenvolvimento de câncer de boca. Seria aconselhável também informar o médico do paciente sobre os riscos potenciais, de modo que a assistência possa ser dada no sentido de modificar ou, de preferência, eliminar o hábito do tabagismo e o consumo de bebidas alcoólicas.

Para mais informações, consulte a página 82.

Respostas do Caso 7

i. Doença autoimune induzida por drogas, danos de radiação, desidratação, aplasia de glândulas salivares. Obstrução do ducto excretor principal de uma das glândulas salivares maiores, em razão da presença de um cálculo salivar (sialolito) ou tampão mucoso, não resulta em xerostomia, por causa do excesso de saliva fornecido pelas glândulas restantes.

ii. Síndrome de Sjögren secundária.

iii. Detecção de marcadores imunológicos específicos (SS-A/Ro ou SSA-B/La) no sangue. Presença de características histopatológicas, nomeadamente infiltrados linfocíticos focais e perda acinar, em uma biópsia de glândulas labiais. Observação de sialectasia punctata durante o exame sialográfico da glândula parótida.

Para mais informações, consulte a página 188.

Respostas do Caso 8

i. Herpes labial recorrente.

ii. As lesões herpéticas peribucais quase sempre envolvem o vírus herpes simples (HSV) tipo 1, embora ocasionalmente tenha sido relatada a presença de HSV tipo 2.

iii. Os fatores que têm sido implicados na reativação do HSV latente incluem a exposição à luz ultravioleta ou frio, trauma, estresse e imunossupressão.

Para mais informações, consulte a página 48.

Respostas do Caso 9

i. Doenças vesicobolhosas, como o pênfigo ou o penfigoide de mucosas. O eritema multiforme também seria um possível diagnóstico, principalmente se o paciente tiver iniciado recentemente o uso de uma medicação ou tiver uma história recente de infecção por herpes simples.

ii. O exame especial mais útil é a imunofluorescência direta usando material (não fixado) fresco de biópsia. A imunofluorescência indireta de uma amostra de sangue pode ser usada para detectar anticorpos contra os alvos antigênicos no pênfigo ou penfigoide, mas este teste é menos sensível e um achado negativo não exclui a doença.

iii. Corticosteroides administrados topicamente ou sistemicamente, dependendo da gravidade da condição e da resposta ao tratamento inicial.

Para mais informações, consulte as páginas 58 e 60.

Caso 10

Uma mulher de 45 anos de idade não tinha conhecimento da presença desta lesão (**415**). Ela fumou 30 cigarros por dia durante os últimos 25 anos e consome bebidas alcoólicas regularmente.

i. **Quais características de apresentação representam motivo de preocupação?**

ii. **Outros locais do corpo devem ser examinados?**

iii. **Que exames são necessários?**

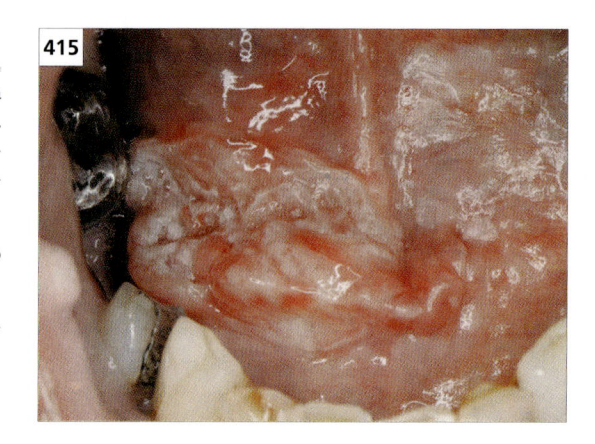

Caso 11

Uma mulher de 45 anos de idade apresenta-se com queixa de um inchaço indolor com crescimento lento, que está presente no palato nos últimos 6 meses (**416**). Não há parestesia ou ulceração. As radiografias não conseguiram detectar qualquer anormalidade associada aos dentes.

i. **Qual é o diagnóstico diferencial?**

ii. **Que exame é necessário para estabelecer o diagnóstico?**

iii. **Como são classificadas as neoplasias de glândulas salivares, e quais são os dois tipos que ocorrem mais frequentemente?**

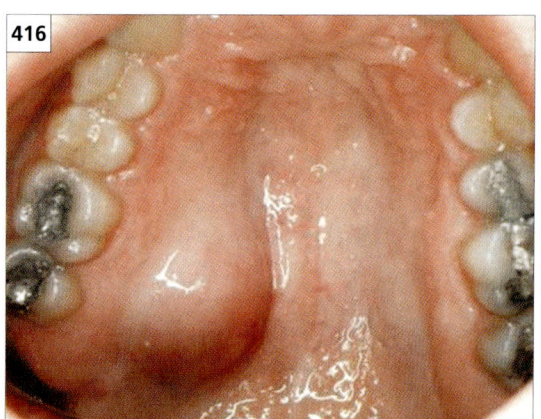

Caso 12

Um homem de 27 anos de idade apresenta-se com um inchaço ligeiramente doloroso no lábio inferior (**417**). A lesão está presente há 1 mês, e a palpação revelou que ele é firme, mas não endurecida. Nenhuma outra anormalidade era evidente no pescoço ou nos tecidos bucais. O paciente estava em excelente estado geral de saúde.

i. **Como poderia ser descrita essa lesão?**

ii. **Qual é o diagnóstico diferencial?**

iii. **Esta lesão deveria ser biopsiada?**

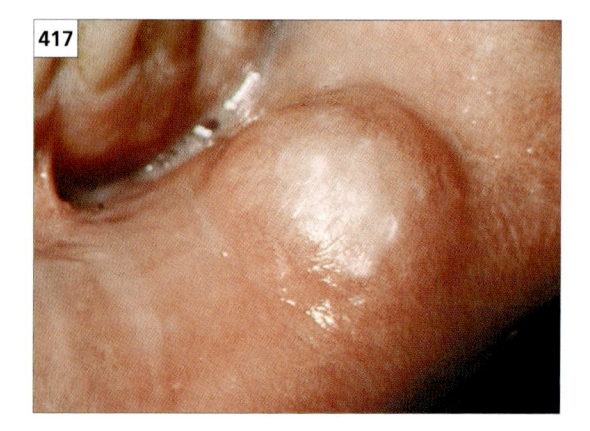

Caso 13

Um homem de 27 anos de idade se queixa de desconforto palatino. Os sintomas apareceram subitamente há 2 semanas e estão piorando progressivamente. Nenhum fator precipitante pode ser identificado.

i. **Descreva a lesão no palato direito deste homem (418).**

ii. **Qual é o diagnóstico diferencial?**

iii. **Que perguntas você faria no que se refere à saúde do paciente?**

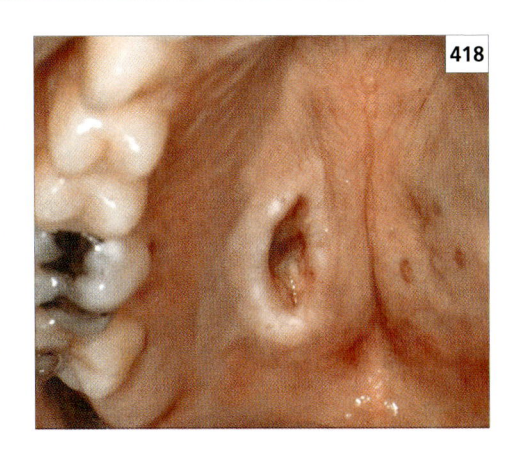

Caso 14

Um homem de 49 anos de idade apresentou-se com uma queixa de "um caroço indolor na bochecha direita" que existia há aproximadamente 2 meses. Ele está em boas condições de saúde, sem alergias conhecidas e não toma nenhuma medicação. Ao exame, há uma lesão irregularmente pigmentada no palato duro, que se estende até a gengiva vestibular (**419**, seta).

i. **Qual é o diagnóstico diferencial mais nefasto?**

ii. **Na biópsia, o que você espera ver?**

iii. **Como essa condição é tratada, e qual é o prognóstico?**

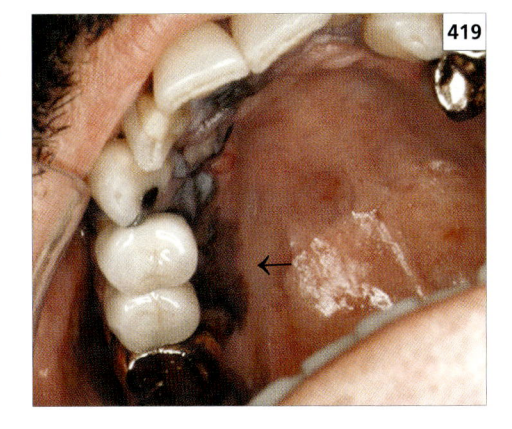

Respostas do Caso 10

i. Ulceração com margens evertidas. A ausência de dor é motivo de preocupação, uma vez que as causas inflamatórias de ulceração são invariavelmente dolorosas, enquanto a lesão maligna costuma ser indolor nas fases iniciais. O assoalho da boca é um sítio de "alto risco".

ii. Os linfonodos no pescoço devem ser palpados. Um aumento de volume indolor de um linfonodo é sugestivo de metástase tumoral. Tais linfonodos exigem mais exames de imagem, possivelmente por ultrassom combinado com punção com aspiração por agulha fina.

iii. Biópsia incisional.

Para mais informações, consulte a página 85.

Respostas do Caso 11

i. Tumor de glândula salivar, neoplasia mesenquimal, linfoma, manifestação bucal de um tumor nasal/sinusal.

ii. Biópsia incisional.

iii. Benigno ou maligno. O adenoma pleomórfico é o tumor benigno mais comum e o carcinoma mucoepidermoide é o tumor maligno mais comum. O carcinoma mucoepidermoide pode ter uma variedade de comportamentos, dependendo do grau histológico. Os tumores de baixo grau são relativamente indolentes, enquanto os tumores de alto grau são clinicamente agressivos.

Para mais informações, consulte as páginas 120, 121.

Respostas do Caso 12

i. Uma tumoração em forma de cúpula, medindo aproximadamente 2 cm de diâmetro. É da mesma cor que a mucosa circundante, sendo recoberta por epitélio hígido. Parece relativamente bem definida.

ii. Mucocele, fibroma bucal (hiperplasia fibrosa focal, pólipo fibroepitelial), tumor benigno de glândulas salivares, tumor mesenquimal.

iii. Sim. É indicada uma biópsia excisional. Com base na história e no exame clínico, esta é provavelmente uma mucocele. Uma biópsia excisional que inclua as glândulas salivares subjacentes é diagnóstica e geralmente curativa.

Para mais informações, consulte a página 54.

Respostas do Caso 13

i. Uma massa ulcerada, medindo aproximadamente 0,5 × 1 cm com margens elevadas e queratinizadas.

ii. Infecção por espécies de *Mycobacterium*, histoplasmose, carcinoma de células escamosas, adenocarcinoma, trauma ou sialometaplasia necrosante.

iii
- O paciente tem uma tosse crônica, dor no peito ou hemoptise? A ausência desses sintomas ajudaria a excluir a presença de uma infecção pulmonar primária como a tuberculose.
- Existe obstrução nasal, epistaxe ou dor sinusal? A presença destes sintomas apoiaria a consideração de uma extensão de um tumor sinusal.
- Existe uma história de trauma ou aplicação palatina de anestésico local para tratamento dentário? Essa história apoiaria a consideração de uma causa traumática ou o desencadeamento de uma sialometaplasia necrosante. Uma história prévia de parestesia na região também é uma característica de sialometaplasia necrosante.

Para mais informações, consulte as páginas 24, 30, 32 e 33.

Respostas do Caso 14

i. Lesão maligna que, se for pigmentada, como neste caso, será susceptível de ser um melanoma maligno. A lesão é uma massa única, localizada, pigmentada e, portanto, a pigmentação fisiológica é improvável.

ii. Melanócitos malignos que se disseminam para dentro do epitélio e infiltram o tecido conectivo.

iii. O melanoma bucal é tratado por excisão cirúrgica ampla, complementada por radiação e/ou quimioterapia. A escolha pela radioterapia ou quimioterapia para o tratamento será determinada pelo estágio da doença. O melanoma bucal ocorre mais frequentemente no palato. O prognóstico para o melanoma bucal é relativamente ruim, em comparação com um melanoma de tamanho e estágio comparáveis, situado na pele.

Para mais informações, consulte as páginas 155 e 158.

Caso 15

Um homem de 42 anos de idade procurou orientação do seu dentista devido a alterações no palato (**420**). Ele preocupava-se com este problema há um mês. Ele não tinha sintomas relacionados, mas era HIV positivo há 10 anos.

i. Descreva a aparência anormal do palato.

ii. Qual é o diagnóstico diferencial?

iii. A biópsia mostrou uma proliferação de células mesenquimais fusiformes com sangue extravasado. Qual é a causa deste achado?

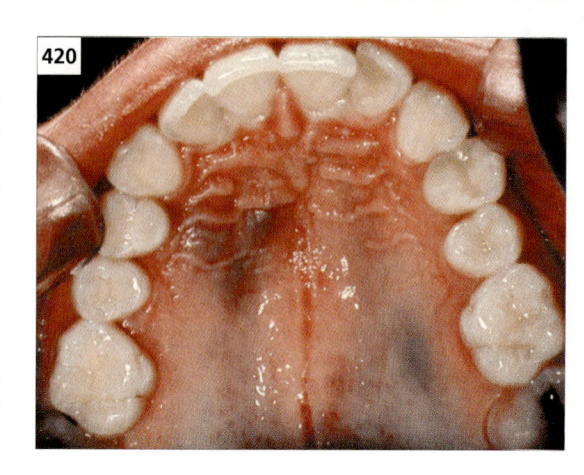

Caso 16

Uma paciente do sexo feminino, de 25 anos de idade, notou esta lesão (**421**) há cerca de 3 meses e relata que ela está aumentando gradualmente.

i. Qual é o diagnóstico diferencial?

ii. Além de uma biópsia, que outros exames especiais são necessários?

iii. Que alteração sistêmica subjacente precisa ser excluída?

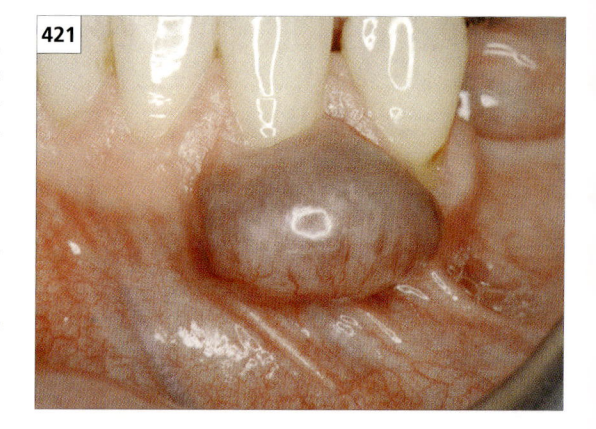

Caso 17

Um paciente está preocupado com esta lesão pigmentada (**422**).

i. Qual é o diagnóstico provável?

ii. Que avaliação clínica poderia ser realizada para ajudar o diagnóstico?

iii. Que opções de tratamento estão disponíveis para este paciente?

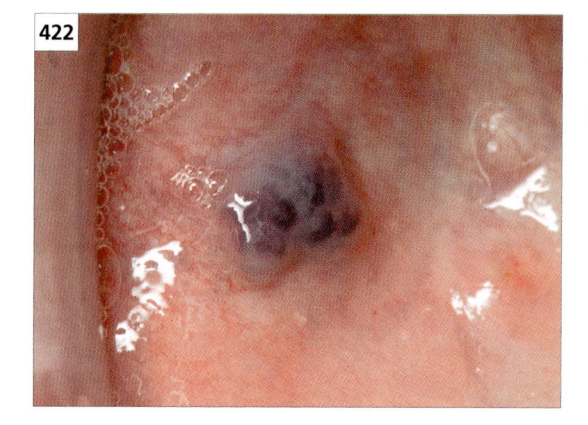

Caso 18

Um paciente do sexo masculino queixa-se de uma dor excruciante extrema, como um "choque elétrico" na maxila direita, que às vezes é desencadeada ao lavar o rosto, embora também possa ocorrer espontaneamente, sem qualquer fator desencadeante evidente. Ele encontrou um ponto específico no lábio superior que é impossível de barbear, pois essa manobra iria desencadear os sintomas (**423**). O paciente é completamente desdentado e usa próteses totais.

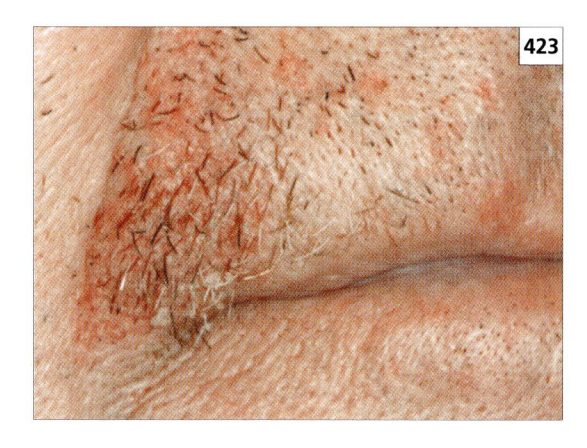

i. Qual é o diagnóstico provável?

ii. Que abordagem clínica seria a primeira linha terapêutica?

iii. Que abordagens cirúrgicas podem ser consideradas, se houver fracasso do tratamento clínico?

Caso 19

Um paciente do sexo masculino não tinha conhecimento da presença dessas áreas de eritema sob sua prótese total superior (**424**).

i. Que exames microbiológicos poderão ajudar no diagnóstico?

ii. Que tipo de microrganismo é mais provável de estar envolvido?

iii. Que tratamento inicial deve ser aconselhado?

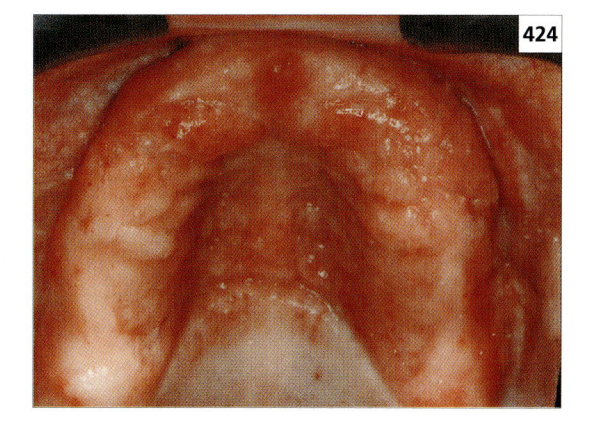

Caso 20

Um paciente está preocupado com a aparência destas áreas eritematosas (**425**), que estão presentes há 6 meses.

i. Na ausência de um diagnóstico definitivo, que termo clínico poderia ser usado para descrever as lesões?

ii. Que condições podem causar esta apresentação?

iii. Qual a forma de terapia tópica que provavelmente irá melhorar a aparência?

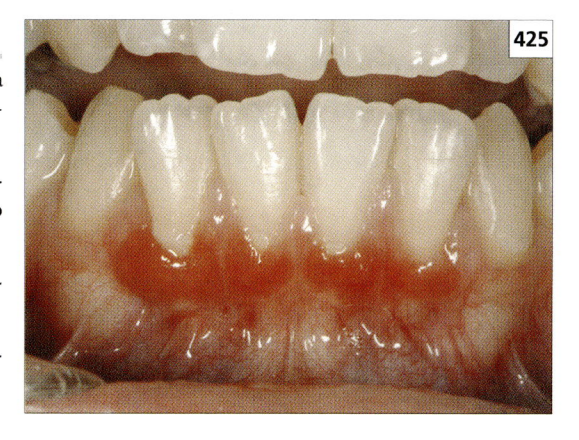

Respostas do Caso 15

i. Há duas placas roxas. A lesão anterior mede 1 × 1,5 cm e pode estar ligeiramente elevada. A lesão posterior adjacente ao pré-molar mede 0,5 × 1 cm.

ii. Lesão vascular (como o sarcoma de Kaposi ou equimoses) ou lesão melanocítica (como o nevo ou o melanoma).

iii. Sarcoma de Kaposi. Este é um tumor maligno que está associado à imunossupressão, especialmente na infecção pelo HIV. É geralmente aceito como estando associado ao herpes-vírus humano tipo 8 (HHV8), que também é conhecido como herpes-vírus associado ao sarcoma de Kaposi (KSHV).

Para mais informações, consulte a página 156.

Respostas do Caso 16

i. Granuloma piogênico, pólipo fibroepitelial (fibroma bucal), granuloma de células gigantes (periférico ou central), tumor marrom do hiperparatireoidismo.

ii. Exame radiográfico usando uma radiografia periapical intrabucal. A presença de qualquer grau de radiolucidez dentro da reabsorção óssea subjacente levantaria a suspeita de um granuloma central de células gigantes (em vez de uma lesão periférica) ou hiperparatireoidismo. Os exames hematológicos devem incluir níveis de cálcio, fosfato, fosfatase alcalina e hormônio da paratireoide (PTH). No hiperparstireoidismo há elevação dos níveis de PTH, mas os outros exames de sangue serão normais.

iii. Hiperparatireoidismo.

Para mais informações, consulte as páginas 136 e 137.

Respostas do Caso 17

i. Hemangioma.

ii. Deve ser feita uma tentativa para provocar o branqueamento da lesão por pressão, o que indicaria uma anormalidade vascular ao invés de uma lesão sólida. Isto pode ser conseguido usando-se uma lâmina de vidro para microscópio (diascopia).

iii. Tranquilizar o paciente, sem a necessidade de intervenção. Uma vez que a lesão é relativamente pequena, terapia a *laser*, criocirurgia ou remoção cirúrgica são algumas opções. O manejo de um hemangioma grande pode ser complexo e requer a avaliação cuidadosa e um planejamento cirúrgico feito por especialista.

Para mais informações, consulte a página 150.

Respostas do Caso 18

i. Nevralgia do trigêmeo envolvendo a divisão maxilar do nervo trigêmeo do lado direito. Uma causa odontológica, em especial síndrome do dente gretado, teria que ser excluída, se o paciente fosse dentado. Lavar-se ou barbear-se como fatores desencadeantes são um forte indicador da presença de nevralgia do trigêmeo.

ii. Carbamazepina é a droga de escolha, com uma posologia mínima inicial de 100 mg a cada 8 horas. Exames hematológicos incluindo um hemograma completo, e a determinação dos níveis de enzimas hepáticas devem ser realizados no início do tratamento e repetidos após 6 semanas. A carbamazepina tem o potencial para diminuir a contagem de leucócitos e aumentar os níveis de enzimas hepáticas. O acompanhamento posterior pode ser feito em intervalos de 3 meses, dependendo dos resultados e da necessidade de aumentar a dose de carbamazepina.

iii. A descompressão microvascular é a abordagem cirúrgica de escolha.

Para mais informações, consulte a página 170.

Respostas do Caso 19

i. Uma coleta de material separada, swab ou raspagem da mucosa palatina e da superfície de assentamento da prótese. Curiosamente, o nível de crescimento microbiano é frequentemente baixo sobre a mucosa, mas alto sobre a prótese, devido à capacidade maior dos microrganismos colonizarem a resina acrílica ao invés das células epiteliais.

ii. *Candida albicans.*

iii. Higiene da prótese e remoção durante o sono. Além disso, a prótese deve ser colocada em solução de hipoclorito diluído durante a noite por duas semanas, para descolonizar o acrílico. Um agente antifúngico em formato de creme ou pomada pode ser aplicado sobre a superfície de assentamento da prótese, duas vezes ao dia, antes da colocação na boca.

Para mais informações, consulte a página 100.

Respostas do Caso 20

i. Gengivite descamativa.

ii. Líquen plano, reação de hipersensibilidade, granulomatose bucofacial ou gengivite de plasmócitos.

iii. Corticosteroides tópicos, como fluticasona *spray*, creme/pomada de clobetasol ou bochecho de prednisolona (prednisona).

Para mais informações, consulte as páginas 39, 66 e 96.

Leituras adicionais

A quantidade de material ilustrado e informações escritas que podem ser incluídas em um manual deste tipo é limitada pela necessidade de manter um tamanho relativamente pequeno do livro. Por essa razão, os seguintes livros também são sugeridos como fontes adicionais de informação úteis.

Andersson L, Kahnberg K-E, Pogrel MA (2010) (eds) *Oral and Maxillofacial Surgery.* Wiley Blackwell, Chichester.

Cawson RA, Odell EW (2008) (eds) *Essentials of Oral Pathology and Oral Medicine,* 8th edn. Churchill Livingstone, Edinburgh.

Chestnutt I, Gibson J (2009) *Churchill's Pocketbook of Clinical Dentistry,* 3rd edn. Churchill Livingstone, Edinburgh.

Greenberg M, Glick M, Ship JA (2008) *Burket's Oral Medicine,* 11th edn. BC Decker Inc., Hamilton.

Marsh P, Martin MV (2009) *Oral Microbiology,* 5th edn. Churchill Livingstone, Edinburgh.

Regezi JA, Sciubba J, Jordan RC (2012) *Oral Pathology: Clinical Pathologic Correlations,* 6th edn. Elsevier, St Louis.

Whaites E (2006) *Essentials of Dental Radiography and Radiology,* 4th edn. Churchill Livingstone, Edinburgh.

White SC, Pharoah MJ (2012) *Oral Radiology: Principles and Interpretation,* 6th edn. Mosby, St Louis.

Zakrzewska JM (2009) (ed) *Orofacial Pain.* Oxford University Press, Oxford.

Também recomendamos aos leitores que acessem o site da *British Society for Oral Medicine* **www.bsom.org.uk** e da *European Association for Oral Medicine* **www.eaom.eu**. Ambos os websites fornecem acesso livre a uma grande quantidade de materiais relevantes para a medicina bucal, escritos em inglês.

A *Cochrane Collaboration* realiza revisões sistemáticas de pesquisa primária na área de cuidados de saúde humana que são reconhecidas como o mais alto padrão de qualidade de cuidados de saúde baseados em evidências. As revisões estão disponíveis online no endereço **www.cochrane.org/cochrane-reviews**. Muitas das revisões têm relevância direta para a medicina bucal.

Índice Remissivo

Números acompanhados de **q** ou *f* referem-se a quadros e figuras, respectivamente.

A

Abordagem diagnóstica
    com base nos sintomas, 10
    história, 10
Aciclovir
    no herpes, 49
Ácido acetilsalicílico
    queimadura por, *65f*
Ácido fólico
    deficiência de, 108
Acromegalia, 125
    características clínicas, 125
    diagnóstico, 125
    etiologia e etiopatogenia, 125
    manejo, 125
Addison
    doença de, 159
Adenoma pleomórfico de glândulas salivares, 120
    características clínicas, 120
    diagnóstico, 120
    etiologia e etiopatogenia, 120
    manejo, 120
Alteração do paladar, 193
Amálgama
    tatuagem por, 148
Anemia perniciosa, 107
    características clínicas, 107
    diagnóstico, 107
    etiologia e etiopatogenia, 107
    manejo, 107
Anemia por deficiência de ferro, 106
    características clínicas, 106
    diagnóstico, 106
    etiologia e etiopatogenia, 106
    manejo, 106
Angina bolhosa hemorrágica, 55
    características clínicas, 55
    diagnóstico, 54
    etiologia e etiopatogenia, 55
    manejo, 55
Argirose focal, 148

Arterite de células gigantes, 174
    características clínicas, 174
    diagnóstico, 174
    etiologia e etiopatogenia, 174
    manejo, 174
Assoalho
    da boca, *11f*
Autoavaliação, 195-211
    casos e respostas, 195
Azul de toluidina, 16

B

Bacilo de Calmette-Guérin, 33
Behçet
    doença de, 28
Bell
    paralisia de, 180
Bifosfonatos
    osteonecrose maxilar relacionada aos, 37
Biópsia
    com escova, 16
    de glândulas labiais, 18, *18f*
    tecidual, 14
Boca seca, 185
Bolhas, 45-63
    abordagem geral, 45
    de herpangina
        no palato, *53f*
    de pênfigo, *61f*
    padrões de formação e diagnóstico diferencial, **45q**
Boca
    assoalho da, *11f*
    câncer de, 30
    seca, salivação excessiva, língua recoberta, halitose
        e alteração do paladar, 183-193
            abordagem geral, 184

C

Cálculos salivares, 142
Calmette-Guérin
    bacilo de, 33

Candida
  infecção por, 42
Candidose crônica hiperplásica, 76
  características clínicas, 76
  diagnóstico, 76
  etiologia e etiopatogenia, 76
  manejo, 76
Candidose eritematosa aguda, 96
  características clínicas, 96
  diagnóstico, 96
  etiologia e etiopatogenia, 96
  manejo, 96
Candidose eritematosa crônica, 100
  características clínicas, 100
  diagnóstico, 100
  etiologia e etiopatogenia, 100
  manejo, 100
Candidose pseudomembranosa, 74
  características clínicas, 74
  diagnóstico, 74
  etiologia e etiopatogenia, 74
  manejo, 74
Carcinoma
  adenoide cístico, 121
    características clínicas, 121
    diagnóstico, 121
    etiologia e etiopatogenia, 121
    manejo, 121
  de células escamosas, 30, 86, 110, 122
    características clínicas, 30, 86, 110, 122
    diagnóstico, 30, 86, 110, 122
    etiologia e etiopatogenia, 30, 86, 110, 122
    manejo, 30, 86, 110, 122
Caxumba, 115
Ciclosporina, 41, 58
  bochechos com, 39
Cintilografia, 18
  definição, 18
Citoescova, *16f*
Citologia
  esfoliativa, 16
    definição de, 16
Cloreto de tolônio, 16
  definição de, 16
  mucosa corada com, *16f*
Coletor
  de Carlson-Crittenden, *17f*
Coloração
  de tecidos, 16
  H&E, *59f*
Comissura labial
  esfregaço da, *13f*
  swab da, *13f*

Coristoma cartilaginoso, 91
  características clínicas, 91
  diagnóstico, 91
  etiologia e etiopatogenia, 91
  manejo, 91
Crohn
  doença de, 126

D

Deficiência de ácido fólico, 108
  características clínicas, 108
  diagnóstico, 108
  etiologia e etiopatogenia, 108
  manejo, 108
Dermatite herpetiforme, 63
  características clínicas, 63
  diagnóstico, 63
  etiologia e etiopatogenia, 63
  manejo, 63
Disfunção da articulação temporomandibular, 178
  características clínicas, 178
  diagnóstico, 178
  etiologia e etiopatogenia, 178
  manejo, 179
Disqueratose congênita, 79
  características clínicas, 79
  diagnóstico, 79
  etiologia e etiopatogenia, 79
  manejo, 79
Doença
  bucofacial
    exame das glândulas salivares, 17
      biópsia de glândulas labiais, 18
      cintilografia, 18
      sialografia, 17
      taxas de fluxo salivar, 17
      teste lacrimal de Shirmer, 18
    exame especial da, 13
      avaliação hematológica, 13
      biópsia tecidual, 14
        com escova, 16
      citologia esfoliativa, 16
      coloração de tecidos com vitalidade, 16
      exame microbiológico, 13
        cultura de microrganismo, 14
        esfregaço, 13
        exame bucal concentrado, 14
        swab simples, 13
  de Addison, 159
    características clínicas, 159
    diagnóstico, 159

etiologia e etiopatogenia, 159
manejo, 159
de Behçet, 28
    características clínicas, 28
    diagnóstico, 28
    etiologia e etiopatogenia, 28
    manejo, 28
de Crohn, 126
    características clínicas, 126
    diagnóstico, 126
    etiologia e etiopatogenia, 126
    manejo, 126
de mão, pé e boca, 52
    características clínicas, 52
    diagnóstico, 52
    etiologia e etiopatogenia, 52
    manejo, 52
de Paget, 130
    características clínicas, 130
    diagnóstico, 130
    etiologia e etiopatogenia, 130
    manejo, 130
do enxerto contra hospedeiro, 41
    características clínicas, 41
    diagnóstico, 41
    etiologia e etiopatogenia, 41
    manejo, 41
linear de IgA, 62
    características clínicas, 62
    diagnóstico, 62
    etiologia e etiopatogenia, 62
    manejo, 62
Dor bucofacial, 167-181
    abordagem geral, 168
    constante
        sintomas, **169q**
    episódica
        sintomas de, **169q**
    padrões e diagnóstico diferencial, **168q**
Dor facial atípica, 177
    características clínicas, 177
    diagnóstico, 177
    etiologia e etiopatogenia, 177
    manejo, 177

E

Elipse
    de tecido, 15
Enxágue bucal
    concentrado, 14

Enxerto de pele, 87
    características clínicas, 87
    diagnóstico, 87
    etiologia e etiopatogenia, 87
    manejo, 87
Epidermólise bolhosa, 53
    características clínicas, 53
    diagnóstico, 53
    etiologia e etiopatogenia, 53
    manejo, 53
Eritema, 93-111
    abordagem geral, 94
    padrões e diagnóstico diferencial, **94q**
Eritema multiforme, 56
    características clínicas, 56
    diagnóstico, 56
    etiologia e etiopatogenia, 56
    manejo, 56
Eritroplasia, 109
    características clínicas, 109
    diagnóstico, 109
    etiologia e etiopatogenia, 109
    manejo, 109
Erupções
    vesiculares, 52
Escova
    biópsia com, 16
Estomatite aftosa recorrente, 26
    características clínicas, 26
    diagnóstico, 26
    etiologia e etiopatogenia, 26
    manejo, 26
    na neutropenia cíclica, 29
    úlcera na, 28
Estomatite *migrans*, 104
Estomatite nicotínica, 85
    características clínicas, 85
    diagnóstico, 85
    etiologia e etiopatogenia, 85
    manejo, 85
Estruturas
    normais, 12
Exame clínico, 10
    extrabucal, 10
    intrabucal, 10
Exame microbiológico, 13
    esfregaço, 13
    swab simples, 13
Exostose óssea, 140
    características clínicas, 140
    diagnóstico, 140
    etiologia e etiopatogenia, 140
    manejo, 140

F

Fanciclovir
　no herpes, 49
Febre glandular, 111
Fibroma por irritação, 132
Fibrose submucosa, 90
　características clínicas, 90
　diagnóstico, 90
　etiologia e etiopatogenia, 90
　manejo, 90
Fluxo salivar
　taxas de, 17
Fusobacterium, 38

G

Gengiva
　eritema de, *97f*
　erosão de, *62f*
Gengivite ulcerativa necrosante aguda, 38
　características clínicas, 38
　diagnóstico, 38
　etiologia e etiopatogenia, 38
　manejo, 38
Gengivoestomatite herpética primária, 46
　características clínicas, 46
　diagnóstico, 46
　etiologia e etiopatogenia, 46
　manejo, 47
Glândula(s)
　labiais
　　biópsia de, 18, *18f*
　parótida
　　sialograma da, *17f*
　salivares
　　adenoma pleomórfico de, 120
　sebáceas ectópicas, *12f*
　submandibular
　　palpação da, 11
Glossite mediana rômbica, 102
　características clínicas, 102
　diagnóstico, 102
　etiologia e etiopatogenia, 102
　manejo, 102
Glossite migratória benigna, 104
Gram
　método, *38f*
Granuloma de células gigantes periféricas, 137
　características clínicas, 137
　diagnóstico, 137
　etiologia e etiopatogenia, 137
　manejo, 137
Granuloma piogênico, 136
　características clínicas, 136
　diagnóstico, 136
　etiologia e etiopatogenia, 136
　manejo, 136
Granulomatose bucofacial, 128
　características clínicas, 128
　diagnóstico, 128
　etiologia e etiopatogenia, 128
　manejo, 128

H

Hábito de mascar noz de bétele, 160
Halitose, 192
　características clínicas, 192
　diagnóstico, 192
　etiologia e etiopatogenia, 192
　manejo, 192
Hemangioma, 150
　características clínicas, 150
　diagnóstico, 151
　etiologia e etiopatogenia, 150
　manejo, 151
Herpangina, 53
　características clínicas, 53
　diagnóstico, 53
　etiologia e etiopatogenia, 53
　manejo, 53
Herpes labial
　vesículas do, 48
Herpes simples
　infecção recorrente por, 48
　　características clínicas, 48
　　diagnóstico, 49
　　etiologia e etiopatogenia, 48
　　manejo, 49
Herpes-zóster e varicela, 50
Hidrogênio
　peróxido de, 38
Hiperplasia epitelial focal, 134
　características clínicas, 134
　diagnóstico, 134
　etiologia e etiopatogenia, 134
　manejo, 134
Hiperplasia fibrosa focal, 132
Hiperplasia gengival
　induzida por drogas, 133
　　características clínicas, 133
　　diagnóstico, 133
　　etiologia e etiopatogenia, 133
　　manejo, 133

Hiperplasia induzida por prótese, 135
  características clínicas, 135
  diagnóstico, 135
  etiologia e etiopatogenia, 135
  manejo, 135
Hiperplasia papilar, *101f*
HSV
  latente, 48
  reativação do, 48
Hutchinson
  tríade de, 34

I

Imagenologia
  técnicas de, 19
Imunofluorescência, *59f*
  direta, 60
Inchaço, 113-146
  abordagem geral, 114
  extrabucal
    causas de, **114q**
  intrabucal
    causas de, **114q**

K

Kaposi
  sarcoma de, 156

L

Lábios
  vesículas nos, *47f*
Lesão nodular
  de sífilis primária, 35
Leucoplasia, 82
  características clínicas, 82
  diagnóstico, 84
  etiologia e etiopatogenia, 82
  manejo, 84
Leucoplasia pilosa, 88
  características clínicas, 88
  diagnóstico, 88
  etiologia e etiopatogenia, 88
  manejo, 88
Linfoma, 145
  características clínicas, 145
  diagnóstico, 145
  etiologia e etiopatogenia, 145
  manejo, 145
Língua
  angina bolhosa na, *55f*
  dorso da, *11f*
  fissurada, *13f*
  geográfica, 104
    características clínicas, 104
    diagnóstico, 104
    etiologia e etiopatogenia, 104
    manejo, 104
  líquen plano no dorso da, 67
  margem da, 11
    úlcera na, *25f*
  negra pilosa, 162
    características clínicas, 162
    diagnóstico, 162
    etiologia e etiopatogenia, 162
    manejo, 162
  piercing de, 144
  saburrosa, 190
    características clínicas, 190
    diagnóstico, 190
    etiologia e etiopatogenia, 190
    manejo, 190
Lipoma, 146
  características clínicas, 146
  diagnóstico, 146
  etiologia e etiopatogenia, 146
  manejo, 146
Líquen plano, 66, 96
  aspectos clínicos, 66
  características clínicas, 96
  diagnóstico, 68, 96
  etiologia e etiopatogenia, 96
  etiologia e patogênese, 66
  manejo, 68, 96
Líquen plano erosivo, 39
  características clínicas, 39
  diagnóstico, 39
  etiologia e etiopatogenia, 39
  manejo, 39
Lúpus eritematoso, 72
  características clínicas, 72
  diagnóstico, 72
  etiologia e etiopatogenia, 72
  manejo, 72

M

Mácula melanótica, 154
  características clínicas, 154
  diagnóstico, 154
  etiologia e etiopatogenia, 154
  manejo, 154
Mantoux
  reação de, 33
Mão, pé e boca
  doença de, 52

Melanoma maligno, 155
   características clínicas, 155
   diagnóstico, 155
   etiologia e etiopatogenia, 155
   manejo, 155
Melanose associada ao tabagismo, 164
   características clínicas, 164
   diagnóstico, 164
   etiologia e etiopatogenia, 164
   manejo, 164
Metronidazol
   na gengivite, 38
Microrganismos, 14
   cultura de, 14
Mononucleose infecciosa, 111
   características clínicas, 111
   diagnóstico, 111
   etiologia e etiopatogenia, 111
   manejo, 111
Moon
   molar de, 35
Mucocele, 54
   características clínicas, 54
   diagnóstico, 54
   e rânula, 119
   etiologia e etiopatogenia, 54
   manejo, 54
Mucosa(s)
   penfigoide de, 58
   vestibular, 11
Mucosite
   induzida por radioterapia, 42
      características clínicas, 42
      diagnóstico, 42
      etiologia e etiopatogenia, 42
      manejo, 42
   por radioterapia, 95, *95f*
      características clínicas, 95
      diagnóstico, 95
      etiologia e etiopatogenia, 95
      manejo, 95
Mycobacterium tuberculosis, 33

N

Nervo facial
   paralisia do, 180
Nervo trigêmeo
   na varicela-zóster, 50
   parestesia ou anestesia do, 181
Neutropenia cíclica, 29
   características clínicas, 29
   diagnóstico, 29
   etiologia e etiopatogenia, 29
   manejo, 29
Nevo branco esponjoso, 78
   características clínicas, 78
   diagnóstico, 78
   etiologia e etiopatogenia, 78
   manejo, 78
Nevo melanocítico, 153
   características clínicas, 153
   diagnóstico, 153
   etiologia e etiopatogenia, 153
   manejo, 153
Nevo vascular, 150
Nevralgia do trigêmeo, 170
   características clínicas, 170
   diagnóstico, 170
   etiologia e etiopatogenia, 170
   manejo, 170
Nevralgia glossofaríngea, 172
   características clínicas, 172
   diagnóstico, 172
   etiologia e etiopatogenia, 172
   manejo, 172
Nevralgia pós-herpética, 173
   características clínicas, 173
   diagnóstico, 173
   etiologia e etiopatogenia, 173
   manejo, 173
Nicorandil
   terapia com, 40
Nikolsky
   sinal de, 60
Noz de bétele
   hábito de mascar, 160
      características clínicas, 160
      diagnóstico, 160
      etiologia e etiopatogenia, 160
      manejo, 160

O

Odontalgia atípica, 178
   características clínicas, 178
   diagnóstico, 178
   etiologia e etiopatogenia, 178
   manejo, 178
Osteíte deformante, 130
Osteonecrose maxilar
   relacionada aos bifosfonatos, 37
      características clínicas, 37
      diagnóstico, 37
      etiologia e etiopatogenia, 37
      manejo, 37

Osteorradionecrose, 43
　características clínicas, 43
　diagnóstico, 43
　etiologia e etiopatogenia, 43
　manejo, 43

P

Paget
　doença de, 130
Paladar
　alteração do, 193
　　características clínicas, 193
　　diagnóstico, 193
　　etiologia e etiopatogenia, 193
　　manejo, 193
Palato
　bolhas no, *53f*
　duro
　　múltiplas úlceras no, 49
　mole, 11
　petéquias e úlceras do, *111f*
Papilas
　circunvaladas, *12f*
　foliadas, *12f*
Papiloma escamoso, 138
　características clínicas, 138
　diagnóstico, 138
　etiologia e etiopatogenia, 138
　manejo, 138
Paralisia do nervo facial, 180
　características clínicas, 180
　diagnóstico, 180
　etiologia e etiopatogenia, 180
　manejo, 180
Parestesia ou anestesia
　do nervo trigêmeo, 181
　　características clínicas, 181
　　diagnóstico, 181
　　etiologia e etiopatogenia, 181
　　manejo, 181
Pele
　enxerto de, 87
Pênfigo, 60
　características clínicas, 60
　diagnóstico, 60
　etiologia e etiopatogenia, 60
　manejo, 60
Penfigoide de mucosas, 58
　características clínicas, 58
　diagnóstico, 58
　etiologia e etiopatogenia, 58
　manejo, 58

Peróxido
　de hidrogênio, 38
Peutz-Jegher
　síndrome de, 161
Piercing de língua, 144
　características clínicas, 144
　diagnóstico, 144
　etiologia e etiopatogenia, 144
　manejo, 144
Pioestomatite vegetante, 89
　características clínicas, 89
　diagnóstico, 89
　etiologia e etiopatogenia, 89
　manejo, 89
Pigmentação (inclusive por sangramento), 147-165
　abordagem geral, 148
　padrões e diagnóstico diferencial, 148
Pigmentação fisiológica, 158
　características clínicas, 158
　diagnóstico, 158
　etiologia e etiopatogenia, 158
　manejo, 158
Pigmentação induzida por drogas, 163
　características clínicas, 163
　diagnóstico, 163
　etiologia e etiopatogenia, 163
　manejo, 163
Placas brancas, 65-91
　abordagem geral, 66
　padrões e diagnóstico diferencial, **66q**
Pólipo fibroepitelial, 132
　características clínicas, 132
　diagnóstico, 132
　etiologia e etiopatogenia, 132
　manejo, 132
Prednisolona
　no eritema multiforme, 56
Psoraleno
　terapia com, 41

Q

Queilite angular, 103
　características clínicas, 103
　diagnóstico, 103
　etiologia e etiopatogenia, 103
　manejo, 103
Queimaduras químicas, 73
　características clínicas, 73
　diagnóstico, 73
　etiologia e etiopatogenia, 73
　manejo, 73

Queratose por atrito, 80
  características clínicas, 80
  diagnóstico, 80
  etiologia e etiopatogenia, 80
  manejo, 80

R

Radioterapia
  adjuvante
    mucosite após, 42
    mucosite induzida por, 42, 95
Rânula e mucocele, 119
  características clínicas, 119
  diagnóstico, 119
  etiologia e etiopatogenia, 119
  manejo, 119
Reação de Mantoux, 33
Reação de hipersensibilidade de contato, 98
  características clínicas, 96
  diagnóstico, 96
  etiologia e etiopatogenia, 96
  manejo, 96
Reação liquenoide, 40, 70
  características clínicas, 40, 70
  diagnóstico, 40, 70
  etiologia e etiopatogenia, 40, 70
  manejo, 40, 70
Ressonância magnética
  imagens por, 20, *22f*
Rifampicina
  na tuberculose, 33

S

Saliva espumosa, *185f*
Salivação excessiva, 184
  características clínicas, 184
  diagnóstico, 184
  etiologia e etiopatogenia, 184
  manejo, 184
Sarcoma de Kaposi, 156
  características clínicas, 156
  diagnóstico, 156
  etiologia e etiopatogenia, 156
  manejo, 156
Schirmer
  teste lacrimal de, 18
Sequestrectomia, 37
  do tecido necrótico, 37
Sialoadenite bacteriana, 116
  características clínicas, 116
  diagnóstico, 116
  etiologia e etiopatogenia, 116
  manejo, 116
Sialoadenite viral, 115
  características clínicas, 115
  diagnóstico, 115
  etiologia e etiopatogenia, 115
  manejo, 115
Sialografia, 17
  à base de iodo, 17
Sialograma
  lateral da glândula parótida, *17f*
Sialolitos, 142
  características clínicas, 142
  diagnóstico, 142
  etiologia e etiopatogenia, 142
  manejo, 142
Sialometaplasia necrosante, 32
  características clínicas, 32
  diagnóstico, 32
  etiologia e etiopatogenia, 32
  manejo, 32
Sialose, 118
  características clínicas, 118
  diagnóstico, 118
  etiologia e etiopatogenia, 118
  manejo, 118
Sífilis, 34
  características clínicas, 34
  diagnóstico, 34
  etiologia e etiopatogenia, 34
  manejo, 34
Simbléfaro
  no olho, *59f*
Sinal
  de Nikolsky, 60
Síndrome CREST, 190
  características clínicas, 190
  diagnóstico, 190
  etiologia e etiopatogenia, 190
  manejo, 190
Síndrome da ardência bucal, 175
  características clínicas, 175
  diagnóstico, 175
  etiologia e etiopatogenia, 175
  manejo, 176
Síndrome de Peutz-Jegher, 161
  características clínicas, 161
  diagnóstico, 161
  etiologia e etiopatogenia, 161
  manejo, 161
Síndrome de Sjögren, 188
  características clínicas, 188
  características de exames especiais na, **189q**

diagnóstico, 188
etiologia e etiopatogenia, 188
manejo, 188
Síndrome de Sturge-Weber, 152
   características clínicas, 152
   diagnóstico, 152
   etiologia e etiopatogenia, 152
   manejo, 152
Solução salina
   formolada, 15
Swab
   simples, 13

T

Tabagismo
   melanose associada ao, 164
Tatuagem
   por amálgama, 148
      características clínicas, 148
      diagnóstico, 148
      etiologia e etiopatogenia, 148
      manejo, 148
Tecidos
   coloração de, 16
Técnicas de imagenologia, 19
   imagenologia por ressonância magnética, 20
   tomografia computadorizada, 20
   tomografia por emissão de pósitrons, 20
   ultrassom, 19
Telangiectasia hemorrágica hereditária, 157
   características clínicas, 157
   diagnóstico, 157
   etiologia e etiopatogenia, 157
   diagnóstico, 157
Teste
   lacrimal de Schirmer, 18
Tolônio
   cloreto de, 16
Tomografia computadorizada, 20
   convencional, 20
   indicações, 20
   por emissão de pósitrons, 20
   uso, 20
Treponema pallidum, 34
Trombocitopenia, 165
   características clínicas, 165
   diagnóstico, 165
   etiologia e etiopatogenia, 165
   manejo, 165
Tuberculose, 33
   características clínicas, 33

diagnóstico, 33
etiologia e etiopatogenia, 33
manejo, 33

U

Ulceração, 23-43
   abordagem geral, 23
   associada ao vírus Epstein-Barr, 36
      características clínicas, 36
      diagnóstico, 36
      etiologia e etiopatogenia, 36
      manejo, 36
   padrões de ulceração e diagnóstico diferencial, **24q**
   traumática, 23
      características clínicas, 23
      diagnóstico, 23
      etiologia e etiopatogenia, 23
      manejo, 25
Ultrassom, 19, *19f*
   aplicações, 19
   método, 19
Ultravioleta A
   luz, 41

V

Varicela e herpes-zóster, 50
   características clínicas, 50
   diagnóstico, 50
   etiologia e etiopatogenia, 50
   manejo, 50
Varizes
   linguais, *12f*
Verrugas infecciosas, 139
   características clínicas, 139
   diagnóstico, 139
   etiologia e etiopatogenia, 139
   manejo, 139
Vesículas
   do herpes labial, 48
Vírus Epstein-Barr
   ulceração associada ao, 36

X

Xerostomia, 185
   características clínicas, 185
   diagnóstico, 186
   etiologia e etiopatogenia, 185
   manejo, 186
   tratamento, 41